主 | 编

Laura Valle　Stephen B. Gruber　Gabriel Capellá

主 | 译

张 卫　高显华　袁 瑛

遗传性结直肠癌
Hereditary Colorectal Cancer

遗传学基础和临床意义
Genetic Basis and Clinical Implications

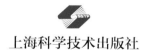

上海科学技术出版社

图书在版编目（ＣＩＰ）数据

遗传性结直肠癌：遗传学基础和临床意义 ／（西）劳拉·瓦莱，（美）史蒂芬·B. 格鲁伯，（西）加布里埃尔·卡佩拉主编；张卫，高显华，袁瑛主译. -- 上海：上海科学技术出版社，2021.1
ISBN 978-7-5478-4966-8

Ⅰ. ①遗… Ⅱ. ①劳… ②史… ③加… ④张… ⑤高… ⑥袁… Ⅲ. ①遗传性－结肠癌－诊疗②遗传性－直肠癌－诊疗 Ⅳ. ①R735.3

中国版本图书馆CIP数据核字(2020)第168679号

First published in English under the title
Hereditary Colorectal Cancer: Genetic Basis and Clinical Implications
edited by Laura Valle, Stephen Gruber and Gabriel Capella
Copyright © Springer International Publishing AG, part of Springer Nature, 2018
This edition has been translated and published under licence from
Springer Nature Switzerland AG.

上海市版权局著作权合同登记号　图字：09-2020-149 号

遗传性结直肠癌：遗传学基础和临床意义

主译　张　卫　高显华　袁　瑛

上海世纪出版（集团）有限公司
上海科学技术出版社　出版、发行
（上海钦州南路71号　邮政编码200235　www.sstp.cn）
上海中华商务联合印刷有限公司印刷
开本 787×1092　1/16　印张 21.25
字数 450千字
2021年1月第1版　2021年1月第1次印刷
ISBN 978-7-5478-4966-8 / R·2112
定价：198.00元

本书如有缺页、错装或坏损等严重质量问题，请向工厂联系调换

内容提要

    本书全面系统地介绍了各种常见的遗传性结直肠癌（林奇综合征、腺瘤性息肉病、幼年性息肉病综合征、黑斑息肉病综合征、锯齿状息肉病综合征等）的遗传学基础、诊断、治疗、随访监测、遗传咨询和遗传学阻断，以及相关化学预防、免疫治疗、各种常用数据库和临床研究。本书具有较高的临床应用价值，有助于肿瘤内科、结直肠外科、肿瘤外科、医学遗传中心、生殖医学中心、病理科等相关工作人员全面了解遗传性结直肠癌的历史、发病机制和防治原理。

译者名单

主 译

张 卫 高显华 袁 瑛

副主译

徐 烨 颜宏利 丁培荣

秘 书

郑楠薪

译 者

（按姓名拼音排序）

白辰光 海军军医大学附属长海医院病理科

邓艳红 中山大学第六附属医院肿瘤内科

丁培荣 中山大学附属肿瘤医院结直肠科

杜奕齐 海军军医大学附属长海医院消化内科

高显华 海军军医大学附属长海医院肛肠外科

龚海峰 海军军医大学附属长海医院肛肠外科

顾国利 中国人民解放军空军特色医学中心普通外科

洪志岗 中山大学附属肿瘤医院结直肠科

黄 鉴 昆明医科大学第一附属医院肿瘤外科

黄　柳　华中科技大学同济医学院附属同济医院肿瘤科

洪永刚　海军军医大学附属长海医院肛肠外科

蒋宇亮　首都医科大学附属北京世纪坛医院消化内科

李来元　甘肃省人民医院肛肠科

李绍堂　温州医科大学附属第一医院结直肠肛门外科

李文亮　昆明医科大学第一附属医院肿瘤外科

李雪莹　海军军医大学附属长海医院病理科

刘　正　中国医学科学院肿瘤医院结直肠外科

刘方奇　复旦大学附属肿瘤医院大肠外科

刘连杰　海军军医大学附属长海医院肛肠外科

秦丽娜　海军军医大学附属长海医院生殖医学中心

邱天竹　江苏省人民医院肿瘤科

隋金珂　海军军医大学附属长海医院肛肠外科

孙　婧　江苏省人民医院肿瘤科

孙凌宇　哈尔滨医科大学附属第四医院肿瘤外科肝胆外科

王玲玲　中国医学科学院肿瘤医院结直肠外科

王　瑶　海军军医大学附属长海医院生殖医学中心

王宇欣　海军军医大学附属长海医院消化内科

吴　涛　北京大学第一医院普通外科

徐晓东　海军军医大学附属长海医院肛肠外科

徐　烨　复旦大学附属肿瘤医院大肠外科

许　赟　复旦大学附属肿瘤医院大肠外科

颜宏利　海军军医大学附属长海医院生殖医学中心

杨梦园　浙江大学医学院附属第二医院肿瘤内科

杨　宁　哈尔滨医科大学附属第四医院肿瘤内科

杨熊飞　甘肃省人民医院肛肠科

于恩达　海军军医大学附属长海医院肛肠外科

于鹏飞　中国人民解放军空军特色医学中心普通外科

喻林珍　浙江大学医学院附属第二医院肿瘤内科

袁　瑛　浙江大学医学院附属第二医院肿瘤内科

张剑威　中山大学第六附属医院肿瘤内科

张　卫　海军军医大学附属长海医院肛肠外科

赵子夜　海军军医大学附属长海医院肛肠外科

郑楠薪　海军军医大学附属长海医院肛肠外科

朱　柠　浙江大学医学院附属第二医院肿瘤内科

朱蔚友　江苏省人民医院肿瘤科

珠　珠　昆明医科大学第一附属医院肿瘤外科

左志贵　温州医科大学附属第一医院结直肠肛门外科

主译简介

张　卫

主任医师，教授，医学博士，博士研究生导师。海军军医大学附属长海医院肛肠外科主任，长海医院"遗传性结直肠癌筛查防治中心"和"遗传性肿瘤家庭阻断中心"主任。荣获"上海市领军人才"、第二届"国之名医（优秀风范）"称号。担任国家临床重点专科学科带头人，中国医师协会肛肠医师分会副会长兼造口专业委员会主任委员、微创和内镜专业委员会副主任委员、结直肠肿瘤专业委员会亚微外科学组副主任委员，全军医学科学技术委员会结直肠病学专业委员会副主任委员，上海市普通外科质控中心结直肠专家组组长，上海肿瘤防治联盟结直肠癌专业委员会副主任委员。《医学参考报·肿瘤医学频道》主编，《中国外科年鉴肛肠外科分册》主编，《中华胃肠外科杂志》编委，《结直肠肛门外科杂志》编委。主持国家自然科学基金项目3项、上海市科学技术委员会基金项目3项，发表论文70余篇，主编专著6部，参编专著7部。

高显华

副主任医师，副教授，医学博士，硕士生导师，美国克利夫兰医学中心访问学者，任职于海军军医大学附属长海医院肛肠外科。长海医院"遗传性结直肠癌筛查防治中心"和"遗传性肿瘤家庭阻断中心"副主任，《医学参考报·肿瘤医学频道》学术发展部主任。上海市浦江人才，长海医院优秀青年人才。中国医师协会结直肠肿瘤专业委员会遗传性结直肠癌专业委员会委员，中国抗癌协会肿瘤支持治疗外科专业委员会委员，中国医师协会结直肠肿瘤专业委员会中国结直肠肿瘤学院中国造口伤口治疗管理联盟第一届联盟委员，中国医师协会肛肠医师分会青年委员会委员，中华中医药学会肛肠分会理事，全军中医药学会肛肠专业委员会委员兼秘书，上海市中西医结合学会大肠肛门病专业委员会青年委员。在国内外核心期刊上发表论文60余篇，其中以第一作者或共同第一作者发表SCI论文26篇，累计影响因子达89分，最高的一篇影响因子为13.3分。在《中华外科杂志》《中华胃肠外科杂志》《中华结直肠疾病电子杂志》《中国实用外科杂志》和《结直肠肛门外科》等国内核心期刊上发表论文30余篇。主持国家自然科学基金2项和上海市科学技术委员会基金1项，参与国家自然科学基金8项。主编专著1部，参编专著5部。获国家发明专利1项。担任多本国际SCI杂志的审稿人。

袁　瑛

主任医师，博士生导师。浙江大学医学院附属第二医院肿瘤内科主任，恶性肿瘤预警与干预教育部重点实验室副主任。主要学术兼职：《实用肿瘤杂志》常务副主编；中国抗癌协会大肠癌专业委员会常委、遗传学组组长，家族遗传性肿瘤专业委员会常务委员；中国临床肿瘤学会理事、结直肠癌专家委员会常务委员兼秘书；中国医师协会结直肠肿瘤专业委员会常务委员、遗传专业委员会主任委员。学术专长：从1995年开始进行大肠癌易感性和遗传性大肠癌的基础研究和临床研究，至今已有20余年的积累。作为中国抗癌协会大肠癌专业委员会遗传学组组长，主编了中国第一部《遗传性结直肠癌临床诊治和家系管理中国专家共识》和《结直肠癌和其他相关实体瘤微卫星不稳定检测的中国专家共识》；先后主持国家"十二五"科技支撑计划项目、国家自然科学基金项目和浙江省杰出青年基金项目，至今累计发表文章150余篇，其中SCI论文80篇。曾获国家科学技术进步奖二等奖（排名第四）、浙江省科学技术进步奖一等奖（排名第一）、云南省科学技术进步奖一等奖（排名第三）、浙江省青年科技奖、第一届中国肿瘤青年科学家奖和美国南加州外科医师协会奖等国内外奖项。

原著主编简介

Laura Valle

西班牙巴塞罗那Catalan肿瘤研究所遗传病研究计划组首席研究员。在西班牙纳瓦拉大学获得生物学（2000年）和生物化学（2001年）学士学位，并在西班牙国家癌症研究中心（CNIO）撰写了有关遗传性结肠癌的论文，2006年获得博士学位。对癌症的遗传易感性很感兴趣，因此跟随美国俄亥俄州立大学综合癌症中心的Albert de la Chapelle医师进行了博士后研究。2009年，Valle博士加入Catalan肿瘤研究所的遗传性癌症计划组，并主攻遗传性结肠癌的研究。2009年，获得了在年轻研究人员中享有盛誉且竞争激烈的Ramóny Cajal合同，并在2016年获得了I3稳定医师计划（均由西班牙政府资助）。2012年，获得了西班牙人类遗传学协会授予的人类遗传学最杰出年轻研究者国家奖；2013年，获得了欧莱雅-联合国教科文组织颁发的"西班牙女性科学家奖"。自2017年以来，当选为西班牙人类遗传学协会执行委员会委员。Valle博士致力于科学事业，致力于确定癌症易感性的遗传学病因的研究，并更准确地描述了新型遗传性大肠癌综合征的特征，从而巩固了她在该领域的全球顶级专家的地位。在过去的几年中，受邀担任多个该领域知名会议的演讲嘉宾，包括欧洲人类遗传学会、国际胃肠遗传性肿瘤学会和美国遗传性大肠癌合作组织举办的会议。

Stephen B. Gruber

医学肿瘤学家、肿瘤遗传学家和流行病学家，其研究和临床实践专注于临床肿瘤遗传学，以及分子遗传学因素和环境因素对结直肠癌发病风险的影响。Gruber博士于1984年在宾夕法尼亚大学获得学士学位。随后，于1986年从耶鲁大学获得公共卫生硕士学位，并于1988年在耶鲁大学获得了流行病学博士学位。于1992年从宾夕法尼亚医学院获得医学学位，并在那里完成了内科学的实习和住院医师培训。在约翰霍普金斯医院完成了医学肿瘤学的培训，并在密歇根大学完成了临床医学遗传学的培训。在密歇根大学担任H. Marvin Pollard教授14年之后，被任命为USC Norris综合癌症中心主任、H. Leslie和Elaine S. Hoffman癌症研究会主席，以及南加州大学Keck医学院的医学教授和预防医学教授。2017年，格鲁伯博士被任命为Jane & Kris Popovich癌症研究会主席。Gruber博士是美国临床研究学会的当选会员，并获得了美洲遗传性结直肠癌合作组织终身成就奖。

Gabriel Capellá

于1983年在巴塞罗那大学获得医学博士学位，在巴塞罗那的圣保罗医院接受了普外科和消化外科的培训。对转化癌症研究的兴趣使他于1989—1990年在Manuel Perucho医师从事博士后研究。回到西班牙，在圣保罗医院的胃肠道研究实验室工作了8年，研究重点是胰腺癌和大肠癌的分子机制。1998—2011年，在Catalan肿瘤研究所工作，担任转化研究实验室的主任。自2010年以来，一直担任遗传癌症计划组的主任。他的主要兴趣是研究胃肠道癌的遗传基础，研究重点是对有发生胃肠道癌风险的患者进行临床管理的新技术。他在国际同行评审期刊上发表了230多篇论文。曾担任Catalan政府卫生部研究与创新部的副主任，目前是Bellvitge生物医学研究所所长。是VCN Biosciences的联合创始人，该公司旨在开发基于溶瘤腺病毒的新型癌症疗法。自2014年起，成为国际胃肠道遗传性肿瘤学会（InSiGHT）理事会成员。

中文版序

我国消化道肿瘤发病率很高，食管癌、胃癌、结直肠癌三大恶性肿瘤占所有肿瘤比例高达50%，而且大多数患者在确诊时已为中、晚期，病死率高。为了改变这一现状，我们于2018年4月13日启动了"国家消化道肿瘤筛查及早诊早治计划"。在筛查过程中，我们发现大约有20%的结直肠癌存在家族聚集现象，提示可能为遗传性结直肠癌。据目前的文献报道，遗传性结直肠癌占所有结直肠癌的5%～10%。随着人们对该病认识的不断提高和基因检测技术的发展，这一类疾病的患者比例可能会更高。通过各种筛查手段和基因检测，可以将这些患者筛选出来，然后通过规范化的随访监测、内镜和手术治疗，可以早期发现甚至预防癌症；同时，还可以预防家属发生癌症，并阻止该疾病遗传给下一代，进而改变一个家族的命运。

海军军医大学附属长海医院在遗传性结直肠癌的诊治方面历史悠久，在林奇综合征、家族性腺瘤性息肉病和黑斑息肉病综合征等疾病的诊治方面积累了丰富的经验，参与制订了第一部《中国人遗传性大肠癌筛查指南》，并牵头制订了《中国小肠镜临床应用指南》。我院还开设了遗传性结直肠癌特色门诊，建立了遗传性结直肠癌的临床诊治和家系管理数据库。并于2019年1月20日成立了长海医院"遗传性结直肠癌筛查防治中心"和"遗传性肿瘤家庭阻断中心"。我院生殖医学中心还成立了"遗传性肿瘤基因阻断帮扶公益行动"慈善项目，为遗传性肿瘤家庭提供第三代试管婴儿医疗服务并且减免大部分费用，极大地减轻了患者的负担。

近年来，国外在遗传性结直肠癌的防治方面取得了很多突破性的进展。目前，我国的大型综合性医院和肿瘤中心也开始重视这项工作，并取得了不少成绩。但是，国内还缺乏一本系统阐述遗传性结直肠癌方面的专著。我院肛肠外科的张卫教授联合国内从事遗传性结直肠癌诊治工作的各位同仁，一起翻译了西班牙遗传学家Laura Valle教授等主编的这部专著,我相信,本书的出版将有助于提高我国遗传性结直肠癌的诊治水平,改善患者的预后,并阻止该疾病遗传给下一代,全面提高我国的人口质量,为健康中国贡献我们的力量。

中国工程院院士

海军军医大学附属长海医院消化内科主任,教授

2020年5月

中文版前言

　　本书是由西班牙巴塞罗那Catalan肿瘤研究所的遗传学专家Laura Valle教授和Gabriel Capellá教授，以及美国南加州大学Keck医学院的Stephen B. Gruber教授等共同编著，是一部关于遗传性结直肠癌的遗传学基础和临床意义的专著，其读者对象包括从事遗传性结直肠癌诊治和研究工作的遗传学家、遗传咨询师、结直肠外科医师、肿瘤科医师、妇科肿瘤医师、消化内科医师、内镜医师和病理科医师，也适合于有意从事该领域工作的医学生和关心遗传性结直肠癌防治工作的患者及其亲属。

　　全书共分为4个部分。第一部分共5章，详细介绍了遗传性非息肉病性结直肠癌（林奇综合征）的遗传学病因和相关表型，并对林奇样综合征、家族型结直肠癌X型和结构性错配修复缺陷等疾病分别做了阐述，最后还讨论了林奇综合征的遗传和环境修饰因子。第二部分共10章，分别对各种息肉病综合征的遗传学病因和相关表型进行了讨论。第三部分共10章，详细解释了各种遗传性结直肠癌的遗传诊断和临床管理。第四部分共5章，简要介绍了目前国际通用的几个大型的遗传性结直肠癌的常用登记系统和数据库。

　　本书不仅详细阐述各种遗传性结直肠癌的分子遗传学基础、筛查、临床诊断、治疗和随访监测，还简要介绍了各种疾病的历史和对该疾病认识的发展过程，为初学者全面了解这一类疾病提供了很好的帮助。另外，本书还对各个疾病的分子机制、临床表现及其潜在的原因，以及各种具有相似表型的不同疾病的鉴别诊断，都进行了深入浅出的讲解。总结了大量相关的临床研究，这为高级专业人士开展相关研究提供了很好的学习机会。最后，本书还对遗传性结直肠癌相关的几个大型国际数据库和登记系统做了介绍，为我们建立自己的数据库和开展国际合作提供了借鉴和参考。

　　参加本书翻译的所有人员，均是从事遗传性结直肠癌临床诊治和研究的专业人员，具有丰富的遗传性结直肠癌的诊治经验，能比较透彻地理解原著的精髓，翻译中力求准确地反映作者的思想。尽管如此，由于我们的时间和水平所限，本书难免存在一些不完善的地方，希望广大读者批评指正。

　　上海科学技术出版社的编辑和工作人员在本书的出版过程中给予了大力支持，在此一并表示感谢。

张　卫

2020年5月

目录

第3篇　遗传诊断和临床管理
Genetic Diagnostics and Clinical Management

参考文献

请从上海科学技术出版社官网（http://www.sstp.cn）"课件／配套资源"下载。

第1篇

遗传性非息肉病性结直肠癌的遗传学病因和相关表型

Genetic Causes and Associated Phenotypes:
Hereditary Nonpolyposis CRC

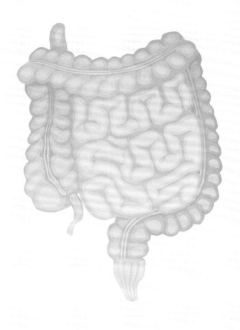

第 1 章
林奇综合征

Lynch Syndrome

Elena M. Stoffel, Matthew B. Yurgelun, C. Richard Boland

丁培荣，洪志岗　译

  摘 要

林奇综合征（Lynch syndrome）是DNA错配修复（MMR）基因（*MLH1*、*MSH2*、*MSH6*、*PMS2*）和*EPCAM*基因的致病性胚系突变引起的高度外显性遗传性癌症综合征。历史上，林奇综合征的诊断主要依据结直肠癌和子宫内膜癌的常染色体显性遗传家族史。对结直肠癌和子宫内膜癌患者进行错配修复缺陷（dMMR）的筛查，进一步在家系中进行胚系突变级联检测，是目前诊断林奇综合征最有效的方法。我们将在本章中回顾林奇综合征的历史及林奇综合征的相关临床和分子遗传学研究，从而指导当前的诊断和临床治疗。

   关 键 词

林奇综合征；遗传；错配修复

E. M. Stoffel (✉)
Division of Gastroenterology, University of Michigan, Ann Arbor, MI, USA
e-mail: estoffel@med.umich.edu

M. B. Yurgelun
Dana-Farber Cancer Institute, Brigham & Women's Hospital and Harvard Medical School,
Boston, MA, USA

C. R. Boland (✉)
Division of Gastroenterology, UCSD School of Medicine, University of California,
San Diego, CA, USA
e-mail: crboland@ucsd.edu

1 家族性结直肠癌：息肉病性或非息肉病性

家族史是结直肠癌（colorectal cancer, CRC）患病风险的最重要影响因素之一[1]，约 1/3 的结直肠癌患者有癌症家族史。一个家族中出现多个结直肠癌患者，可能是因为存在共同的环境和/或遗传易感因素，常染色体显性遗传模式的存在也强烈提示遗传易感性。此外，早发性癌症和个体患多种癌症也提示了癌症的遗传易感性。在特定情况下，明显的临床表型，如结直肠息肉病（通常见于家族性腺瘤性息肉病，familial adenomatous polyposis, FAP），可以提示需要进行遗传评估。然而，大多数家族性结直肠癌患者缺乏典型的腺瘤性息肉病表型。这些家族在历史上被称为"遗传性非息肉病性结直肠癌（hereditary nonpolyposis colon cancer, HNPCC）"，以区别于 FAP；然而，HNPCC 一词并不准确，因为 HNPCC 包含了一大类发病机制差异很大的异质性疾病。

林奇综合征是 DNA 错配修复（MMR）基因的致病性胚系突变引起的疾病，是遗传性结直肠癌综合征中最常见的一种。最初用于识别患病家庭的一种手段是阿姆斯特丹标准（结直肠癌家族史 ≥ 3 例，≥ 2 代，且 ≥ 1 名家属在小于 50 岁时被确诊）[2]，但是家族史对识别林奇综合征患者的敏感性和特异性有限。结直肠癌的分子特征有助于阐明胚系突变与这些癌症的发病机制之间的关系。对所有结直肠癌和子宫内膜癌进行 dMMR 的普筛，以及家系突变基因的级联检测是目前诊断林奇综合征最有效的方法（图 1.1）[3, 4]。我们将在本章中回顾林奇综合征的历史及林奇综合征的相关临床和分子遗传学研究，从而指导当前的诊断和临床治疗。

1.1 林奇综合征的历史

林奇综合征是 MMR 基因（*MLH1*、*MSH2*、*MSH6*、*PMS2*）和 *EPCAM* 基因的致病性胚系突变引起的高度外显性遗传性综合征。林奇综合征以 Henry Lynch 医师的名字命名，他对罹患结直肠癌家庭的特征进行了描述，有助于完善遗传性癌症综合征的特征[5]。然而，第一个已知的林奇综合征是在一个多世纪前，由美国密歇根大学病理学主席 Aldred Scott Warthin 医师发现并报道的。在 Warthin 的报道中，一个家庭不成比例地罹患子宫内膜癌、胃癌和结直肠癌，而且发病年龄早，并累及好几代人。由此，Warthin 推测这些癌症是由遗传因素引起的[6]。数十年后，Lynch 医师重新随访了 Warthin 描述的家庭（称为 G 家庭）的后代，并收集了数十个连续几代患非息肉病性结直肠癌的家庭（图 1.2）。Lynch 医师从美国和欧洲确诊的家庭中收集临床数据和肿瘤标本，统计出这些家庭成员中结直肠癌、胃癌和子宫内膜癌的发病率，最终建立了家族史纳入标准（≥ 3 例结直肠癌，涉及 ≥ 2 代，诊断时 50 岁以下 ≥ 1 人），并研究了这些家族性肿瘤的基本生物学特点[7]。对患者肿瘤组织中的 DNA 进行检测后发现重复序列中出现了大量异常的突变，即高度微卫星不稳定（MSI-H），提示为一个新的致病机制，而且该机制可以将这些肿瘤与散发性结直肠癌区分开来[8, 9]。通过对患病家庭的胚系 DNA 样本进行连锁分析，研究人员发现了分别位于 2p 和 3p 染色体的 *MSH2*[10, 11] 和 *MLH1* 基因的胚系突变[12-15]。

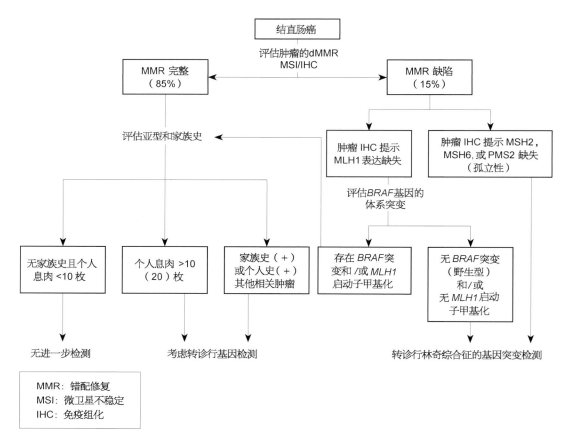

图1.1 评估结直肠癌患者是否为遗传性癌症综合征的流程图

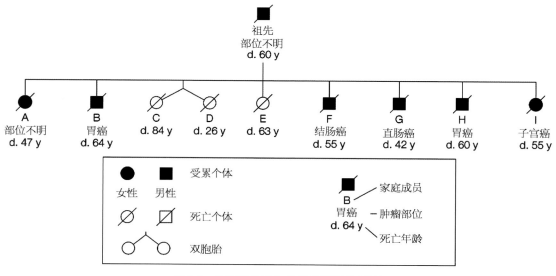

图1.2 G家族Ⅰ代和Ⅱ代亲属的家系图
（来源于Douglas等发表的图2[87]）

此后不久，$PMS2$[16] 和 $MSH6$[17] 的胚系突变也被发现；随后，在一部分患病家庭中发现[18]，$EPCAM$（也称为 $TACSTD1$）终止密码子的缺失与 $MSH2$ 启动子甲基化及表观遗传沉默相关。如今，对同时具有常染色体显性遗传、MSI-H 且符合林奇综合征临床诊断标准的结直肠癌患者，进行临床测序，$MLH1$、$MSH2$、$MSH6$、$PMS2$ 或 $EPCAM$ 基因的致病性胚系突变的检出率高达 90%。

1.2　临床特征和流行病学

以前只能通过临床病史诊断林奇综合征，在明确了林奇综合征的生物学基础之后，我们就可以通过肿瘤分子表型诊断林奇综合征。大约有 15% 的结直肠癌表现出 MSI-H 表型[19]，而林奇综合征患者在所有结直肠癌患者中占 2.8% ～ 3.1%（约占 MSI-H 结直肠癌的 20%）[20, 21]，所以它是目前已知的最常见的遗传性结直肠癌综合征。$MLH1$ 和 $MSH2$ 基因的胚系致病性突变是临床上诊断的林奇综合征最常见的突变类型。据统计，$MSH6$ 和 $PMS2$ 基因的胚系突变在普通人群中患病率比 $MLH1$ 和 $MSH2$ 基因高，但是，因为 $MSH6$ 和 $PMS2$ 基因突变的外显率低和癌症发病年龄晚，许多 $MSH6$ 和 $PMS2$ 突变的家庭成员不符合临床诊断的标准[22]。最近来自冰岛的一项以人群为基础的研究发现，致病性胚系 MMR 突变的比例为 0.442%，即 225 个随机人群中就有 1 个 MMR 基因的致病性突变[23]，$MSH6$ 和 $PMS2$ 的突变占 90% 以上。来自美国、加拿大和澳大利亚的其他基于人群的最新数据估计，胚系 MMR 突变中 $MSH6$ 和 $PMS2$ 突变的总人群患病率为 1/279，远比 $MLH1$ 和 $MSH2$ 更为普遍[24]。

尽管林奇综合征是最著名的遗传性结直肠癌综合征，但 MMR 基因的致病性胚系突变还会引起其他结肠外癌症（尤其是子宫内膜腺癌）的风险增加。随着我们对林奇综合征疾病谱的了解逐步深入，我们发现它的发病年龄的变异性很大，癌症类型也存在多样性。癌症风险的不同，部分可能是由基因型（表 1.1）和临床表型的差异引起的，另外，可能还与具有相同胚系突变的家属的外显率和表现度差异有关。另一方面，遗传和环境因素可能也会改变癌症风险（见第 5 章）。

1.2.1　结直肠癌

结直肠癌是大多数林奇综合征家族中的主要癌症，肿瘤组织检测提示为 dMMR 通常是提示进行遗传评估的"危险信号"。大约 15% 的结直肠癌表现出 dMMR/MSI-H 表型[19]，虽然大多数是散发性癌症［通过表观 CpG 岛甲基化表型（CIMP）产生锯齿状新生物的途径发生癌变］，但 $MLH1$、$MSH2$、$MSH6$、$PMS2$ 或 $EPCAM$ 的胚系突变的发生率占 3%。$MLH1$、$MSH2$、$MSH6$ 和 $PMS2$ 的蛋白质产物组成异二聚体复合物，这些复合物在 DNA 修复中起关键作用。MSH2-MSH6（MutSα）形成的复合物识别并结合到单个错配的核苷酸碱基对，以及小的插入缺失异常位点，随后第二个异二聚体复合物 MLH1-PMS2（MutLα）与 MutSα 结合，并募集核酸外切酶-1，触发对错配 DNA 附近新合成 DNA 的长补丁切除修复。DNA 修复蛋白可以从 DNA 中快速释放出来，重新正确地合成所切除的 DNA 片段。MMR 活性的丧失导致基因突变的快速累积和超突变，并最终引起致癌的基因突变[25]。

表1.1 不同基因型的林奇综合征患者估计的终生患癌风险（%）[4, 26, 29, 30, 32-42]

肿瘤类型	总体 (%)	MLH1 (%)	MSH2 (%)	MSH6 (%)	PMS2 (%)	EPCAM (%)
结直肠癌	10～75	25～70	30～60	10～22	10～20	70
子宫内膜癌	14～71	14～54	20～52	34～71	15	12
卵巢癌	1～20	4～15	5～17	1～15		
胃癌	1～13	4～11	2～14	1～10		
小肠癌	1～12	4～10	1～8	0～3		
胰腺癌	1～6					
前列腺癌	4～10					
尿道癌	2～15	1～10	2～15	1～15		

林奇综合征相关的结直肠癌与散发的MSI-H结直肠癌的区别在于，林奇综合征相关的肿瘤几乎总是缺少体细胞*BRAF*突变和*MLH1*启动子超甲基化，这是通过锯齿状息肉途径发展为肿瘤的标志。有人提倡通过PCR检测微卫星不稳定性，或免疫组织化学（IHC）检测MLH1、MSH2、MSH6或PMS2蛋白的表达情况，从而筛查结直肠癌组织是否存在dMMR，这是识别林奇综合征个体最有效（且最具成本效益）的策略[3, 4]（见第17章）。

　　林奇综合征患者患结直肠癌的累计风险在10%～75%[4, 26-42]。风险区间的差异可由基因型来解释，对于*MLH1*和*MSH2*胚系突变携带者，其结直肠癌患病风险最高，且倾向于早期发病。对于*MSH6*致病性突变携带者，结直肠癌风险似乎较低；而对于*PMS2*，则可能更低[33, 34, 43, 44]；值得注意的是，这些突变仍然有其重要性，*MSH6*、*PMS2*和*EPCAM*突变携带者在已发表的林奇综合征论文中的代表性不足，导致癌症风险的估算准确性不足。因此，建议无论基因型如何，所有林奇综合征突变携带者均应遵守严格的癌症随访建议[4, 32, 45]。

　　林奇综合征相关的结直肠癌与散发性结直肠癌的生物学行为不同，这对临床诊治具有重要意义。就肿瘤治疗而言，林奇综合征相关结直肠癌的组织病理学和分子特征，与预后和治疗反应的差异有关，部分原因是MMR系统参与了化疗诱导的DNA损伤后触发的细胞死亡，这一系统在MSI-H的结直肠癌中功能丧失（见第23～25章）。由错配修复缺陷而产生的肿瘤也是超突变的，并产生新抗原肽，可很快激发宿主免疫反应。林奇综合征相关结直肠癌的组织病理学检查通常可发现大量的肿瘤浸润淋巴细胞❶。与pMMR（错配修复完整）患者相比，dMMR结直肠癌患者的预后往往较好[46]。关于肿瘤治疗，早期dMMR的结直肠癌患者似乎不能从5-FU单药辅助治疗中获益[47, 48]；但是，在某些转移性dMMR结直肠癌患者中，免疫检查点抑制剂治疗效果很好[49, 50]。其他新型药物的临床试验正在

---

❶ 译者注：浸润肿瘤的淋巴细胞。

进行中，有望为林奇综合征相关结直肠癌的治疗提供更多的途径。

林奇综合征的诊断也对结直肠癌患者的手术治疗有重要意义（见第 21 章）。由于异时性大肠多原发癌在林奇综合征中很常见[51, 52]，对于需要手术的结直肠癌患者，应考虑进行更广泛的结肠切除术（如次全结肠切除术）[4, 32, 45]。

鉴于预防性、早期频繁性的结肠镜检查已显示能有效降低结直肠癌的发生率和死亡率[53-55]，所以从 20 ~ 25 岁开始，每 1 ~ 2 年进行结肠镜检查的建议是合理的[4, 32, 45]。值得注意的是，结肠镜检查可能无法提供完美的保护，因为据报道，在对患者进行严格筛查的间隔中可能出现结直肠癌（间期癌）[44, 54-57]。虽然与林奇综合征相关息肉的快速进展和扁平形态可能在这些间期癌的发展中起作用，但有关超突变异常隐窝灶的报道提出了一个问题，即某些与林奇综合征相关的结直肠癌是否由扁平的导型增生而不是散在的息肉引起[58]。增强的内镜技术［如染色内镜检查、窄带成像（narrow band imaging, NBI）］可能有助于提高这些病变的检出率[59]，其他的早期检测方法也在研究当中。

药物预防林奇综合征相关肿瘤仍然是热点研究领域。结直肠腺瘤/癌预防计划 2（CAPP2）试验将林奇综合征受试者随机分为安慰剂组和每日 600 mg 剂量的阿司匹林组，发现阿司匹林组结直肠癌和子宫内膜癌的发病率降低了约 60%，尽管这种效应在初次服用阿司匹林 10 年后才被发现[60]。目前还在进行其他研究，以确定阿司匹林的最佳剂量并评估其他非甾体抗炎药是否可以提供类似的益处（见第 22 章）。

1.2.2 子宫内膜癌

子宫内膜癌是林奇综合征第二常见的癌症。大约 3% 的子宫内膜癌患者为林奇综合征，这为所有 70 岁以下子宫内膜癌患者通过检测 dMMR 表型筛查林奇综合征提供了依据[32, 61, 62]。20% ~ 30% 的子宫内膜癌表现为 dMMR，尽管大多数是与体细胞 *MLH1* 启动子高甲基化相关的散发性肿瘤，但是不伴有 *MLH1* 启动子高甲基化的 dMMR 子宫内膜癌患者，应检测是否存在 MMR 基因的胚系突变[62]。女性林奇综合征患者的子宫内膜癌终生累计风险为 14% ~ 71%[26-30, 34, 63]。指南推荐：女性林奇综合征患者应从 30 ~ 35 岁开始每年行子宫内膜活检和/或经阴道超声筛查妇科肿瘤[4, 32, 45]，预防性子宫切除是唯一可有效降低妇科肿瘤发生率的干预措施[64]，应与已生育的女性林奇综合征患者进行沟通。

1.2.3 其他林奇综合征相关的癌症

在有林奇综合征的家庭中，除结直肠癌和子宫内膜癌以外的其他肿瘤也有很多种（表 1.1）[29, 30, 36, 65, 66]。尽管疾病的外显率和表现度差异很大，但 *MSH2* 突变携带者结肠外肿瘤的风险似乎最高[28, 35, 67]。胃癌是影响 G 家族最主要的肿瘤之一（据 1913 年报道），在日本和韩国等林奇综合征家庭中仍然很常见，而在北美和欧洲的家庭中，胃癌的发病率似乎在下降，终生发病风险在 5% ~ 13%[37]。对于 MMR 突变携带者，建议行上消化道内镜筛查，并对检测出感染幽门螺杆菌的患者进行治疗。对于卵巢癌，其终生发病风险在 1% ~ 20%，但是缺乏有效的筛查试验证明在行子宫切除术时，同时行预防性卵巢切除是合理的。尽管皮脂腺瘤的绝对风险很小，并且家庭之间差异很大，但仍建议对林奇综合征患者进行常规皮肤病学筛查。林奇综合征患者的小肠、脑、尿路、肝胆和前列腺癌的风险也有所增加；但是对这些癌症进行筛查的获益尚未得到证实，因此不建议常规进行筛查。研究表明，与普通人群相比，林奇综合征家庭成员的胰腺癌风险要高4倍[39]，有学者推荐对一级亲属罹患胰腺癌的MMR突变携带者，进行胰腺癌相关的MRI和/或超声内镜筛查[68]。

1.3　识别有林奇综合征风险个体的方法

识别MMR基因的致病性胚系突变携带者的策略包括系统评估癌症家族史、肿瘤分子检测、使用临床预测模型以及胚系突变检测。尽管家族史始终是遗传风险评估的基石，但疾病的外显率和表现度的差异会大大限制其评估的灵敏度。基因检测证实为林奇综合征的家庭，其家族史符合阿姆斯特丹标准的不到一半。由于大多数林奇综合征相关结直肠癌的表现为dMMR表型，因此在1997年制定了贝塞斯达标准[69]，并在随后对其进行修正和改良[70]，依此标准筛选应接受MSI检测的结直肠癌患者。但对未经筛选的结直肠癌患者进行MMR胚系基因突变检测的研究发现，采用贝塞斯达标准会遗漏1/3的林奇综合征患者[20]。因此，现在提倡对所有结直肠癌患者进行dMMR检测，这是识别林奇综合征患者最有效的方法[4,71]（见第17章）。

1.3.1　肿瘤分子特征

多项研究中使用IHC检测dMMR状态和/或使用PCR检测MSI，来筛查所有的结直肠癌患者，这个普查方案识别林奇综合征的灵敏度高达77%～90%[72]，超越使用阿姆斯特丹标准和贝塞斯达标准的家族史诊断方法[20,73]。尽管已证实对子宫内膜癌进行dMMR普筛同样有效，但在其他肿瘤类型上的灵敏度还未进行延伸研究。值得注意的是，林奇综合征中结直肠癌和子宫内膜癌的肿瘤分子筛查的灵敏度和特异性也并非完美。一部分MMR胚系突变个体（尤其是*MSH6*和*PMS2*），其肿瘤组织的免疫组化提示为pMMR。也有部分肿瘤组织检测为dMMR的结直肠癌和子宫内膜癌患者无法找出导致dMMR的原因。虽然之前猜想的是缺乏体细胞*BRAF*突变或*MLH1*启动子甲基化的dMMR肿瘤必定有MMR胚系基因突变，但是最新研究表明，这些肿瘤中有多达一半具有MMR基因的体细胞双等位基因突变，但是不存在该基因的胚系突变，被称为林奇样综合征（Lynch-like syndrome）（见第2章）[74,75]。

1.3.2　计算机模拟的风险模型

虽然肿瘤分子普筛已被认为是识别癌症患者是否为林奇综合征的最具成本效益的策略[76]，但是并非每个患者都能进行肿瘤组织检测。多种计算机模拟的模型（如MMRPro[77]、PREMM$_{1,2,6}$[78]、PREMM$_5$[79]）已开发出结合个人史和家族史来预测MMR基因突变概率的方法，当预测概率≥5%时，建议患者进行MMR基因的胚系突变检测。使用PREMM1、2、6评分模型对无症状的年轻人进行筛查，这是降低与林奇综合征相关癌症的发病率和死亡率的经济有效的干预措施[80]。最近开发的PREMM5模型是唯一结合*PMS2*和*EPCAM*的风险评估模型，建议将胚系测序的阈值降低到预测突变率≥2.5%的个体。但是，家族史和/或计算机模拟模型对识别*PMS2*携带者的灵敏度有限[79]。详见第19章关于计算机模拟的风险模型。

1.4 总结

在过去的30年中，在明确林奇综合征生物学基础方面已取得了重大进展，但仍需要开展临床干预措施，以有效地诊断和管理林奇综合征家庭成员。绝大多数高危人群仍未得到诊断，对结直肠癌患者进行普筛和需要密切随访的个体进行提前识别仍然是重大挑战。尽管测序技术已经改进很大，但是仍有1/10因为怀疑林奇综合征而接受胚系基因突变检测的家庭得到了无临床意义的结果。由于存在20个假基因，*PMS2*的测序仍然具有挑战性。*MSH2*基因中存在很多*Alu*重复序列，使基因的5′端和启动子区域容易发生大片段缺失，而大片段缺失也难以通过二代测序检测到。非欧洲血统患者的临床意义不明的突变（VUS）很常见，对这类胚系突变再次进行准确分类也是一项挑战（见第29章）。

还有其他机制也可导致dMMR肿瘤。结构性*MLH1*启动子甲基化已在人群中被发现，在罕见的家族中，可能是由*MLH1*启动子转录起始位点附近的单个核苷酸突变引起的（c.-27C>A），导致启动子易于甲基化[81, 82]。遗传学、表观遗传学和/或环境因素对林奇综合征的同一家庭内部和不同家庭之间的外显率和表现度的贡献尚待进一步完善。

对林奇综合征进行诊断不仅对癌症患者的临床管理有直接的意义，而且对家庭成员的护理也有意义。尽管许多专业协会都强调了将针对癌症综合征患者的癌症风险评估纳入其常规临床护理（不管有无癌症诊断）的重要性[4, 45, 62, 83-86]。但是患者和医护人员对基因检测报告的解读存在很大差异，而且疾病的管理本身也很复杂，这也给我们带来了很多挑战。成本效益模型分析表明，基因检测的最大获益是能够为癌症患者的家属预防癌症[3]；但是遗传学专业知识的不易获得和基因检测的成本问题仍然是对家属实施检测的障碍。

将基因检测结果转化为对健康的改善需要肿瘤学家、外科医师、遗传学家、胃肠病学家、妇科医师和初级保健医师相互间的跨学科合作。确保通过遗传检测获得的信息可以在近亲及远亲之间共享，从而促进对有风险的家庭成员进行级联检测，并且确保MMR突变携带者遵从推荐的监测方案，将继续成为人们干预的领域。最后，尽管MMR的胚系基因突变比以前认为的要普遍得多，但是由于疾病的外显率和表现度的差异，许多患者仍然无法证实为林奇综合征。我们需要更多的数据来了解那些可影响癌变风险的因素的作用，并最大限度地提升高危家庭一级和二级癌症预防策略的效益。

第 2 章
林奇样综合征的分子特征

The Molecular Basis of Lynch-like Syndrome

Gardenia Vargas-Parra, Matilde Navarro, Marta Pineda, Gabriel Capellá

丁培荣，洪志岗　译

　　林奇样综合征（Lynch-like syndrome, LLS）是指肿瘤伴有林奇综合征（LS）的错配修复缺陷（dMMR）分子特征（无 *MLH1* 甲基化），但未证实有致病性胚系基因突变的患者。LLS 患者及其一级亲属发生肿瘤的风险处于 LS 和普通人群之间。

　　在本章中，我们旨在回顾该领域最有前景的研究。MMR 基因的双重体细胞突变已被频繁报道（占 LLS 患者的 27% ～ 82%），而体细胞启动子高甲基化则不起作用。有一部分 LLS 患者具有 MMR 基因的临床意义不明的突变或未检测到的胚系突变。也有极少数 LLS 具有 *POLE* 基因和 *MUTYH* 双等位基因的胚系突变。随着二代测序技术的出现，诸如 *FAN1*、*BUB1*、*MCM9* 和 *SETD2* 等基因正逐渐成为 LLS 的候选基因。

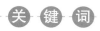

　　林奇综合征；林奇样；二代测序；错配修复缺陷；甲基化；临床意义不明的突变；体细胞二次打击

ASE	等位基因特异性的表达（allele-specific expression）	CRC	结直肠癌（colorectal cancer）
		FFPE	福尔马林固定石蜡包埋（formalin-

G. Vargas-Parra, M. Navarro, M. Pineda, G. Capellá (✉)
Hereditary Cancer Program, Catalan Institute of Oncology, IDIBELL and CIBERONC, Hospitalet de Llobregat, Barcelona, Spain
e-mail: gcapella@iconcologia.net

fixed paraffin embedded）

IHC	免疫组化（immunohistochemistry）
LLS	林奇样综合征（Lynch-like syndrome）
LOH	杂合性丢失（loss of heterozygosity）
LS	林奇综合征（Lynch syndrome）
MMR	错配修复（mismatch repair）
MSI	微卫星不稳定性（microsatellite instability）

MS-MCA 甲基化特异性的熔解曲线分析（methylation-specific melting curve analysis）

NGS	二代测序（next-generation sequencing）
PBL	外周血白细胞（peripheral blood leukocytes）
VUS	临床意义不明的突变（variant of unknown significance）

1 林奇样综合征的定义

林奇综合征（LS）是一种常染色体显性遗传的癌症综合征，占所有新诊断结直肠癌和子宫内膜癌的 2% ~ 4%[1-3]。这是由 MMR 基因（*MLH1*、*MSH2*、*MSH6* 和 *PMS2*）胚系（表观）突变引起错配修复功能缺陷（dMMR）导致的疾病。林奇综合征的诊断方法是检测肿瘤组织的微卫星不稳定性（MSI）和/或免疫组织化学（IHC）检测 MMR 蛋白的表达情况（dMMR）。如果为 dMMR（而且无 *MLH1* 启动子甲基化和/或 *BRAF* p.V600E 突变），则需要进一步行 MMR 基因的胚系突变检测。

然而，基于人群的研究显示，约 50% 的 dMMR 结直肠癌患者通过常规的分析找不到明确的致病性胚系基因突变，因此无法进行适当的临床管理和风险评估（图 2.1 和表 2.1a）[1, 4-12]。肿瘤组织具有林奇综合征的 dMMR 分子谱（无 *MLH1* 甲基化），但是又找不到明确的致病性胚系基因突变的个体，被称为"林奇样综合征（LLS）"[1, 4-12]，也称为"疑似林奇综合征"[12]。值得注意的是，肿瘤组织为 dMMR，但未发现 MMR 基因的致病性胚系突变的患者并不能排除遗传性癌症的可能。

据报道，LLS 患者结直肠癌（CRC）的平均发病年龄与林奇综合征患者相似，或介于林奇综合征患者和具有 dMMR 的散发性患者之间[1, 4-10]（表 2.1b）。与散发性结直肠癌相比，林奇综合征和 LLS 之间的其他临床相似之处是肿瘤多位于近端结肠，大多为黏液腺癌，以及同时性或异时性 LS 相关肿瘤较常见（表 2.1b）。

LLS 患者及其一级亲属具有罹患结直肠癌的中等风险[1, 4-10]。在 2007 年，首次对 LLS 癌症风险进行了估算。虽然 66%（50/75）的林奇综合征家庭符合阿姆斯特丹 II 标准，但只有 11%（2/18）的 LLS 家庭满足了该标准（*P*=0.001）[4]。同时 Vargas 等发现，符合贝塞斯达标准的 LLS 患者大多为 MSH2 缺失个体[7]。一项包含 25 个 LLS 家族的研究量化了其 177 个一级亲属（first-degree relative, FDR）的结直肠癌患病风险，发现 MMR 基因突变携带者的风险最高，LLS 患者为中等风险，而由 *MLH1* 启动子甲基化导致 dMMR 的患者风险最低[1, 4-12]。最近，一个更大的队列包括 271 个 LLS 结直肠癌患者和 1 799 个一级亲属（FDR）证实了这些发现[6]。在 LLS 患者中，LS 相关肿瘤的发生率约为 11%，

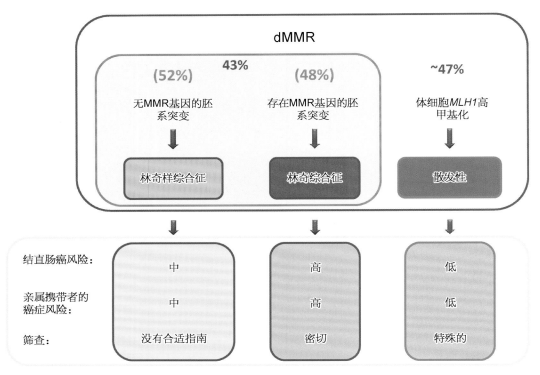

图 2.1　dMMR 患者的诊断阳性率和相关风险，来自 Buchanan 等的报道

各分组之间差异很大（表 2.1b）[1, 5-10]。迄今为止，尚无其他 LS 相关肿瘤的 FDR 发病风险的公开数据。

目前的临床管理建议

无法为 LLS 患者提供基于证据的筛查和管理指南，因此不能提供明确的医疗建议。LLS 患者及其家属可能会接受不同程度的癌症筛查，包括低风险和高风险的个体，这意味着一部分人将受到不必要的过度筛查和情绪困扰，还有一部分人则缺乏合适的筛查[13]。这会使患者家庭和医师的关系恶化，同时也影响了医疗保健系统。考虑到 LLS 患者具有中等风险罹患结直肠癌，因此建议将中等筛查强度作为最佳方法[5]。但是，还必须考虑家族史。值得注意的是，这些 LLS 患者包含很多不同分子谱和家族史的亚组。因此，在对 LLS 诊断做出明确定义之前，无法提供普遍适用的最佳筛查方法。

2　LLS 患者 dMMR 的 2 个潜在原因

如上所述，对于肿瘤组织存在 dMMR 且未能找到 MMR 基因的致病性胚系突变的患者，不排除是因胚系和/或体细胞 MMR 基因突变的漏检或其他基因参与导致的表型重叠。在本节中，将就这些问题的相关证据做一综述。

表2.1a 基于结直肠癌人群研究：LLS的发病率

研究者	Hampel[3]	Rodríguez-Soler[5]	Win[6]	Mas-Moya[10]	Kang[8]	Chika[7]	O'Kane[11]	合并
来源的国家	美国	西班牙	澳大利亚	美国	韩国	日本	爱尔兰	
纳入的患者数（IHC, MSI），n	1 066	1 689	4 853	3 352	4 765	1 234	2 426	19 385
同时行dMMR和胚系突变检测，n (%)	85 (8)	135 (8)	592 (12)	356 (10, 6)	312 (6, 5)	61 (4, 9)	62 (2, 6)	1 603 (8)
MLH1或PMS2缺失，MLH1甲基化/BRAF突变，n	50	79	250	238	69	22	43	751
dMMR缺失（无MLH1甲基化），n	35	56	342	61	124	11	62	691
MLH1或PMS2缺失LLS (%)	15/19 (79)	21/25 (84)	104/153 (68)	6/14 (43)	42/75 (56)	1/2 (50)	NS	189/288 (66)
MSH2或MSH6缺失LLS (%)	8/13 (62)	14/22 (64)	45/104 (43)	7/28 (25)	12/46 (26)	1/6 (17)	NS	87/219 (40)
MSH6缺失LLS (%)	0/1 (0)	3/6 (50)	27/41 (66)	0/7 (0)	1/3 (33)	0/3 (0)	NS	31/84 (37)
PMS2缺失LLS (%)	1/2 (50)	2/3 (67)	17/44 (39)	3/12 (25)	0/0 (0)	0/0 (0)	NS	23/61 (38)
总LLS数/检测人数	24/35	40/56	193/342	15/61	55/124	2/11	27/62	356/691
%LLS (95%置信区间)	69 (51%~83%)	71 (58%~83%)	56 (51%~62%)	25 (23%~27%)	44 (36%~52%)	18 (16%~20%)	44	52 (50%~60%)

表 2.1b　林奇样综合征在基于基于人群的结直肠癌患者中的研究：LLS、LS 和散发性结直肠癌患者的基线特点和肿瘤发病特点

临床和病理特点	LLS n(%)	LS n(%)	散发性 n(%)	P值(LLS vs. LS)	P值(LLS vs. 散发性)
中位年龄（范围）[a]	18～80（59）	18～87（52）	18～97（69）	0.27	0.21
性别	386	332	11 830		
女性	172（45）	142（43）	5 093（43）		
男性	214（55）	190（57）	6 737（57）	0.65	0.01
阿姆斯特丹/贝塞斯达标准[b]	60（69）	121（76）	1 263（17）		
肿瘤位置	387	345	8 158		
右半结肠（近端）	237（61）	218（63）	3 190（39）		
左半结肠/直肠（远端）	144（37）	126（37）	4 968（61）	0.73	0.005
不详	6（2）	1（0）	56（1）		
组织学等级	291	242	5808		
高级别（低分化）	83（29）	52（21）	947（16）		
低级别（高/中分化）	156（54）	152（63）	4 370（75）	0.60	0.027
不详	52（18）	38（16）	491（8）		
组织学类型	301	230	5 882		
腺癌	188（62）	126（55）	4 829（82）	1	0.10
黏液腺癌	89（30）	69（30）	778（13）	1	0.078
印戒细胞癌	3（1）	5（2）	5（0）		

（续表）

临床和病理特点	LLS n(%)	LS n(%)	散发性 n(%)	P值 (LLS vs. LS)	P值 (LLS vs. 散发性)
髓样癌	4 (1)	5 (2)	18 (0)		
其他或不详	17 (6)	25 (11)	252 (4)		
肿瘤浸润淋巴细胞	329	148	6 243		
是	75 (23)	68 (46)	1 779 (28)	0.85	0.13
否	59 (18)	80 (54)	1 734 (28)		
不详	195 (68)		2 730 (44)		
肿瘤组织 MMR 免疫组化类型	307	300	452		
MLH1 和 PMS2 同时缺失	174 (57)	96 (32)	452 (100)		
MSH2 和 MSH6 同时缺失	77 (25)	120 (40)	0 (0)		
只有 MSH6 缺失	34 (11)	29 (10)	0 (0)		
只有 PMS2 缺失	22 (7)	39 (13)	0 (0)		
未知或正常	0 (0)	16 (5)	0 (0)		
LS 相关肿瘤（异时性/同时性）	350	269	5 580		
是	39 (11)	64 (24)	323 (6)	0.07	0.01
否或不详	311 (89)	205 (76)	5 257 (94)		

注：总结的数据来源于参考文献[3,5-8,10]。使用非参数 Kruskal-Wallis 检验分析组间的差异。
P值为双侧检验。P<0.05 认为有显著性。
LLS：林奇样综合征；LS：林奇综合征。
a 对应于文献中可用数据的平均值（而非总数）。
b 百分比基于报道此数据中的病例总数（而不是所包括病例的总数）。

2.1　MMR基因突变

MMR基因突变的致病性评估　多达30%的检测到的MMR基因突变被分类为临床意义不明的突变（VUS）[14]，其临床意义尚不清楚。尽管做了很多系统性的努力，例如，检索InSiGHT LOVD数据库，部分患者的MMR基因突变总会被定义为第3类突变（VUS）（表2.2）[15-26]。这些VUS患者将被定义为LLS。VUS患者的最终比例将取决于功能描述方面的努力以及科学界依照实际证据水平对突变进行再分类。各种综合性方法，包括cDNA的剪接评估，聚焦于异常转录本的产生导致转录提前终止，或者框内缺失干扰功能域；致病性后验概率的多因素计算也有良好的表现，强调了应用定量和定性分析方法进行突变解释和分类的益处[7]。

未检测到的MMR基因的胚系突变　当前的基因突变分析技术可能会遗漏MMR基因中的复杂或隐匿性突变[27-29]。当前策略可能遗漏一个深度内含子突变的例子，在*MSH2*第一个内含子中，c.212-553_c.212-479位点发现的一个突变[27]。这个突变在3′末端创建了一个标准的供体剪接位点，该位点包含一个可能截断该蛋白质的终止密码子。其他未证实的突变还有MMR基因的复杂性结构突变。在10个北美家庭中发现了*MSH2*外显子1～7的反复倒置[30-32]，并且最近有2个澳大利亚家庭报道了*MSH2*外显子2～6的倒置[33]。另外，已经报道染色体3p22.2臂内倒置之后出现了*MLH1*与*LRRFIP2*的融合[29]。

此外，LLS个体可能是未检测到的MMR基因调控区突变的携带者，而在MMR基因突变分析中很少进行筛查。大多数基因的5′和3′非编码区（UTR）包含控制mRNA加工和稳定性的调控序列。一方面，已经报道了MMR启动子区域的胚系突变，其中一些与等位基因特异性沉默或启动子活性降低有关[34]。另一方面，*MLH1*中的3′UTR胚系突变也与蛋白质表达缺失有关[35]。同时，有人提出miRNA异常调控可能导致*MLH1*和*MSH2*的低表达，如miR-21和miR-155[36]。

MMR基因的镶嵌现象　尽管在可疑的林奇综合征患者中仅报道过2次，但它也可能是林奇综合征误诊的原因。Sourrouille等描述了一位肿瘤组织为MSI-H，且他的血淋巴细胞DNA中有*MSH2*（c.2541delA）移码突变的结直肠癌患者。他的母亲有结直肠癌病史，肿瘤组织中也有同样的基因突变，但外周血淋巴细胞DNA中却没有发现该基因的胚系突变[37]。在他母亲正常结肠组织的DNA上进行突变分析显示，c.2541delA突变的信号很弱，证明存在体细胞MMR基因的镶嵌。她将突变遗传给儿子的事实表明她具有体细胞镶嵌。此外，在一名44岁子宫内膜癌同时性并发卵巢癌的女性中发现体细胞MMR镶嵌[38]。她的家族史符合阿姆斯特丹Ⅱ标准，并且在姐姐的血液中也发现了*MLH1* c.1050delA突变，后者也患有子宫内膜癌。在报道的病例中也发现了相同的突变，但在来自不同器官的正常组织中发现了约20%的野生型等位基因片段。由于他们的父亲受到林奇综合征肿瘤谱中的四个瘤种影响，该表型可能归因于可逆转的体细胞镶嵌[38]。

MMR基因的双重体细胞突变（表观突变）　DNA修复基因体细胞突变的积累当

表 2.2 对可疑遗传性结直肠癌患者进行多基因检测，MMR 基因的致病突变和 VUS 的分布

参考文献	患者数	纳入的选择	基因列表	基因分类标准	所有基因的分析				MMR 基因	
					致病突变数	携带者人数(%)	VUS 数	VUS 携带者人数(%)	致病突变数(占所有突变携带者 %)	VUS 数(占所有突变携带者 %)
Susswein[26]	10 030	可能为遗传性癌症患者	GeneDx 29 基因，多基因列表	ACMG, insight	937	910(9.0%)	2 454	2 454(24.4%)	145(1.5%)	NA
LaDuca[25]	2 079	可能为遗传性癌症患者	Ambry(14~22 基因)	Ambry, ACMG	173	141(8.3%)	NA	NA	34(1.6%)	NA
Yurgelun[23]	1 260	怀疑林奇综合征患者(NCCN 标准；dMMR NA)	Myriad MyRisk(25 基因)	ACMG	185	182(14.4%)	682	479(38%)	114(9.0%)	88(6.9%)
Yurgelun[24]	1 058	连续的结直肠癌患者	Myriad MyRisk(25 基因)	ACMG	107	105(9.9%)	408	330(31.2%)	33(3.1%)	74(7.0%)
Chubb[15]	626	年轻结直肠癌患者	外显子测序，分析 9 个结直肠癌基因	Insight	89	89(14.2%)	64	64(10.2%)	68(10.9%)	NA
Cragun[16]	586	结直肠癌患者	ColoNext_Ambry(14 基因)	ACMG	62	61(10.4%)	159	118(20.1%)	23(3.9%)	77(13.1%)
Ricker[20]	475	可能为遗传性癌症患者	不同的多基因列表	ACMG	79	74(15.6%)	268	268(43.2%)	10(2.1%)	NA
Pearlman[19]	450	<50 岁的结直肠癌患者	Myriad MyRisk(25 基因)	ACMG	75	72(16.0%)	178	178(32.2%)	38(8.4%)	NA
Slavin[22]	348	可能为遗传性癌症患者	不同的多基因列表	NA	69	69(Na)	168	168(Na)	7(2.0%)	NA
Hermel[17]	227	可能为遗传性癌症患者	不同的多基因列表	Individual-lab	28	28(12.3%)	44	44(19.4%)	NA	NA
Rohlin[21]	91	怀疑遗传性结直肠癌的患者(检测为阴性的个体)	19 种结直肠癌特异性基因	Insight, HGMD, LOVD, ClinVar	16	16(17.6%)	30	30(33.0%)	3(3.3%)	8(8.8%)
Howarth[18]	90	HBOC+HNPCC	Myriad MyRisk/Ambry BRCAplus	NA	9	9(10.0%)	40	34(37.8%)	1(1%)	NA

注：NA：没有数据信息。

然可以模拟胚系突变导致的相关表型。实际上，在LLS患者中，在相当比例患者中（27%～82%）检测到MMR基因的双重体细胞突变打击[7, 13, 37, 39-41]（总结在表2.3）。虽然在*MLH1*和*MSH2*中，体细胞事件似乎以相同的频率发生，但不同研究之间的发生率差异很大。在这种类型的肿瘤评估中，可能会以较高的覆盖率纳入亚基因组分析，这对于这些患者的诊断和表征无疑将是有用的。

　　MMR基因也可以发生体细胞甲基化。*MLH1*通常在体细胞水平上报道了由启动子高甲基化引起的MMR基因失活[42, 43]。相比之下，对LLS中其他MMR基因启动子体细胞甲基化的相对贡献却研究不足。关于*MSH2*基因，Vargas等在13个LLS患者（肿瘤组织MSH2蛋白表达缺失）的样本中，未检测到*MSH2*的启动子甲基化[7]。这与先前报道的MSH2缺失型LLS患者中甲基化肿瘤的比例低（1/40）相符[44, 45]（表2.4）。此外，Vargas等在对9例MSH2缺失型肿瘤的分析中，找不到*MSH6*启动子甲基化的证据。以前一项研究分析了来自LS相关肿瘤的99个散发性肿瘤的*MSH6*甲基化，结果相同[46, 47]。最后，只有一项研究评估了100个MLH1/PMS2和PMS2缺失结直肠癌样本中*PMS2*甲基化的状态，发现该基因的启动子中没有甲基化[48]。总的来说，已发表的观察结果强化了这样的观念，即在LLS患者中，*MLH1*、*MSH2*或*MSH6*的体细胞突变可能是一个频繁发生的事件，而体细胞启动子的高甲基化作用似乎并不重要。

表2.3　体细胞二次打击在林奇样综合征中的发生率

	Sourrouille[37]	Geurts-Giele[13]	Haraldsdottir[39]	Mensenkamp[40]	Jansen[41]	Vargas-Parra[7]	平均值（范围）
MLH1 缺失	1/7 14%	16/24 67%	7/8 88%	8/18 44%	3/7 43%	— —	51% (14%～88%)
MSH2 缺失	3/8 38%	5/12 42%	16/20 80%	5/7 71%	5/13 33%	3/5 60%	54% (33%～80%)
总计	4/15 27%	21/36 58%	23/28 82%	16/25 64%	8/20 40%	3/5 60%	55% (27%～82%)

2.2　重叠表型

　　DNA修复的多种机制共存于细胞内。众所周知，DNA修复是许多多聚体复合物协同作用的结果。MMR途径可能与其他DNA修复机制中涉及的蛋白质具有协同作用。因此，其他DNA修复基因的突变很可能是LLS患者dMMR的基础。

2.2.1　*MUTYH*是真正的LLS致癌基因

　　在1%～3%的LLS中检测到*MUTYH*双等位基因突变。Morak等在一个德裔美国人队列的85例LLS患者中发现1.18%的突变率[49]。最近，据报道，西班牙队列中*MUTYH*双等位基因突变在LLS中的发生率为3.1%[50]。仅考虑符合林奇综合征临床标准（阿姆斯特丹或贝塞斯达）的患者时，患病率相似（3.9%）。基于*MUTYH*热点突变的预筛选，由于采

表 2.4　林奇综合征和林奇样综合征的体细胞 *MSH2* 甲基化分布

参考文献	甲基化检测	扩增的 *MSH2* 区域 (GRCh38/hg38)	削　减	林奇样综合征				林奇综合征	
				MSH2 VUS 携带者	*MSH6*VUS 携带者	NI; MSH2 缺失	NI; MSH6 缺失	*MSH2* 突变	*EPCAM* 突变
Nagasaka[44]	COBRA	Chr2:47403017-47 403 154 (138 bp)	削减和未削减的 PCR 带的相对强度 ≥ 5%	0 (0/2)	—	0 (0/6)	—	24% (11/26)	100% (3/3)
Rumilla[45]	MSP	Chr2:47403104-47 403 218 (115 bp)	未处理和双硫处理的 500 个荧光单位的 DNA 信号	—	—	2% (1/40)	—	—	100% (10/10)
Vargas-Parra[7]	MS–MCA	Chr2:47403257-47 403 380 (124 bp)	≥ 10% 甲基化	0 (0/5)	0 (0/3)	0 (0/8)	0 (0/1)	0 (0/8)	100% (1/1)

注：MS–MCA：甲基化特异性的融合曲线分析；COBRA：结合亚硫酸氢盐限制分析；MSP：甲基化特异性 PCR；VUS：临床意义不明确的突变，NI：未发现。

用了突变检测策略，该百分比可能被低估了[51-53]。值得注意的是，在LLS患者中*MUTYH*突变的发生率显著高于在西班牙人群中对照和未选择的结直肠癌中观察到的频率[54]。最近，Yurgelun等在1 260名结直肠癌患者中检测出3个双等位基因*MUTYH*携带者，这些患者既无临床信息，也无肿瘤MSI信息[15-26]。

据我们所知，已报道了15位*MUTYH*双等位基因突变携带的dMMR肿瘤患者[49, 50, 55-58]（表2.5a、2.5b）。有趣的是，在莫拉克等的日裔美国人系列队列中，发现了携带*MUTYH*胚系双等位基因突变的LLS患者包含双重体细胞*MSH2*基因的调换。这些发现表明，*MUTYH*缺失最终可能导致MMR基因的体细胞突变，在表型上与林奇综合征相仿。值得注意的是，携带*MLH1*甲基化肿瘤的可疑林奇综合征患者未被纳入大多数系列分析中，这可能导致其他患者的丢失，因为先前已报道了在*MLH1*甲基化肿瘤中的*MUTYH*双等位基因突变[49, 50, 55-58]。

表2.5a　罹患结直肠癌的无MMR基因胚系突变的LLS患者：其他基因的胚系突变

基　因	cDNA 改变	氨基酸改变	基因突变 ID	参 考 文 献
致病性突变				
MUTYH	c.494A>G	p.(Tyr165Cys)	rs34612342	Colebatch[56]；Cleary[55]；Morak[49]；Castillejo, Vargas[50]
	c.1187G>A	p.(Gly396Asp)	rs36053993	
	c.43A>G	p.(Met15Val)	未报道	Seguí[58]
	c.1147delC	p.(Ala385Profs)	rs587778536	
	c.1227_1228dupGG	p.(Glu410Glyfs*43)	rs587780078	Lefevre[57]；Vargas-Parra[7]
POLE	c.1270C>G	p.(Leu424Val)	rs483352909	Palles[70]；Elsayed[72]
临床意义不明的突变				
POLE	c.861T>A	p.(Asp287Glu)	rs139075637	Jansen[73]
MCM9	c.911A>G	p.(Asn304Ser)	rs772909760	Liu[85]
	c.1592T>C	p.(Ile531Thr)	未报道	
	c.1974G>T	p.(Gln658His)	rs78791427	
	c.1997G>A	p.(Arg666Trp)	rs759280235	
	c.3286A>G	p.(Met1096Val)	rs61742362	
FAN1	c.1856T>A	p.(Met619Lys)	未报道	Vargas-Parra[7]
SETD2	c.1204C>T	p.(Arg402Trp)	rs779126757	Vargas-Parra[7]
	c.2508T>G	p.(Cys836Trp)	rs142668029	
	c.2798G>T	p.(Gly933Val)	rs202209141	

表 2.5b　罹患结直肠癌的无 MMR 基因胚系突变的 LLS 患者：聚合酶校对相关基因的体细胞突变

基　因	cDNA 改变	氨基酸改变	基因突变改变	参　考　文　献
POLE	c.1100T>C	p.(Phe367Ser)	COSM5117983	Yoshida[74]
	c.847_846delinsTT	p.(Leu283Pro)	未报道	
	c.856C>T	p.(Pro286Ser)	COSM3688090	Jansen[73]
	c.857C>G	p.(Pro286Arg)	COSM937333	
	c.1366G>C	p.(Ala456Pro)	COSM937319	
	c.1367C>T	p.(Ala456Val)	未报道	
	c.1376C>T	p.(Ser459Pro)	COSM170809	
	c.2284C>T	p.(Arg762Trp)	未报道	Vargas-Parra[7]
	c.2375A>G	p.(Lys792Arg)	未报道	
POLD1	c.1003A>G	p.(Ile335Val)	未报道	Jansen[73]
	c.1330C>T	p.(Arg444Trp)	未报道	Vargas-Parra[7]

　　在没有 MAP 表型的情况下，在基于人群的结直肠癌队列或锯齿状息肉病队列中[52]也描述过 *MUTYH* 双等位基因突变[59-61]。Castillejo 等证实的大多数 LLS 患者，确诊结直肠癌时只有少于 10 枚腺瘤性息肉[50]，因此不符合 MAP 综合征的临床标准[62]。实际上，在结直肠癌诊断后，5 例 *MUTYH* 突变胆囊性胆管炎患者中有 2 例在随访结肠镜检查中出现了 10 枚以上的腺瘤性息肉。因此，腺瘤性息肉的缺少、锯齿状息肉或肿瘤中存在 MSI 不应排除对 *MUTYH* 的分析。总之，在迄今为止最大的研究报道中，有证据支持林奇综合征和 MAP 之间存在重叠表型。此外，我们的发现强调了对怀疑遗传性结直肠癌患者进行系统检查报告的需求。

　　MUTYH 单等位基因胚系突变在癌症风险中的作用尚有争议。许多研究人员发现与单等位基因突变相关的癌症易感性增加[63-66]，特别是当 396 号密码子受到影响时[65]。但是，较大的研究未能证实这些发现[54,67-69]。Castillejo 等观察到，单等位基因携带者与野生型之间息肉数目没有差异。与这些单等位基因突变的弱易感性相一致[50]。可以推测，*MUTYH* 单等位基因携带者易发生二次打击。需要进一步的分析以阐明体细胞二次打击在 *MUTYH* 基因中的作用。

2.2.2　*POLE* 和 *POLD1* 的作用

　　聚合酶校对相关息肉病（PPAP）具有显性遗传和高外显率[70]。该综合征是由聚合酶校对基因 *POLE* 和 *POLD1* 的核酸外切酶错义突变引起的，使其有早期发展为结直肠息肉病和结直肠癌的倾向。这些酶的突变促进了 DNA 复制过程中由碱基错误的掺入而导致体细胞突变的积累，并且主要与超突变的微卫星稳定肿瘤有关[70,71]。值得注意的是，聚合酶校对基因的胚系突变在某些情况下可能与肿瘤dMMR有关[72, 73]，可能与超突变导致的体细胞MMR突变有关[73, 74]（表2.5a）。

2.2.3 推测FAN1和MCM9基因的作用

最近研究发现，FAN1单等位基因突变与MSS的遗传性结直肠癌[75]和遗传性胰腺癌[76]有关。因此，FAN1 DNA修复基因（FANCD2/FANCI相关的核酸酶1）正在作为公认的遗传性结直肠癌基因出现。尽管有功能性和共分离的证据[75]，它的作用目前仍是一个有争议的问题，因为与对照组相比，结直肠癌患者中未检测到FAN1突变负荷的显著增加[77]。

最近，在30例MSH2/MSH6缺失型LLS患者中检测出FAN1基因的3个错义突变[7]（表2.5a）。通过计算机工具（在功能和结构水平上）预测，c.1856T>A（p.M619K）突变可能是致病性突变，而c.434G>A（p.R145H）和c.1129C>T（p.R377W）在罹患结直肠癌的家属中证明了共分离。由于FAN1与MMR蛋白（MLH1、PMS2和PMS1）相互作用[78]，与维持基因组稳定性有关[79-81]，林奇样综合征患者携带FAN1基因的胚系突变的证实，表明FAN1缺失可能在某种程度上削弱MMR活性，从而导致dMMR的肿瘤。这是迄今为止唯一将FAN1与林奇样综合征相关联的研究。虽然具有启发性，但必须进行更大的研究，并对确定的突变进行可靠的功能分析，以完善FAN1突变在LLS中的作用。

MCM9是MutS依赖性DNA解旋酶，可将MutL募集到错配的碱基上[82]，参与交联修复诱导的同源重组[83]。最近有研究报道，一个具有早发性结直肠癌、息肉病和卵巢衰竭的家庭找到了MCM9 c.672_673delGGinsC 突变[84]，猜测这可能为遗传性结直肠癌基因。此外，MCM9功能缺失与某些MSI肿瘤有关[82]。作为该基因与MMR活性的分子关系，Liu等对109名怀疑林奇综合征的澳大利亚患者进行MCM9基因测序，在总的15种突变中发现了4种计算机预测的致病性错义突变[85]（表2.5a）。需要进一步的功能和共分离研究，以便确认MCM9突变携带者与dMMR结直肠癌有因果关系。

2.2.4 其他可能的结直肠癌基因

除了上述提到的，还有多个基因与结直肠癌的发生有关。但是，关于它们在LLS中的潜在作用知之甚少。到目前为止，患者和肿瘤的分子特征均在总体危险因素或基于人群的方法下分析得出，因此情况还相对简单。随着二代测序技术的出现和多基因检测的逐步实施，可疑林奇综合征患者的候选基因正在广泛研究。

在最近一项研究中，Yurgelun及其同事使用了一个由25个基因组成的二代测序多基因组合，根据临床诊断标准研究了1 260例接受林奇综合征相关基因检测的患者。他们在9例结直肠癌患者中发现了BRCA1/BRCA2基因的胚系突变，大部分进行检测的患者符合NCCN指南提出的林奇综合征检测标准。此外，他们发现了3例APC基因和1例STK11基因突变患者，还有一例MAP患者[15-26]。据报道，BRCA基因突变携带者在早期患结直肠癌的风险更大[86]。尚未对dMMR进行正式检测，从而无法将这些观察结果外推至LLS。

BUB1和BUB3基因是负责染色体正确分离的纺锤体检查点（SAC）组成部分[87]，它们的胚系杂合突变已在早发性和家族性结直肠癌患者中得到证实[88, 89]。最近Vargas等在一例罹患子宫内膜癌的LLS患者中，证实了BUB1基因致病突变具有预测性。另外，

*SETD2*基因表达的H3K36三甲基转移酶是将MSH2/MSH6募集到染色质所必需的[90]，SETD2胚系突变在LLS病例中已被检测到[7]（表2.5a）。值得注意的是，该基因突变因为经常在MSI结直肠癌中报道，最后也被纳入分析[91]。

随着罕见和潜在致病突变不断被证实，*MCM9*、*FAN1*、*BUB1*和*SETD2*正在逐渐成为LLS的候选基因。功能研究和共分离分析将有助于阐明那些已发现的基因突变的致病性。

2.2.5 其他DNA修复基因中的双重体细胞突变

对具有选定基因列表的肿瘤进行深入分析，正在揭示一个复杂的画面，其中推测MMR基因杂合性缺失和其他MMR基因的双重体细胞突变和/或聚合酶校对共存[7, 73, 74, 92]。体细胞*POLE*驱动基因突变已在一部分的结直肠癌中报道，导致超突变表型以C：G > T：A转变为主[70]（表2.5b）。两种DNA修复机制的缺失都可引起突变率的显著提高，可以肯定的是，大多数是最终的多基因效应。确切的致病性突变基因仍然未知。尽管必须考虑到CMMRD患者的儿科肿瘤与聚合酶校对的核酸外切酶结构域突变密切相关，但所分析患者的数量有限，无法得出结论[93]。此外，LLS肿瘤中还存在其他外显率高的癌基因（*APC*、*TP53*、*AXIN2*、*BMPR1A*、*PTEN*）的体细胞突变，这使得我们很难理解每种改变的相对作用[7, 73]。

3 结论

LLS是一组高度异质性的疾病，在这些患者中，先进测序技术的逐步应用不断阐明并完善其分子类型。作为一种由dMMR定义的综合征，这种DNA修复系统的作用从目前到将来都是相关的。MMR基因中临床意义不明的突变携带者将是LLS的重要组成部分，因此需要不断努力才能更准确地对这些变异体进行分类。同样在某些情况下，由于MMR基因通常不被纳入分析中的区域（深度内含子区域、基因表达调控区域）的突变或复杂的重排，也能够将部分LLS重新分类为林奇综合征。

在这些情况下，胚系突变谱正在扩大到复杂DNA修复系统的其他成员。*MUTYH*双等位基因突变和DNA聚合酶校对基因的突变也是一部分LLS的原因，这一观察结果已被证实，因为在临床中引入了亚外显子列表。使用这种方法，几个候选基因（如*FAN1*、*BUB1*、*MCM9*和*SETD2*等）的突变正在成为这些患者的可能致病原因。值得注意的是，到目前为止证实出的候选基因都是癌基因，主要涉及DNA修复，因为到目前为止这些基因在基因列表中都具代表性。全外显子测序方法的使用将阐明检测基因的数目是否需要增加。此外，MMR基因双重体细胞突变占LLS患者的一部分，尽管对这些突变的克隆结构进行详细分析对于确证其影响至关重要。

通过亚外显子列表全面评估癌基因胚系和体细胞的突变状态，从而扩大检测基因的范围，已被证明有助于阐明更多LLS患者的分子基础。在胚系突变和体细胞突变水平上，对更多相关和更深入功能特征的进一步研究，检测到的突变对证实所观察到的临床结果的真实有效性至关重要。总的来说，在这些LLS患者的分析中，胚系和体细胞亚外显子列表分析已成为标准方案，为改变目前所使用的分子检测算法铺平了道路。

资金支持　这项工作由西班牙经济与竞争力部（SAF2015-68016-R拨款）资助，并由FEDER（建立欧洲的方式）基金、西班牙抗癌协会、加泰罗尼亚政府（共同资助2014SGR338）共同资助，Fundación Mutua Madrileña（授予AP114252013）和RTICC MINECO网络RD12/0036/0031。这项工作也得到了授予GV的墨西哥国家科学技术委员会（CONACyT）基金的支持。

披露　作者声明没有利益冲突。

第 3 章
结构性错配修复缺陷综合征

Constitutional Mismatch Repair Deficiency

Chrystelle Colas, Laurence Brugières, Katharina Wimmer

许　赟，徐　烨　译

　　林奇综合征是由错配修复（MMR）基因的杂合性胚系突变所致，而MMR基因的双等位基因胚系突变可导致患者在儿童时期发生恶性肿瘤，这种隐性遗传的疾病被称为结构性错配修复缺陷综合征（constitutional mismatch repair deficiency, CMMRD）。CMMRD相关的肿瘤谱与LS不同，脑肿瘤的发生频率至少与胃肠道肿瘤相同，另有超过1/3的病例发生血液系统恶性肿瘤，还可表现出Ⅰ型神经纤维瘤病的临床特征。CMMRD中最常出现的突变基因是*PMS2*和*MSH6*，而*MLH1*和*MSH2*的双等位基因突变则很少见。

　　由于临床表现多样、缺乏明确的诊断特征以及与其他癌症综合征的表型重叠，CMMRD难以被临床医师识别，发病率必然被低估。因此，如果能够掌握CMMRD的临床标准和诊断方法，则在出现首发肿瘤时就可作出诊断，这样就可以提高诊断率，进而调整治疗方案，并且为患者及其亲属提供随访监测建议。

　　双等位基因突变；儿科肿瘤；结构性错配修复缺陷综合征；脑肿瘤；淋巴瘤；结直肠癌；Ⅰ型神经纤维瘤病；错配修复基因

C. Colas (✉)
Department of Genetics, Curie Institute, Paris, France
e-mail: chrystelle.colas@curie.fr

L. Brugières
Department of Children and Adolescents Oncology, Gustave Roussy Cancer Campus, Villejuif, France

K. Wimmer
Division of Human Genetics, Medical University Innsbruck, Innsbruck, Austria

　　林奇综合征是由错配修复基因的杂合性胚系突变所致，以成年后发生胃肠道肿瘤和泌尿生殖道肿瘤为特征。1999年，两项研究描述了携带纯合性 *MLH1* 基因的胚系突变的LS家族内近亲结婚生下的后代的表型。这些家庭成员在儿童早期即可发生血液系统恶性肿瘤（其中一例为脑肿瘤）[1, 2]，他们还表现出与 Ⅰ 型神经纤维瘤病（neurofibromatosis type 1, NF1）相似的临床特征。此后，报道称近200名儿童和年轻人携带LS相关（共4个基因）的双等位MMR基因突变[3-5]。这种隐性遗传的疾病被认定是一种独特的儿童癌症易感性综合征（OMIM#276300），命名为结构性错配修复缺陷综合征，其他的名称还包括双等位基因错配修复缺陷（biallelic mismatch repair deficiency, bMMRD）或错配修复癌症综合征。尽管当时没有在分子基础上得到证实，但是Jacques Turcot曾在1959年描述了两兄妹患有大量大肠腺瘤性息肉、大肠癌和脑肿瘤，很可能是描述CMMRD的首个病例报道[6]。此后，除回顾病史考虑诊断为CMMRD患者外，曾被报道为Turcot综合征的患者，即携带 *APC* 基因胚系突变的脑肿瘤合并息肉病者也考虑诊断为CMMRD[7]。因此，CMMRD和Turcot综合征本质上是重叠的。

1　临床特征

　　患有CMMRD的儿童可患多种类型癌症，其中大多数发生在儿童时期（图3.1）。研究的观察时限为0.4～39岁，首发肿瘤的中位发病年龄为7.5岁[4]。患者首发肿瘤诊断后的中位生存时间不超过30个月，多数患者未存活至成年[3]。CMMRD患者可能同时或异时

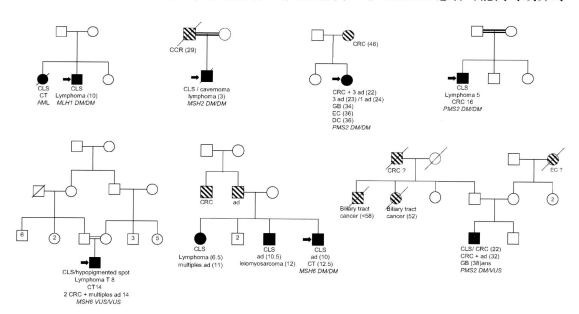

图3.1　CMMRD患者的家系图（作者未发表的数据）

ad：结肠腺瘤；AML：急性髓细胞性白血病；CRC：大肠癌；CLS：咖啡斑（café au lait spots）；CT：脑肿瘤；DC：十二指肠癌；EC：子宫内膜癌；GB：胶质母细胞瘤；*DM*：致病性突变；*VUS*：临床意义不明的突变。括号之间的数字为诊断年龄。

发生不同类型的恶性肿瘤[3]。CMMRD的肿瘤谱与LS不同，脑肿瘤发病不少于胃肠道肿瘤，另有1/3以上的患者可发生血液系统恶性肿瘤。血液系统肿瘤和脑肿瘤的中位发病年龄分别为约6.6岁和10.3岁[3]。其中脑肿瘤多为高级别胶质瘤，也有少部分低级别病灶，并很可能转化为高级别病灶[5]。中枢神经系统（centre nerve system, CNS）中，原始神经外胚层肿瘤和髓母细胞瘤是第二常见的CNS肿瘤。最近的分子研究结果表明，CMMRD相关的CNS肿瘤具有异常高水平的体细胞突变率，这是由结构性MMR缺陷与体细胞突变共同导致复制性聚合酶的校对能力缺失所致[8]。

最常见的造血系统恶性肿瘤是非霍奇金淋巴瘤（non-Hodgkin's lymphomas, NHL），尤以T细胞NHL多见，也有T细胞急性淋巴细胞白血病（T-ALL）、急性髓细胞性白血病（acute myeloid leukaemia, AML）和B细胞淋巴瘤的报道[3, 4, 9]。MMR缺陷个体对血液系统恶性肿瘤的易感性在MMR缺陷小鼠模型上典型地再现了[10, 11]，因此MMR缺陷小鼠模型是我们深入研究MMR缺陷的影响的有效工具。

结直肠癌是CMMRD患者中最常见的LS相关肿瘤，另有小肠癌、子宫内膜癌、卵巢癌和泌尿系统肿瘤[3, 4]。CRC可发生于儿童期，据报道最年轻者为8岁，而最年轻的腺瘤患者为6岁女孩。异时性结直肠癌和小肠癌也较常见，在患者很年轻的时候即可发生小肠癌（中位年龄18岁，范围是7～33岁）[10]。

在已发表的文献中，在发生胃肠道腺瘤的CMMRD患者中，有很高比例伴有高度不典型增生，并迅速发展为早发性肿瘤。在所有患者接受随访监测和67%的患者接受常规结肠镜检查时发现了结直肠腺瘤[10]。几乎所有患者在第3个10年时发生息肉病，其中多数会发展成多发性腺瘤，数量从数个到100个息肉不等。该表型与家族性腺瘤性息肉病（familial adenomatous polyposis, FAP）或聚合酶校对相关息肉病（polymerase proofreading-associated polyposis, PPAP）相似，这两种情况可能是具有CMMRD表型但是缺乏MMR突变患者需要考虑的鉴别诊断[11]。此外，小肠腺瘤也有报道[3, 10]。

其他多种恶性肿瘤仅见于少数CMMRD患者，如神经母细胞瘤（Wilms瘤）发生在第1个10年中，肉瘤（骨肉瘤、横纹肌肉瘤、皮肤纤维肉瘤）和泌尿生殖系统癌和肾细胞癌则发生在第2个10年中[3]。一些患者可发生多发性毛母细胞瘤，通常由毛囊基质细胞引起的一种良性皮肤肿瘤[3, 12]。

非肿瘤性表现包括NF1的特征，特别是咖啡斑（café au lait macules, CALMS）。这类色斑的边界比经典CALMS病灶更加不规则，也有部分与经典NF1类似的患者。绝大多数患者有多发（2个及以上）的CALMS病灶，但并不全达到6个的诊断性数量，需作为NF1的诊断性标准[13]。一些患者表现出其他特征，如雀斑、良性皮肤或丛状神经纤维瘤、虹膜错构瘤结节和胫骨假性关节，甚至一例患者出现视神经胶质瘤[13]。其他特征包括皮肤色素减退、发育性静脉畸形、胼胝体发育不全和免疫球蛋白（immunoglobulin, Ig）水平降低的轻度免疫缺陷[4]。MMR缺陷可导致Ig类开关重组受损，以IgG2、IgG4和IgA的减少或缺失为特征，同时IgM水平升高，即高IgM综合征[14, 15]。

2　遗传学特征

CMMRD的遗传方式为常染色体隐性遗传，双等位基因突变可出现在LS相关的四个MMR基因（*MSH2*、*MLH1*、*MSH6*和*PMS2*）中，但这四个基因突变的分布与LS显著不同。CMMRD中最常见的突变基因是*MSH6*和*PMS2*，而*MLH1*的双等位基因突变（尤其是*MSH2*），十分罕见[3-5]。这种双等位基因突变的分布符合一般人群中这些基因突变的频率，而由于*PMS2*和*MSH6*杂合子突变的外显率低和临床表现轻，LS患者杂合性突变的分布确定可能存在偏差[16]。此外，可以推测*MSH2*或*MSH1*中纯合性突变的致死性是导致分布差异的另一个可能的原因。

大多数CMMRD患者中的MMR突变基因表达完全消失，导致相应MMR蛋白的功能丧失。但近30%的突变被描述为临床意义不明的突变，在*MSH2*和*MSH1*中比在*PMS2*和*MSH6*中更为多见[17]，并且可能保留部分MMR蛋白的功能[3, 4, 18]。

除该综合征的罕见性外，CMMRD患者中潜在的次形态突变率使基因型和表型的相关性评估更加复杂。然而值得注意的是，与*PMS2*突变相比，血液恶性肿瘤在*MLH1*/*MSH2*双等位基因突变患者中更为常见，而脑肿瘤在*PMS2*突变者中常见[3, 18]。从恶性肿瘤的平均确诊年龄来看，*MLH1*/*MSH2*双等位基因突变携带者往往比*PMS2*和*MSH6*突变者发病年龄小。在患有一种以上恶性肿瘤的双等位基因突变携带者中，*MLH1*/*MSH2*突变者比例最低，*PMS2*突变者比例最高[3]。这可能意味着*PMS2*双等位基因突变者比*MLH1*/*MSH2*突变者在首发肿瘤后的存活机会和发展第2个异时性恶性肿瘤的机会更高。这一观察结果与*MLH1*/*MSH2*双等位基因突变者的临床表型比*PMS2*/*MSH6*突变者严重的观点一致。

与LS不同，家族史通常对CMMRD没有显著的诊断意义，尽管父母双方通常都是突变携带者（图3.1）[3]。*PMS2*和*MSH6*的单等位基因突变的外显率低于*MLH1*和*MSH2*，因此患病儿童通常有未患病的父母。血缘关系的比例因国籍而异，特别是纯合病例中近亲结婚的家庭很多；而在西方国家，大多数病例为非近亲家庭，则与杂合性突变有关[3]。

CMMRD相关癌症的外显率在儿童癌症综合征中最高，一个患者在第3个10年内没有患病者非常罕见[3, 4]。现有数据支持CMMRD存在连续性临床表型，即临床表型可轻可重，轻者可能表现为不严重LS的相关症状，重者可能表现为严重的或早发性LS相关表型[3, 19, 20]。

3　诊断

在儿童或青年患者中诊断出CMMRD，对患者和整个家庭的管理都有重要的意义。然而由于种种原因，诊断常被延误，甚至漏诊。

由于CMMRD具有侵袭性，同时考虑到第二恶性肿瘤的高发风险，需根据MMR缺陷调整治疗和随访方案，因此该综合征的早期诊断尤为必要。尽管临床表现广泛，但仅有少数症状具有高度特异性，其中较为特殊的是表现为CALMS的肿瘤，如高级别胶质瘤、T

细胞淋巴瘤或结直肠癌。由于CMMRD多与常见的临床症状和异常相关，因此由CMMRD护理联盟（C4CMMRD）制定了CMMRD可疑病例的临床诊断评分（表3.1）[4]。该评分对CMMRD高度敏感，建议对得分达3分或3分以上的患者进行基因检测和遗传咨询。

表3.1　当肿瘤患者评分≥3分时，推荐进行CMMRD相关的基因检测

癌症患者接受 CMMRD 测试的适应证	≥ 3 分
恶性肿瘤/癌前病变：必须存在一个；存在多个则将分数累加	
发病年龄<25 岁的患 LS 相关肿瘤谱内的恶性肿瘤[a]	3 分
发病年龄<25 岁的多发性肠腺瘤，且无 APC/MUTYH 突变； 或发病年龄<25 岁的单个腺瘤伴重度不典型增生	3 分
发病年龄<25 岁的 WHO 分级 Ⅲ～Ⅳ 级的神经胶质瘤	2 分
发病年龄<18 岁的 T 细胞非霍奇金淋巴瘤或幕上型原始神经外胚层瘤	2 分
发病年龄<18 岁的任何恶性肿瘤	1 分
附加特征：可选；如果存在以下多个，则将分数累加	
NF1 的临床特征，和/或≥2 处色素沉着，和/或患者色素减退性皮肤改变>1 cm	2 分
一级或二级亲属诊断为 LS	2 分
一级、二级或三级亲属 60 岁前患 LS 相关肿瘤谱内的恶性肿瘤[a]	1 分
一例患 LS 相关肿瘤谱内的恶性肿瘤[a]、高级胶质瘤、非霍奇金淋巴瘤或幕上型原始神经外胚层瘤的同胞兄弟姐妹	2 分
有任何患儿童恶性肿瘤的兄弟姐妹	1 分
患多发性毛母细胞瘤	2 分
患单发毛母细胞瘤	1 分
胼胝体发育不全或非治疗相关性海绵状血管瘤	1 分
父母为近亲结婚	1 分
IgG2/4 和/或 IgA 缺乏/降低	1 分

注：引自 Wimmer 等[4]（已经得到作者许可）。
[a] LS 相关肿瘤谱内的肿瘤：结直肠癌、子宫内膜癌、小肠癌、输尿管癌、肾盂癌、胆道恶性肿瘤、胃癌、膀胱癌。

　　强烈推荐对所有儿童胃肠道肿瘤病例进行CMMRD相关基因的检测，并将临床评分应用于近期结婚率高的国家中所有诊断为T细胞恶性肿瘤和恶性胶质瘤的病例，因为这些特殊的癌症患者很多就是CMMRD。

3.1 分子结构分析

在4个MMR基因中检测到确切的双等位基因突变是CMMRD唯一的确诊手段。但该方法操作复杂，因为这些基因中有大量VUS，而且很难对含有多个假基因的*PMS2*进行测序[21-23]。由于诊断将影响监测和治疗决策，在迫切的需求下，一些诊断筛选计算法和检测逐渐被开发出来。

3.2 免疫组织化学检测

免疫组织化学（immunohistochemistry, IHC）可检测出正常和肿瘤细胞中的MMR蛋白缺失，与CMMRD的诊断高度一致[4,5]。与仅可在肿瘤细胞中观察到表达缺失的LS相比，大多数CMMRD患者的肿瘤和非肿瘤组织中的IHC结果可显示出一个或两个MMR蛋白的表达缺失。因此，肿瘤周围正常细胞的阴性IHC染色不应被解释为染色失败，需使用不同患者的样本进行染色对照。通过这些操作，IHC检测可以在大多数病例中区分这两种综合征。此外，IHC结果还可指导4个MMR基因的突变检测。

与LS相同，*PMS2*或*MSH6*中的双等位基因截断突变可导致表达蛋白质的单独缺失，而*MLH1*或*MLH2*中的突变可分别导致MLH1/PMS2或MSH2/MSH6的同时缺失，因为MLH1和MLH2是形成MLH1/PMS2和MLH2/MSH6异二聚体的必需成分。值得注意的是，在潜在错义突变的情况下，IHC结果可能显示出受影响的MMR基因的正常表达❶，这可能是使用IHC分析来确认可疑CMMRD时的潜在偏倚。

在没有肿瘤组织可用于IHC染色的情况下，如血液恶性肿瘤或怀疑患有CMMRD的健康个体，可通过皮肤活检进行检测[5]。

3.3 微卫星不稳定性检测

根据LS现行的检测手段，微卫星不稳定（microsatellite instability, MSI）分析使用一组二核苷酸和/或单核苷酸重复标记，是诊断CMMRD中胃肠道及其他LS相关肿瘤的可靠手段。然而，肿瘤的MSI分析不能鉴别CMMRD和LS。此外，标准的MSI分析常不能显示脑肿瘤和其他恶性肿瘤中的MSI[3,5]，即使结果显示为微卫星稳定（microsatellite stability, MSS），尤其在脑肿瘤中，也不能排除诊断为CMMRD。

原则上，MSI也可存在于CMMRD患者正常细胞的DNA中，但改变的微卫星等位基因只存在于正常组织的一小部分细胞中。一种检测非肿瘤组织中MSI简易的方法就是胚系MSI（germline microsatellite instability, gMSI）检测[24]。该实验依赖于微卫星PCR产物典型的"阴影"峰的分析，但它的主要局限性是使用了二核苷酸微卫星位点，因此对MSH6基因缺陷不敏感[20,24]。

---

❶ 译者注：抗原结合表位未受突变的影响。

3.4 其他筛查方法

目前对CMMRD的诊断需要识别双等位MMR基因的致病性胚系突变。遗憾的是，当检测出的突变为VUS时，突变分析则为无意义结果，这种情况可出现在约30%的患者中。此外，由于大量假基因的存在，大多数CMMRD家族中*PMS2*的检测尤为复杂，需使用复杂的突变分析手段才能达到较高的突变检出率[21-23, 25]。在突变分析可能无法得出最终结论的疑难病例中，淋巴细胞分析已经发展成为CMMRD的诊断性手段[20]。在CMMRD患者中存在两种功能性检测：MSI和永生化淋巴母细胞甲基化耐受性的评估，可给出明确的诊断结果。两种方法的检测结果同时出现异常可确诊CMMRD，而两种方法的结果均正常则可排除诊断，敏感性和特异性均为100%。对于存在一种CMMRD临床表型，但检测显示VUS、MSS或未检出突变者，这些检测实验均有助于明确或排除诊断。此外，该方法可用于没有可检测肿瘤的情况下，或者由于两种突变均未被识别而无法进行基因检测时，可对患者的兄弟姐妹进行检测。

最近，肿瘤的高突变负荷（突变率为100/MB，而大多数儿童癌症的突变率小于10/MB）被认为具有高度特异性，可能在未来的疾病诊断中发挥作用[8]。此外，该方法还可用于评估特定突变的治疗和修复疗效。

综上所述，MMR基因的IHC染色、肿瘤和正常组织的MSI分析、功能测试和肿瘤突变率的测定都是有助于诊断可疑病例的方法。由于IHC既可以指导目的基因突变分析，也已被证实在大多数实体肿瘤中提供可靠的结果，被认为是首选的检测方法。然而，所有的方法都有潜在的不足，可能无法确诊可疑病例，因此必要时，可同时结合几种方法进行检测。

4 遗传咨询

在对患病儿童进行突变分析之前，必须向患者和/或其父母提供遗传咨询。如果经MSI和/或IHC分析证实，应由儿科肿瘤专家和医学遗传学家组成的小组将疑似诊断告知患者和/或其父母。考虑到这种综合征可能带来多种负担，应系统地向家庭提供心理支持。必须告知家属检测结果对治疗的潜在意义，以及检测结果呈阳性者存在发生第二个恶性肿瘤的高风险。遗传咨询还必须包括有：患者的兄弟姐妹有25%的潜在患癌风险，以及杂合突变携带者（尤其是父母双方）患LS相关癌症风险的告知。最后，需要明确分子诊断，从而为CMMRD患者的家属提供合适的遗传咨询，并与他们讨论预测性检测以及产前/植入前诊断（如果需要的话）的选择。

5 对疾病管理的影响

5.1 筛查

两个主要的国际组织：欧洲C4CMMRD和国际CMMRD协会根据现有特定年龄段肿瘤的发病率数据设计了监测方案[5, 26, 27]。从儿童早期开始对患者的胃肠道、中枢神经系统和造血系统进行系统性监测，对泌尿生殖道的监测则从20岁开始。

脑磁共振成像（MRI）检查建议在诊断时或2岁起，每6个月一次，出现任何紧急临床症状或征兆时应及时进行检查。肠镜检测有利于胃肠道息肉的鉴别和切除。国际CMMRD协会在2012年发布了筛查指南，建议从3岁开始每年进行结肠镜检查，这比在CMMRD中观察到的最年轻的CRC病例早5年。其他研究学组认为结肠镜检查应从6岁开始，因为该年龄段有结肠息肉的报道[26]，建议每年做一次结肠镜检查，每6个月检查一次息肉，直至确定息肉性质为止。息肉伴高度不典型增生的患者有显著的癌变风险。根据息肉的位置和不典型增生的程度，如果直肠息肉不易处理，可能需要手术治疗，并在内镜下评估直肠或直肠切除术后考虑是否行结肠次全切除+回肠直肠吻合术，手术方法与其他息肉病综合征基本相同。由于上消化道或小肠息肉和癌症高发，因此筛查策略的考量相对复杂。小肠息肉的发病年龄比结肠腺瘤晚，通常在第2个10年中，因此建议至少从8岁开始进行上消化道内镜检查和胶囊内视镜检查。

尽管淋巴系统和其他血液系统恶性肿瘤是CMMRD儿童中第三常见的恶性肿瘤，并且可发生在儿童早期，但是缺乏有效的手段限制了筛查方案的制定。尽管如此，可考虑每6个月进行一次全血计数检查（CBC）和腹部超声检查。目前的建议是在6岁或不再需要麻醉时，每年进行一次全身MRI，但不能取代对CNS病变更敏感的脑MRI。

这些筛查方法的效用价值尚不清楚，需进行前瞻性研究进一步评估。

5.2　治疗

化疗和放疗在第二恶性肿瘤发生中的作用很难评估。MMR缺陷会影响遗传信息的复制，目前尚无CMMRD患者接受化疗后引发较严重毒副反应的报道。

常用的几种化疗药物需有足够的错配修复能力才能发挥抗肿瘤作用，包括巯基嘌呤和替莫唑胺，常用于治疗造血系统肿瘤和神经胶质瘤。MMR缺陷细胞比MMR正常细胞对替莫唑胺和放疗的耐受性更强，也有研究报道CMMRD相关肿瘤可对治疗耐受[28-30]。重要的是，研究显示其他治疗药物如烷基化剂或蒽环类药物也可能有效，因此治疗CMMRD相关肿瘤需制定具体方案。

最后，一些CMMRD相关恶性肿瘤的高突变表型为这些患者的治疗提供了新的途径。具体来说，免疫检查点抑制剂已被报道在LS中具有显著疗效，在2名CMMRD复发性胶质母细胞瘤患者的治疗中肿瘤反应良好，并显著延长了生存期[31]。但这些案例都强调了CMMRD早期诊断的必要性，进而将患者纳入临床试验后评估药物疗效。该综合征相关肿瘤的临床试验将在后期逐渐开展，纳入更多的受试者。肿瘤基因测序通常可以识别出突变的靶基因，发掘可用的药物，为患者提供精确治疗。

化学预防可能是对这种高度外显癌症综合征最有效的干预措施。有人提出了一些药物，包括抗炎药，如阿司匹林已被证明可以降低LS的患癌风险[32]。此外，促肿瘤成熟的药物，如维A酸和最近的免疫检查点抑制剂可以被认为是潜在的"肿瘤预防工具"[31,33]，这些治疗手段还需前瞻性试验证实疗效。

6　结论

CMMRD的临床表现多样，缺乏明确的诊断性特征，与其他癌症综合征，如NF1、Li-Fraumeni综合征、FAP或PPAP有表型重叠。此外，临床医师不熟悉CMMRD，必然低估了其发病率。更深入了解CMMRD的临床标准和诊断方法，可增加患者在出现首发肿瘤时被确诊的概率。这将有利于患者调整治疗模式，并为患者和携带双等位MMR基因突变的兄弟姐妹提供恶性肿瘤的监测策略。尽管如此，这些患者中仍有许多会死于癌症，因此系统性收集和评估所有患者的临床数据有助于改善CMMRD的管理。患者及其兄弟姐妹和父母均应纳入登记系统中，如由欧洲C4CMMRD联盟建立的登记系统。

第 4 章

错配修复正常的遗传性非息肉病性结直肠癌（家族性结直肠癌 X 型）

Mismatch Repair-Proficient Hereditary Nonpolyposis Colorectal Cancer

Laura Valle

许　赟，刘方奇　译

　摘　要

　　大约有40%的符合遗传性非息肉病性结直肠癌（HNPCC）的阿姆斯特丹诊断标准的家庭缺乏DNA错配修复缺陷（dMMR）的遗传学证据；更具体地说，这些患者未发生MMR基因的胚系突变，因此没有肿瘤微卫星不稳定或MMR蛋白免疫组化染色缺失的表现。随着遗传性结直肠癌的诊断标准放宽，无dMMR的HNPCC家庭比例进一步增高。与其他遗传性癌症综合征一样，识别遗传性结直肠癌的致病基因可有助于疾病的分子诊断，并可为这些患者制定适当的监测指南和临床管理方案提供依据。然而正如本章将要讨论的，致病基因的识别并非易事。

　关　键　词

　　家族性结直肠癌X型；错配修复正常（pMMR）；遗传性肿瘤；结直肠癌易感性；新基因

L. Valle (✉)
Hereditary Cancer Program, Catalan Institute of Oncology, IDIBELL and CIBERONC,
Hospitalet de Llobregat, Barcelona, Spain
e-mail: lvalle@iconcologia.net

在符合遗传性非息肉病性结直肠癌的阿姆斯特丹诊断标准的家庭中，21% ～ 73% 的缺乏 DNA 错配修复缺陷（dMMR）的遗传学证据[1, 2]。由于这部分肿瘤患者遗传病因未知，因此被归类为家族性结直肠癌 X 型（familial colorectal cancer type X, FCCTX），这是在确定结直肠癌家族聚集的原因之前的临时命名。

1　临床特征

错配修复正常（mismatch repair-proficient, pMMR）的 HNPCC 或 FCCTX 不应被视为单一的综合征。然而自 FCCTX 提出后，研究人员和临床医师试图找出具有特异性的临床特征，以区别于具有显著特征的林奇综合征。就定义而言，是否存在错配修复基因（MMR 基因）的致病性胚系突变是两者唯一的区别。

对两种疾病患者和肿瘤的分析结果显示，与 LS 相比，FCCTX 患者的肿瘤谱、外显率和发病年龄均不同。首先，发病率差异尤为显著，FCCTX 患者的结直肠癌患病风险比一般人群增加了 2 倍，显著低于 LS 患者（普通人群的 6 倍以上）。其次，FCCTX–CRC 发病年龄较晚，比 LS 患者晚 10 年以上。FCCTX 家族通常不发生结直肠外肿瘤和多种原发肿瘤，且 CRC 主要是发生在左半结肠或直肠[1-7]。一些研究发现 FCCTX 中腺瘤/腺癌的比例很高[3,6]，这可能表明腺瘤–癌的进展速度较 LS 缓慢[8,9]。

LS 相关的 CRC 以低分化、黏液腺癌、外膨性生长和淋巴细胞反应（如浸润肿瘤的淋巴细胞、瘤周淋巴细胞和克罗恩病样反应）为特征，而 FCCTX–CRC 则多呈现中/高分化、腺管样浸润性生长；此外，以大量细胞碎片为特征的"脏坏死"也较为常见，类似于 pMMR 的散发性 CRC[3,10]。

2　肿瘤分子生物学特征

由于 FCCTX 没有明确的 dMMR，因此，与具有 dMMR 的 LS 相比，在分子生物特征上存在显著差异。总体来说，FCCTX–CRC 的特征是未表现出微卫星不稳定性、染色体不稳定性和缺乏高 CpG 甲基化的表型（CpG methylator phenotype, CIMP），与大多数散发性 pMMR 的 CRC 特征重叠[11-13]。FCCTX 和 pMMR–CRC 之间的差异非常细微，但是却最有可能从中阐明 FCCTX 的分子生物学特征。

与散发性微卫星稳定、散发性 MSI 和 LS 的肿瘤相比，pMMR 的遗传性 CRC 甲基化水平最低。事实上，FCCTX–CRC 呈现出过量的长散在核苷酸元素 –1（long interspersed nucleotide element-1，LINE-1）低甲基化，是全基因组低甲基化的标志[12]。LINE-1 低甲基化可干扰染色体分离，从而促使染色体不稳定[14,15]。有趣的是，在没有癌症家族史的情况下，LINE-1 低甲基化也发生在早期 pMMR–CRC 中，表明了两者具有共同的遗传特征[16]。对于包括 CRC 在内的几种肿瘤，LINE-1 的低甲基化水平可能提示预后较差和生存期短[15-21]。

FCCTX肿瘤的基因组图谱与散发pMMR-CRC的基因组图谱基本相似，甚至一些最初与FCCTX相关的突变后来在散发性肿瘤中被发现，并且频率相似，如20q染色体的倍增和18号染色体的丢失[11, 13, 22-24]。有研究报道，与328例散发性pMMR-CRC相比，在16个FCCTX中发现了2p和2q增益过度和10q缺失现象[24]，但研究组的样本较小，发现的异常还需更大样本的队列研究结果证实。

正如拷贝数改变一样，已知的CRC基因，如*BRAF*、*KRAS*或*PIK3CA*，在FCCTX和散发性pMMR-CRC中未表现出显著的突变率差异[12, 22, 24]。然而，一些证据表明TP53突变在FCCTX-CRC中可能更为罕见[11, 24]。

3　致病基因的识别

在捕获法高通量测序和二代测序技术发展之前，遗传性癌症的研究主要是基于个别大的遗传性癌症家族或多个遗传性癌症家族的全基因组连锁分析，然后进行定位克隆和体细胞突变分析，从而识别出遗传性CRC的主要致病基因（如Leppert等及Nishiho等[25, 26]）。然而，自从识别出作用最显著的遗传性结直肠癌基因，即*MLH1*、*MSH2*、*MSH6*和*PMS2*后，科研人员做出了很多的努力：如在连锁分析后定位克隆并对位于候选连锁反应峰值内的基因（编码区）进行测序等，但未能确定HNPCC的其他致病基因。这表明HNPCC的发病机制中存在较大的个体异质性、寡基因和多基因的遗传模式，以及非传统基因失活等其他可能的机制。后续研究中使用CRC家族全基因组进行连锁分析，将几个显性易感位点定位到不同的染色体区域，如3q13.31-q27.1、3q22、4q21.1、5q14-q22、7q31、8q13.2、9q22.2-31.2、10p15.3-p15.1、12q24.32、13q22.1-13q31.3等，但到目前为止，还没有在这些区域发现新的致病基因[27-39]。

在过去的十年中，大规模并行测序法和全基因组拷贝数变异检测技术迅速发展，同时实验研究的经济成本降低，识别更多遗传性CRC致病基因的期望重燃。全基因组测序法（whole-genome sequencing, WGS）、全外显子组测序法（whole-exome sequencing, WES）和全基因组拷贝数变异扫描法是识别全基因组中致病性突变基因最常用的几种方法。这些方法可对孤立高风险家族（大的遗传性癌症家族）、多个家族或先证者（通常具有特定表型，如发病年龄早）进行研究，以确认共同的致病基因。此外，在某些情况下可组合使用上述的检测方法，如WES/WGS联合连锁数据分析和/或胚系分析、体细胞分析等。

对于符合孟德尔规则的遗传疾病，WES和WGS可识别很多新的致病性突变基因，甚至可在息肉病性CRC等遗传性癌症综合征的研究中发挥作用；但在pMMR的遗传性CRC的研究中，其作用几乎微不足道（Valle[40]回顾）。然而，一些新的基因，在或多或少的证据支持下，被认为是HNPCC的致病基因。

除了上述识别遗传性CRC新的致病基因，DNA修复基因和CRC发生的相关信号转导通路，仍然是FCCTX病因研究的主要方向。

4 候选基因

在 pMMR–HNPCC 的病例中，通过 WGS、WES 或全基因组拷贝数变异扫描可识别出众多候选基因中一个或极少数的致病基因，迄今收集到的证据足以将其纳入常规遗传诊断性检测。事实上，大多数提出的候选基因还需在高危家族中进行进一步的鉴定，确认是否为致病性突变。此外，也需强度更高的证据佐证这些基因在临床中的研究和应用价值。表 4.1 罗列了迄今为止提出的候选基因及其在 CRC 中致病作用的支持性证据。

表 4.1　通过全外显子/全基因组测序或全基因组拷贝数法鉴定的非息肉病性 CRC 易感性的新基因和候选基因

基因	表型	原始研究	支持的证据	反对的证据
非息肉性结直肠癌				
RSP20	HNPCC	Nieminen 等，2014 [41]	BroderickD 等，2016 [42]	
FAN1	HNPCC	Segui 等，2015 [43]	Smith 等，2016（遗传性胰腺癌）[44]	Broderick 等，2016 [42]
BUB1, BUB3	早发性家族性 CRC	De Voer 等，2013 [45]		Broderick 等，2016 [42]
SEMA4A	HNPCC	Schulz 等，2014 [46]		Kinnersley 等，2016 [47]
BRF1	HNPCC	Bellido 等，2018 [48]		
PTPRJ（表观突变）	早发性家族性 CRC	Venkatachalam 等，2010 [49]		
PTPN12, LRP6	早发性家族性 CRC	De Voer 等，2016 [50]		Broderick 等，2016 [42]
POLE2, POT1, MRE11, IL12RB1, LIMK2	早发性家族性 CRC	Chubb 等，2016 [61]	Spier 等，2015 [51]（POLE2）	
ROBO1	遗传性乳腺癌和卵巢癌早发性家族性 CRC	Villacis 等，2016 [52]		
HNRNPA0, WIF1	多发性 CRC	Wei 等，2015 [53]		
UACA, SFXN4, TWSG1, PSPH, NUDT7, ZNF490, PRSS37, CCDC18, PRADC1, MRPL3, AKR1C4	HNPCC	Gylfe 等，2013 [54]		

（续表）

基因	表型	原始研究	支持的证据	反对的证据
CDKN1B, XRCC4, EPHX1, NFKBIZ, SMARCA4, BARD1	HNPCC	Esteban-Jurado 等，2014[55]		
ADAMTS4, CYTL1, SYNE1, MCTP2, ARHGAP12, ATM, DONSON, ROS1, MCTP2	早发性家族性 CRC	Tanskanen 等，2015[56]		
BRCA2/FANCD1, BRIP1/ FANCJ, FANCC, FANCE, REV3L/POLZ	HNPCC	Esteban-Jurado 等，2016[60]	Garre 等，2015[58] (*BRCA2*) Yurgelun 等，2015[59] (*BRCA2, BRIP1*)	
ZRANB1, CDC27, CENPE, DDX12, HAUS6/FAM29A, HIST1H2BE, KIF23, TACC2, ZC3HC1, CTBP2, IRF5, MED12, RNF111, SF1, TLE1, TLE4, TRIP4, BTNL2, BAGE, CARD8, FANK1, KIR2DL1, KIR2DS4, KIR3DL3, MASP1, NLRP8	HNPCC	DeRycke 等，2013[60]		
FANCM, LAMB4, PTCHD3, LAMC3, TREX, NOTCH3	CRC	Smith 等，2013[61]		

原始研究收集的证据包括功能性证据、共分离证据以及在其他遗传性CRC病例发现的可能致病突变，与遗传性CRC相关证据最强的致病基因有 *RPS20*[41]、*FAN1*[43]、*Sema4a*[46]、*BRF1*[48]、*PTPN12*[50]、*LRP6*[50]、*BUB1* 和 *BUB3*[45] 和 *PTPRJ* 的结构性表观遗传学沉默[49]。其中，*FAN1*、*BUB1* 和 *BUB3* 编码的蛋白参与DNA损伤修复反应和遗传不稳定性；*LRP6* 是Wnt-Fzd-LRP5-LRP6复合物的组成部分，可触发 β -catenin信号传导；*RPS20* 编码核糖体蛋白和 *PTPN12* 和 *PTPRJ*（蛋白质酪氨酸磷酸酶）（来源：Gene Cards；www.genecards.org）。

尽管有文献报道遗传性CRC存在其他的致病性突变基因，但证据力度不足。一项大型研究对1 006名早发性无血缘关系的CRC患者（诊断时<55岁）进行外显子分析，其中至少有1名一级亲属患CRC，以1 609名健康人作为对照。研究结果显示，在所有候选基因中除了 *RPS20*，实验组与对照组中观察到的基因突变频率基本相同[42, 47, 62]。然而，这些结果应谨慎解释，因为如考虑突变频率极低的候选基因为致病基因，其外显率可能处于中等风险，需在基因组和环境背景协同作用下致病（参考Sill等对SEMA4A的研究[63]）。事

实上，在 ">1 000家族性CRC外显子" 研究中，当考虑基因发生破坏性和预测性损伤变异时，*MSH6* 或 *PMS2* 突变的致病性则无法检测出（T1负荷试验）[62]。因此，识别更多具有全面共分离数据的家系和收集基因突变功能效应的证据，从而最终确认或排除候选基因在 pMMR 的 CRC 中是否易感，是未来的研究关键和热点。

除了这些基因，对大量家庭/先证者的研究已经能够确定其他候选基因[54-57, 60-62, 64]（表4.1），为此需要收集更多的临床数据和证据，以阐明它们在遗传性 CRC 中的真正作用。在候选基因识别致病基因时，主要根据已知遗传性癌症基因在不同 DNA 修复途径中的作用。因此，我们面临的问题类似于通过不可知论法识别致病基因，即迄今为止收集的证据仍然不足，甚至在某些情况下自相矛盾，无法将其研究纳入常规基因检测，*OGG1*[65-67]、*NUDT1*[65, 66]、*BMP4*[68] 和 *EPHB*[69] 就是这种情况。另一方面，一些最初被确定为遗传性 CRC 的潜在致病基因，如 *UNC5C*[70] 和 *GALNT12*[71, 72]，后期却被排除[73, 74]。

5 基因多效性：与其他遗传性癌症综合征的遗传重叠

考虑到不明原因遗传病例的总数之多，在新的候选基因中发现的致病性突变的发生率几乎微不足道。使用二代测序法，无论是为了发现新的基因（WGS 或 WES）还是进行基因检测（WES 或多基因组合），均可以同时检测其他癌症综合征的致病性胚系基因突变。例如，*BRCA1* 和 *BRCA2*[57-59, 75]、*TP53*[76]、*BARD1*[55] 或 *BRIP1*[57, 59]，腺瘤性息肉病基因 *MUTYH* 和 *POLD1*，以及幼年性息肉病基因 *BMPR1A*。这些基因突变在 HNPCC 家族中同样存在[77-82]。

为了阐明 CRC 中非易感基因对不明原因家族性 CRC 的作用，Houlston 及其同事对850名早发性/家族性 CRC 患者和1 609名对照者中的114个癌症易感基因进行了突变基因筛选，分析了全外显子测序数据[62, 83]。结果显示，在分析的114个基因中，6.7%的不明原因家族性 CRC 和5.3%的对照组患者中携带一个致病或可能致病性突变基因。实验组和对照组之间的发病率没有显著差异，尽管在病例中没有发现明显的聚集性，但在关注的候选基因如 *FLCN*、*BLM*、*ERCC* 和 *BRCA1/2* 中发现了突变。

2017年，一项前瞻性研究累计纳入450名50岁前诊断为结直肠癌的患者（约85%为白人），使用二代测序（多基因组合）测试了25个癌症易感基因的突变情况[75]。共有89%的病例患有 pMMR-CRC，其中72例共识别出75个致病或可能致病的突变（16%）；然而，只有61例（13.6%）具有高度、中度外显性基因突变；8%的病例仅患 LS；0.4%的病例患有 LS 和另一种遗传性癌症综合征；7.6%的病例患有不同的遗传性癌症综合征。在 pMMR 的 CRC 患者（*n*=402）中，5.5%的患者至少携带一种高-中外显性癌症基因的突变；2.2%的患者携带高外显性 CRC 突变基因：5例 *APC*，1例 *APC* 和 *PMS2*，2例 *MUTYH* 双等位基因突变，1例 *SMAD4*。3.2%的患者携带其他高-中外显性的癌症基因突变：3例 *ATM*，1例 *ATM* 和 *CHEK2*，2例 *BRCA1*，4例 *BRCA2*，1例 *CDKN2A*，2例 *PALB2*。

同样，在没有预先选择诊断年龄或个人/家族史的情况下，前瞻性招募的1 058名

CRC患者进行了与遗传癌症风险相关的25基因突变检测[84]。其中3.1%的病例（*n*=33）诊断为LS，2.3%的病例（*n*=25）携带非LS相关的高-中外显性癌基因突变，包括5例 *APC*，11例 *BRCA1/2*，2例 *PALB2*，2例 *CHEK2*，1例 *CDKN2A*，1例 *TP53*，3例 *MUTYH* 双等位基因突变。先证者确诊CRC的年龄、CRC家族史和其他癌症的个人史均不能显著预测非LS相关的致病性基因突变。

第 5 章

影响林奇综合征癌症发生风险的遗传和环境因素

Genetic and Environmental Modifiers of Cancer Risk in Lynch Syndrome

Aung K. Win, Rodney J. Scott

许 赟，徐 烨 译

林奇综合征是由DNA错配修复基因的致病性胚系突变引起的，存在结直肠癌和子宫内膜癌的高发风险。据统计学估计，大约每280人中即有1人（0.35%）携带一种LS的致病性基因突变。然而，突变基因携带者的外显率（特定年龄的癌症风险）很大程度上取决于患者的性别和突变的基因。此外，同一基因突变的不同携带者之间，外显率也有很大的差异。这些差异与影响癌症风险的遗传因素和环境因素相关。识别并描述这些影响癌症风险的因素，从而更加精确地评估"个体"风险而非"平均"癌症风险，并在此基础上实施基于癌症风险的个体化筛查和治疗的策略，这对降低癌症风险至关重要。在本章中，我们将回顾并总结LS患者癌症风险（主要是结直肠癌）相关的遗传因素和环境因素的最新研究证据。

林奇综合征；结直肠癌；子宫内膜癌；外显率

A. K. Win (✉)
Centre for Epidemiology and Biostatistics, Melbourne School of Population
and Global Health, The University of Melbourne, Melbourne, VIC, Australia
Genetic Medicine and Familial Cancer Centre, The Royal Melbourne Hospital,
Parkville, VIC, Australia
e-mail: awin@unimelb.edu.au

R. J. Scott (✉)
School of Biomedical Sciences and Pharmacy, University of Newcastle,
Newcastle, NSW, Australia
Department of Molecular Medicine, NSW Health Pathology, Newcastle, NSW, Australia
e-mail: rodney.scott@newcastle.edu.au

1　概述

林奇综合征存在早期发生上皮性恶性肿瘤（主要是结直肠癌和子宫内膜癌）的风险[1]。与LS相关的基因突变包括4个DNA错配修复基因 *MLH1*、*MSH2*、*MSH6* 或 *PMS2* 的突变和 *EpCAM* 基因的缺失突变，但是，不同的基因突变发生癌症的风险是不一样的；此外，携带相同突变基因的个体发生癌症的风险也存在差异[2,3]。据统计学估计，约1/280（0.35%）的普通人群携带一种LS相关的基因突变[4]。在LS患者出生时往往没有明显的癌前病变，表明可能存在其他因素促进或抑制疾病的发展。

大量证据表明，LS中不同基因突变导致的年龄特异性癌症风险（外显率）差异很大[3, 5-16]。例如，与 *PMS2* 突变基因携带者[7, 13-16]相比，*MLH1* 或 *MSH2* 突变者患CRC的风险更高。LS的癌症风险也可能因突变类型[17]或患者的种族/民族[18]或他们居住的地理位置[19]而不同。此外，有研究证明，同一基因突变携带者人群中的患癌风险也存在很大的差异，大多表现为略高风险或极高风险，而非聚集在"平均"风险[3]。这一研究结果证实了遗传因素、环境因素或两者的结合均可改变疾病外显率的理论。因此，向诊断为致病性基因携带者提供患癌风险评估时需考虑到这一点，因为癌症风险实际上是这个基因突变的功能表现，这里涉及这个基因突变的外显率。

为了保障全面的遗传咨询，并提供有针对性的筛查和降低风险的随访策略，我们需综合各种因素进行准确的风险评估，包括个人基本资料（年龄、性别、种族和地理位置）、突变的MMR基因、突变的位置和功能影响、癌症家族史，以及影响基因突变携带者癌症风险的所有遗传、环境、生活方式和饮食等各种因素。在这篇综述中，我们将重点关注与LS患者癌症风险相关的遗传因素和环境因素的最新证据。

2　基因修饰因子

自LS的遗传基础确定以来，人们聚焦的问题在于为什么相同或者不同家庭中携带相同突变基因的成员，在不同的年龄罹患截然不同的肿瘤。此外，疾病风险实际上是该基因突变位点的功能体现。突变位点的特异性外显率已被广泛研究，结果明确显示 *MSH6* 突变携带者与 *MSH2*、*MLH1* 以及 *PMS2* 突变者具有不同的疾病风险特征[6, 7, 14-16]。在本章的这一节中，我们将重点关注CRC的患病风险，因为CRC发病率高，并且已有多项研究证实基因修饰因子可影响CRC的风险。

2.1　细胞周期调控

DNA修复与细胞周期调控密切相关，因此，维持基因组完整性的调控基因因具有功能多态性，被视为重要的研究对象。由于 *TP53* 基因与肿瘤发展密切关系，并且在Li-Fraumeni综合征中发挥作用，所以受到研究者的广泛关注[20]。*TP53* 参与维持基因组的完整性，阻断DNA损伤后的细胞增殖；如果发生广泛损伤则引发细胞凋亡，则称为主调节因子[21]。但在 LS 的癌症风险中，没有证据表明 *TP53* 的功能多态性 p.R72P 与 CRC 的发病年龄之间存在关联[22-26]。

其他已在 LS 中被研究的细胞周期调控基因包括 *CCND1*、*AURKA*、*MDM2* 和 *IGF1*，但尚未得到明确的结果[25, 27-37]。MD Anderson 癌症中心的一项研究检测了 128 个细胞周期基因的 SNPs，发现其中 10 个基因（*PPP2R2B*、*KIF20A*、*TGFB1*、*XRCC5*、*TNF*、*BCL2*、*TTC28*、*CHFR*、*CDC25C*、*ATM*）与 LS 相关的 CRC 风险相关[32]。但是，尚无大规模重复研究证实这些结果，还需进一步研究。

2.2 DNA 修复

DNA 是唯一可被修复的大分子物质；其他的大分子则在发生错误时被清除。进化后的修复程序已适应处理各种类型的 DNA 损伤和合成错误。DNA 修复包括核苷酸切除修复、碱基切除修复、双链断裂修复、非同源末端连接修复和错配修复等，整个过程涉及超过 130 个基因。MMR 和碱基切除修复（base excision repair, BER）的 DNA 修复途径参与复制-诱导的 DNA 错误的识别、去除和修复[38]。MMR 主要参与纠正 DNA 复制过程中出现的错配碱基[39]，而 BER 针对 DNA 氧化损伤修复[40]。DNA 中的双链断裂（double-strand breaks, DSBs）可以通过同源重组修复，也可以通过非同源末端连接修复（non-homologous end joining, NHEJ）。DNA 修复基因的功能多态性与一般人群的 CRC 易感性有关，表明修复功能的改变可以解释 LS 中观察到的表型差异。目前在 LS 的研究中，DNA 修复基因多态性及其对疾病风险影响的报道较少，包括 *ATM*、*MSH3*、*OGG1*、*XRCC1*、*XRCC2*、*XRCC3*、*BRCA2*、*Lig4* 等基因，但在这些 DNA 修复基因中检测到的功能多态性都未证明可影响患病风险[41-44]。虽未能证实这些基因的调控效应，但不排除其他影响疾病风险的 DNA 修复基因多态性存在的可能性。在 DNA 修复基因多态性被证明与 LS 相关癌症风险无关之前，仍需进一步研究。

端粒酶参与维持细胞分裂后端粒长度，端粒缩短与上皮恶性肿瘤的发生和染色体的不稳定性相关[45, 46]。*hTERT* 的功能多态性可影响癌症风险，一项初步研究认为该基因多态性与 LS 患者较早发生癌症和/或息肉存在相关性[47]。该研究结果的有趣之处在于，45 岁以上的人群中未受影响，这表明当端粒缩短发生在老年人群时，该调控机制可能无效[48]。但是，另一项研究报告称，没有证据表明 *hTERT* SNPs 与 LS 的 CRC 发病风险相关[49]。

2.3 外源性清除和微量营养素代谢

致癌物既包括在植物中发现的自然物质，也包括人造的外源物质。接触致癌物可导致 DNA 损伤或 DNA 复合物形成，两者均可通过多种途径改变基因的表达，最终导致不受调控的细胞增殖。许多致癌物的清除受到复杂的过程控制，包括第一阶段的酶，如细胞色素 P450（CYP）；第二阶段的酶，包括谷胱甘肽硫转移酶（GSTs）和 N-乙酰转移酶（NATs）[50]。许多参与 I 期和 II 期清除的基因具有多态性，并表达具有不同活性的酶，这些酶的活性可能与清除致癌物的速率有关。已经有多项研究探索了这些基因功能多态性的存在，以及其与CRC发病风险的关系[51-55]。由于参与外源性代谢的基因具有多态性，且与恶性肿瘤的风险相关，被认为是潜在的调控基因。

在LS的研究中，关于外源性代谢基因*NAT1*、*NAT2*、*GST*、*CYP*的多态性对疾病调控作用的报道相对较少[56-66]。一项针对LS患者的研究检测了*NAT2*多态性与肿瘤发病的相关性，结果显示这种相关性仅存在于单独的队列中[56,57]，在另外两个研究的队列中，这种相关性没有得到证实[58,59]。其他参与 I 期和 II 期清除过程的酶检测结果同样不确切[60-66]。

迄今为止，外源物质清除酶的多态性仍较为复杂，其致病性难以明确，可能反映出不同种群潜在的不同遗传结构。这一点从欧洲和亚洲人群的研究中可以明显看出，亚洲人群中GST的特定多态性在韩国人群中显示出相关性，而在澳大利亚或欧洲人群中则没有[56,60,66]。特别值得注意的是，所有研究中用于评估风险的样本量都相对较小。如果要充分了解外源物质清除酶对疾病风险的影响，需进行更大规模的研究，从而分析哪些参与 I 期和 II 期的酶真正与LS发病风险相关。

2.4 全基因组关联分析结直肠癌相关的基因变异

全基因组关联分析（genome-wide association studies, GWAS）发现了许多与CRC发病相关的变异基因[67-81]。许多基因位点代表了基因组中的新区域，但对这些相关基因位点的功能知之甚少，结合一般人群中CRC风险相关的基因，提示它们也可能是影响LS患病的风险因素。荷兰的一项研究报道了两个SNPs分别是rs16892766（8q23.3）和rs3802842（11q23.1），与LS的CRC发病风险相关[82]。另一项使用澳大利亚和波兰病例样本的研究部分地重复研究了这些发现，但仅在携带*MLH1*胚系突变的人群中[83]。综合分析这两项研究，作者观察到随着个体的高危等位基因数量的增加，发病年龄显著下降[84]。但rs3802842的功能效应仍然有待明确，因为它位于4个开放性读码框所在的区域，并且不会导致任何氨基酸编码的改变，提示它可能参与某些调控机制[85]。位于8q23.3号染色体上的SNPs映射到UTP23[85]，因此推测它可能会改变编码蛋白的功能活性。然而，其他两项大型研究，无论整体队列，或分别针对男性和女性携带者，还是针对每个MMR基因突变者，都没有显示出相关性[36,86]。Win等[86]使用了11个独立的SNPs来研究一般人群中的CRC，结果显示这11个SNPs的高危等位基因总数与LS的CRC风险之间不存在显著关联。荷兰一项针对507例*PMS2*突变携带者的研究发现，没有证据表明24位GWAS SNPs（包括11q23.1和8q23.3位点的SNPs）与*PMS2*相关LS的CRC发病风险之间存在相关性[87]。

2.5 寻找调控基因

有证据表明，LS相关CRC患病风险受基因功能多态性的影响。迄今为止，大多数研究都采用了候选基因方法，该方法发现了一些相关基因，或基于普通人群中结直肠癌的GWAS相关性预先选择了SNPs。但目前尚不明确的是，在普通人群中检测出的数百万个与CRC无关的SNPs中，是否有任何一个能预测LS患者的患病风险。全基因组方法的使用

很可能发现与 *BRCA1* 胚系突变基因的女性携带者类似的基因调控位点，这些调控点可影响疾病的发生风险[88]。

3 环境调控因子

环境和生活方式是 LS 患者癌症风险的另一类调控因素。对于高危患癌人群，识别发病相关的调控因子对理解癌症的发生机制同样重要，因为它们可能启动或促进癌症发生。此外，确定潜在的保护性因素，或者相反地确定有害的和可避免的危险因素，可以降低患癌风险。本章的这一节将对 LS 中 CRC（表 5.1）和子宫内膜癌（表 5.2）发病相关的环境因素的研究结果进行总结和讨论。

目前关于 LS 环境调控因子的证据主要源于三个方面：结肠癌家庭登记处（colon cancer family registry, CCFR）[89-95]、LS 患者的遗传、环境和其他影响患癌风险的因素（GEO Lynch）[96-99]，以及结直肠腺瘤/癌预防方案 2（CAAP2）[100, 101]和其他一些研究项目[102-106]，还包括亚洲的 2 个项目[18, 107]。对于 LS 中环境调控因素的研究发现多数存在不一致或缺失，因为针对罕见突变携带者发病调控因素的研究存在较大的方法学挑战[108]。在 LS 调控因子的多项研究中，各环节均存在显著差异，包括研究设计（前瞻性队列与回顾性队列/加权队列研究[109]）、研究纳入标准（如研究 HNPCC 时选择测试和确认携带致病性 MMR 突变与符合阿姆斯特丹标准的患者）[110, 111]、确定研究参与者（如通过遗传门诊或人群癌症登记处）、进行研究的国家或地区（如欧洲与亚洲）、环境暴露或接触的定义（例如，在上个月使用多种维生素补充剂，而在至少 1 个月内每周至少使用 2 次）或结果定义（如结直肠癌与腺瘤）。

3.1 LS 患者 CRC 发生风险的环境调节因子

3.1.1 体重与身高

荷兰的一项前瞻性队列研究（GEO Lynch）结果显示：与体重正常者相比，超重或肥胖（BMI ≥ 25）的男性 LS 患者发生 CRC 风险增加，而与女性无关[96]。同样，一项加拿大的病例对照研究表明，相比正常体重者，超重（BMI ≥ 25）或肥胖（BMI ≥ 30）符合阿姆斯特丹 I 标准[110]或修订版 Bethesda 指南[112]的男性患 CRR 的风险增加，但与女性无关[102]，但另有一项较小的病例对照研究报告的结果显示不相关[103]。此外，CAPP2 试验中的一项前瞻性分析表明，肥胖与 LS 中 CRC 的患病风险增加相关，这种相关性在男性和女性之间，或者在阿司匹林实验组和安慰剂组之间相同[100]。

CCFR 的加权队列分析显示，20 岁时的 BMI 值与 LS 患者的 CRC 发生风险呈正相关[89]。与此一致，加拿大的病例对照研究结果显示，20 岁时肥胖或超重的男性患 CRC 风险增加，但与女性的 CRC 风险无关[102]。本研究还报道女性身高与 CRC 发生风险增加相关。然而，GEO Lynch 研究表明，LS 患者的身高与结直肠腺瘤的发生风险之间没有显著的相关性[96]。

表 5.1　林奇综合征中与结直肠癌发病风险相关的环境或生活方式因素

影响因素	作者	研究国家/地区	研究设计	结直肠癌患者数/研究对象数	研究对象	终点指标	对比参数	关联强度 HR/OR（95% CI）
20岁 BMI值	Win 等[89]	澳大利亚、新西兰、加拿大、美国	加权队列研究	659/1 324	MLH1、MSH2、MSH6、PMS2突变携带者	结直肠癌	肥胖 vs. 正常	总体：2.35（1.30～4.23）
	Campbell 等[102]	加拿大	病例对照研究	男性：461/1 465 女性：466/1 203	符合AC-I或RBG标准的家庭成员	结直肠癌	肥胖 vs. 正常	男性：1.92（1.33～3.63）女性：0.81（0.38～1.72）
当前BMI值	Movahedi 等[100]	16个国家（CAPP2）	前瞻性队列研究（平均随访55.7个月）	55/937	MLH1、MSH2、MSH6、PMS2突变携带者；符合AC-I标准的家庭成员	结直肠癌	肥胖 vs. 偏瘦	总体：2.34（1.17～4.67）男性：2.41（0.85～6.81）女性：2.36（0.91～6.20）安慰剂：2.75（1.12～6.75）阿司匹林：2.00（0.61～6.70）
	BotmaA 等[96]	荷兰（GEO Lynch）	前瞻性队列研究（中位随访时间20.0个月）	22/243	MLH1、MSH2、MSH6、PMS2突变携带者	结直肠腺瘤或息肉	超重/肥胖 vs. 正常	男性：8.72（2.06～36.9）女性：0.75（0.19～3.07）
	Campbell 等[102]	加拿大	病例对照研究	男性：461/1 465 女性：466/1 203	符合AC-I或RBG标准的家庭成员	结直肠癌	肥胖 vs. 正常	男性：1.83（1.33～2.51）女性：0.85（0.62～1.16）
	Diergaarde 等[103]	荷兰	病例对照研究	145/103	MMR突变携带者；符合AC-I或AC-II标准的家庭成员	结直肠癌/结直肠腺瘤或息肉	>25.5 vs.<23.1	总体：0.9（0.4～1.8）
身高	Botma A.[96]	荷兰（GEO Lynch）	前瞻性队列研究（中位随访时间20.0个月）	22/243	MLH1、MSH2、MSH6、PMS2突变携带者	结直肠腺瘤或息肉	每5 cm	男性：0.43（0.23～0.83）女性：1.09（0.70～1.68）

（续表）

影响因素	作者	研究国家/地区	研究设计	结直肠癌患者数/研究对象数	研究对象	终点指标	对比参数	关联强度 HR/OR（95% CI）
吸烟	Campbell 等[102]	加拿大	病例对照研究	男性：461/1 465 女性：466/1 203	符合 AC-Ⅰ或 RBG 标准的家庭成员	结直肠癌	≥1.85 m vs. <1.65 m ≥1.75 m vs. <1.55 m	男性：0.97（0.52~1.81） 女性：81（1.61~4.90）
	Winkels 等[97]	荷兰（GEO Lynch）	前瞻性队列研究（中位随访时间 10.0 个月）	58/386	MLH1、MSH2、MSH6、PMS 突变携带者	结直肠腺瘤或息肉	过往吸烟 vs. 不吸烟；当前吸烟 vs. 不吸烟	3.03（1.49~6.16） 6.13（2.84~13.2）
	Pande 等[90]	澳大利亚、新西兰、加拿大、美国（CCFR、MDA）	回顾性队列研究	426/752	MLH1、MSH2、MSH6 突变携带者	结直肠癌	有吸烟史 vs. 无吸烟史 过往吸烟 vs. 不吸烟 当前吸烟 vs. 不吸烟	0.89（0.61~1.31） 0.54（0.35~0.83） 1.77（1.11~2.81）
	Brand 等[105]	美国	回顾性队列研究	NR/340	MLH1、MSH2 突变携带者	结直肠癌/结直肠腺瘤或息肉		MSH2 男性：2.4（P<0.05） MSH1 男性：11.3 MSH2 女性：1.4 MLH1 女性：1.3
	Watson 等[104]	美国	回顾性队列研究	NR/360	MLH1、MSH2 突变携带者	结直肠癌	有吸烟史 vs. 无吸烟史	1.43（P=0.04）
	Diergaarde 等[103]	荷兰	回顾性队列研究	145/103	MMR 突变携带者；符合 AC-Ⅰ或 AC-Ⅱ标准的家庭成员	结直肠癌/结直肠腺瘤或息肉	有吸烟史 vs. 无吸烟史 过往吸烟 vs. 不吸烟 当前吸烟 vs. 不吸烟	1.5（0.8~2.8） 1.1（0.6~2.3） 2.4（1.1~5.3）

（续表）

影响因素	作者	研究国家/地区	研究设计	结直肠癌患者数/研究对象数	研究对象	终点指标	对比参数	关联强度 HR/OR（95%CI）
吸烟	Kamiza 等[18]	中国台湾	回顾性队列研究	147/301	MLH1、MSH2突变携带者	结直肠癌	有吸烟史 vs. 无吸烟史	总体：1.06（0.73~1.52）；MLH：10.98（0.65~1.48）；MSH2：1.28（0.58~2.83）
	Tanakaya 等[107]	日本	回顾性队列研究	63例结直肠癌患者	29例男性和34例女性MMR突变携带者	多发结直肠癌	有吸烟史 vs. 无吸烟史	58.8% vs. 10.0%（P=0.02）
饮酒	Dashti 等[91]	澳大利亚、新西兰、加拿大、美国（CCFR, MDA）	加权队列研究	769/1 925	MLH1、MSH2、MSH6、PMS2突变携带者	结直肠癌	>2 8 g/d vs. ≤14 g/d	9（1.07~2.65）
	Winkels 等[97]	荷兰（GEO Lynch）	前瞻性队列研究（中位随访时间10个月）	58/386	MLH1、MSH2、MSH6、PMS2突变携带者	结直肠腺瘤或息肉	>13 g/d vs. <3 g/d	1.56（0.71~3.43）
	Diergaarde 等[103]	荷兰	病例对照研究	145/103	MMR突变携带者；符合AC-I或AC-II标准的家庭成员	结直肠癌/结直肠腺瘤或息肉	≥12.8 vs. ≤2.6 g/d	1.0（0.5~2.0）
	Watson 等[104]	美国	回顾性队列研究	NR/271	MLH1、MSH2突变携带者	结直肠癌	有饮酒史 vs. 无饮酒史	NR（P>0.4）
	Kamiza 等[18]	中国台湾	回顾性队列研究	147/301	MLH1、MSH2突变携带者	结直肠癌	有饮酒史 vs. 无饮酒史	总体：0.92（0.62~1.36）；MLH1：0.73（0.45~1.16）；MSH2：2.33（1.04~5.21）

（续表）

影响因素	作者	研究国家/地区	研究设计	结直肠癌患者数/研究对象数	研究对象	终点指标	对比参数	关联强度 HR/OR（95% CI）
非甾体抗炎药	Burn等[101]	16个国家（CAPP2）	随机对照研究（平均随访时间55.7个月）	阿司匹林18/427 vs. 安慰剂30/434	MLH1、MSH2、MSH6；符合AC-I标准的家庭成员	结直肠癌	阿司匹林600 mg/d vs. 安慰剂	阿司匹林：0.56（0.32～0.99）
膳食营养补充	Ait Ouakrim等[92]	澳大利亚、新西兰、加拿大、美国（CCFR）	加权队列研究	714/1 858	MLH1、MSH2、MSH6、PMS2突变携带者	结直肠癌	≥5年 vs. <1个月	阿司匹林：0.25（0.10～0.62）；布洛芬：0.26（0.10～0.69）
	Chau等[93]	澳大利亚、新西兰、加拿大、美国（CCFR）	加权队列研究	744/1 966	MLH1、MSH2、MSH6、PMS2突变携带者	结直肠癌	≥3年 vs. <1个月	多种维生素：0.47（0.32～0.69）；钙剂：0.42（0.23～0.74）；叶酸：0.87（0.36～2.08）
	Heine-Broring等[98]	荷兰（GEO Lynch）	加权队列研究	122/470	MLH1、MSH2、MSH6、PMS2突变携带者	结直肠腺瘤或息肉	1个月内，有 vs. 没有膳食营养补充	多种维生素：1.15（0.72～1.84）；钙剂：0.69（0.25～1.92）
	Diergaarde等[103]	荷兰	病例对照研究	145/103	MMR突变携带者；符合AC-I或AC-II标准的家庭成员	结直肠癌/结直肠腺瘤或息肉	最高的1/3 vs. 最低的1/3	脂肪：0.5（0.2～1.3）；蛋白质：1.1（0.5～2.7）；碳水化合物：1.4（0.5～4.2）；膳食纤维：0.5（0.2～1.0）；钙剂：0.8（0.4～1.6）；维生素C：0.8（0.4～1.6）；β胡萝卜素：1.0（0.5～2.0）；叶酸：0.9（0.4～1.9）

（续表）

影响因素	作者	研究国家/地区	研究设计	结直肠癌患者数/研究对象数	研究对象	终点指标	对比参数	关联强度 HR/OR（95% CI）
食用水果和蔬菜	Diergaarde 等[103]	荷兰	病例对照研究	145/103	MMR突变携带者；符合AC-I或AC-II标准的家庭成员	结直肠癌/结直肠腺瘤或息肉	最高的1/3 vs. 最低的1/3	水果：0.4（0.2~0.9）；蔬菜：1.2（0.6~2.4）
	Kamiza 等[18]	中国台湾	回顾性队列研究	147/301	MLH1、MSH2突变携带者	结直肠癌	最高的1/3 vs. 最低的1/3	水果：0.60（0.38~0.94）；蔬菜：0.93（0.63~1.73）
食用肉类	Diergaarde 等[103]	荷兰	病例对照研究	145/103	MMR突变携带者；符合AC-I或AC-II标准的家庭成员	结直肠癌/结直肠腺瘤或息肉	最高的1/3 vs. 最低的1/3	所有肉类：1.0（0.5~2.1）；红肉：0.8（0.4~1.6）；家禽肉：0.8（0.4~1.5）；鱼肉：1.2（0.6~2.4）
食用肉类	Kamiza 等[18]	中国台湾	回顾性队列研究	147/301	MLH1、MSH2突变携带者	结直肠癌	最高的1/3 vs. 最低的1/3	肉类：0.99（0.65~1.52）；海鲜：0.93（0.57~1.53）；主食：0.86（0.55~1.33）
茶饮/咖啡	Kamiza 等[18]	中国台湾	回顾性队列研究	147/301	MLH1、MSH2突变携带者	结直肠癌	最高的1/3 vs. 最低的1/3	茶饮：0.68（0.48~0.96）；MLH1茶饮：0.62（0.42~0.91）；MLH2茶饮：1.30（0.48~3.58）；咖啡：0.96（0.65~1.41）；MLH1咖啡：0.83（0.52~1.32）；MLH2咖啡：1.56（0.69~3.51）

（续表）

影响因素	作者	研究国家 / 地区	研究设计	结直肠癌患者数 / 研究对象数	研究对象	终点指标	对比参数	关联强度 HR/OR（95% *CI*）
膳食模式*	Kamiza 等[18]	荷兰（GEO Lynch）	前瞻性队列研究（中位随访时间 20.0个月）	58/486	*MLH1*、*MSH2*、*MSH6*、*PMS2*突变携带者	结直肠腺瘤或息肉	最高的1/3 *vs.* 最低的1/3	“谨慎”模式：0.73（0.32～1.66） “肉食”模式：1.70（0.83～3.52） “快餐”模式：2.16（1.03～4.49） “国际化”模式：1.25（0.61～2.55）
规律的体育锻炼	Kamiza 等[18]	中国台湾	回顾性队列研究	147/301	*MLH1*、*MSH2*突变携带者	结直肠癌	有 *vs.* 无	总体：0.58（0.40～0.86） *MLH1*: 0.55（0.35～0.86） *MSH2*: 0.64（0.26～1.59）
职业	Botma 等[99]	中国台湾	回顾性队列研究	147/301	*MLH1*、*MSH2*突变携带者	结直肠癌	体力类 *vs.* 技术类	总体：1.75（1.20～2.55） *MLH1*: 1.63（1.07～2.47） *MSH2*: 2.60（0.88～7.73）

注：HR（hazards ratio）：风险比例；OR（odds ratio）：比值比；*CI*（confidence interval）：置信区间；CAPP2（Colorectal Adenoma/Carcinoma Prevention Programme 2）：大肠腺瘤/癌预防计划2；CCFR（colon cancer family registry）：结肠癌家族登记；GEO Lynch（genetic, environmental and other influences among persons with Lynch syndrome）：林奇综合征患者的遗传、环境和其他影响因子；AC-Ⅰ（Amsterdam criteria-I for hereditary nonpolyposis colorectal cancer）：阿姆斯特丹遗传性非息肉病性结直肠癌标准Ⅰ[110]，AC-Ⅱ（Amsterdam criteria-Ⅱ for hereditary nonpolyposis colorectal cancer）：阿姆斯特丹遗传性非息肉病性结直肠癌标准Ⅱ[111]；RBG（revised Bethesda guidelines for hereditary nonpolyposis colorectal cancer）：修订版Bethesda遗传性非息肉病大肠癌指南[112]；*MMR*（mismatch repair）：错配修复；MDA（University of Texas M.D. Anderson Cancer Center）：得克萨斯大学安德森肿瘤中心。

“谨慎”模式中水果、蔬菜、全谷类、脱脂酸奶和凝乳、低脂奶酪、家禽、鱼、调味品、绿茶及糖果等比例较重；“肉食”模式中家禽、牛肉、猪肉、肉末、加工肉等比例较重；“快餐”模式中薯条、油炸小吃、快餐小吃、春卷、蛋黄酱调味汁、烹饪脂肪和黄油、花生酱、番茄酱、糖果和无糖汽水等比例较重；“国际化”模式中绿叶菜、西红柿、葱类蔬菜、精制谷物、鱼、调味品、番茄酱、奶油、低脂人造黄油、甜三明治酱和葡萄酒等比例较重。

表5.2　与林奇综合征子宫内膜癌风险相关的环境或生活方式因素

作者	研究国家/地区	研究设计	结直肠癌患者数/队列研究对象数	研究对象	风险因素	HR 强度（95% CI）
Win 等[94]	澳大利亚、新西兰、加拿大、美国（CCFR）	加权队列研究	126/601	MLH1、MSH2、MSH6、PMS2突变携带者	20岁时BMI值：每5 kg/m²	0.73（0.40～1.34）
Dashti 等[95]	澳大利亚、新西兰、加拿大、美国（CCFR）	加权队列研究	133/1 128	MLH1、MSH2、MSH6、PMS2突变携带者	生育次数：≥1 vs. 0	0.21（0.10～0.42）
					口服避孕药：≥1 vs. <1年	0.39（0.23～0.64）
					绝经后使用激素：≥1 vs. <1	0.81（0.40～1.67）
					初潮年龄：≥13 vs. <13岁	0.70（0.44～1.11）
					绝经年龄：≥50 vs. <50岁	1.64（0.53～5.05）
Staff 等[106]	芬兰	回顾性队列研究	50/136	MLH1、MSH2、MSH6突变携带者	18岁时BMI值：≥20.8 vs. <20.8	1.55（0.86～2.79）
					当前BMI：≥25.4 vs. <25.4	1.20（0.68～2.11）
					吸烟史：有 vs. 无	0.74（0.40～1.35）
					饮酒史：有 vs. 无	0.83（0.47～1.48）
					患糖尿病：有 vs. 无	4.18（1.52～11.5）
					生育次数：≥1 vs. 0	0.74（0.36～1.52）
					口服避孕药史：有 vs. 无	1.06（0.59～1.90）
					绝经后使用激素：每年	1.07（1.02～1.13）
					初潮年龄：≥13岁 vs. <13岁	1.08（0.59～1.96）

3.1.2 吸烟

吸烟与LS中CRC或结直肠腺瘤的关系在7项研究中进行了分析（表5.1）。来自GEO Lynch的一项前瞻性分析显示，吸烟史（无论戒断与否）与LS中结直肠腺瘤的发生风险增加有关[97]。荷兰的一项病例对照研究报道当前吸烟与CRC发病风险呈正相关，但没有证据表明过往吸烟与CRC的发生存在相关性[103]。类似地，CCFR和得克萨斯大学MD Anderson癌症中心的数据加权队列分析发现，当前吸烟与CRC发病风险增加有关，但与过往吸烟无关[90]。使用来自美国Creighton大学HNPCC登记处的数据进行回顾性队列分析[104]和模糊聚类分析[105]，结果表明曾经吸烟者比从未吸烟者有更高的CRC发生风险。在这两项亚洲研究中，一项针对日本LS男性患者的横断面研究显示，吸烟者比不吸烟者更容易患多发性CRC[107]，而中国台湾的一项研究未发现吸烟与CRC相关[18]。

3.1.3 饮酒

对于LS，有5项研究[18, 91, 97, 103, 104]调查了饮酒与结直肠癌或腺瘤患病风险之间的关系，但结果尚不明确（表5.1）。其中两项研究表明，没有证据表明饮酒与CRC[104]或结直肠肿瘤[103]之间存在关联。CCFR的加权队列分析表明，饮酒特别是每天摄入乙醇超过28 g（美国约2标准乙醇饮料），CRC患病风险增加[91]。GEO Lynch研究发现，饮酒可增加结直肠腺瘤的发病风险[97]。此外，中国台湾的研究显示饮酒的*MSH2*突变携带者患CRC的风险增加，而在*MLH1*突变携带者中则没有这种相关性。

3.1.4 阿司匹林

一项2×2析因设计、随机、双盲的安慰剂对照试验（CAPP2）调查了每日服用剂量为600 mg的阿司匹林对937名致病性MMR基因突变携带者或符合阿姆斯特丹标准[110]的家族成员的影响，这些家族来自16个国家的43个试验点，家族成员中存在LS相关肠道肿瘤病史。在平均29个月的随访期内，没有证据表明阿司匹林对CRC的发生有影响，其中大多数是腺瘤[113]。然而，平均随访期为55.7个月时的分析表明，每日摄入600 mg阿司匹林可减少约40%的CRC发生率[101]。与此一致的是，来自CCFR的加权队列分析显示服用阿司匹林者CRC发病率显著降低[92]。此外，这项研究显示布洛芬对LS患者CRC有潜在化学预防作用。阿司匹林对LS的化学预防作用，包括最佳剂量和持续时间尚未明确。CAPP3是一项双盲剂量非劣效性临床试验，目前正在招募3 000名LS患者，比较每日服用100 mg、300 mg或600 mg阿司匹林对预防CRC的疗效。

3.1.5 膳食与营养补充

荷兰和中国台湾的两项研究结果显示，食用水果可降低LS中CRC或结直肠腺瘤的风险[18, 103]。中国台湾的一项研究还报道，对于*MLH1*突变携带者来说，饮茶与CRC的发病呈负相关[18]。这些研究调查了许多其他饮食因素，包括肉类、鱼类和蔬菜，但尚未发现它们与LS中CRC或结直肠腺瘤的发生风险相关的证据。来自荷兰的GEO Lynch研究调查了饮食结构与LS中结直肠腺瘤的发生风险之间的关系，结果显示快餐模式增加了结直肠腺瘤的患病风险[99]。

关于膳食补充剂，GEO Lynch对470个MMR基因突变携带者进行了前瞻性队列分析，平均随访39个月，没有证据表明复合维生素和钙补充剂的摄入者结直肠腺瘤的发病风险增加[98]。然而，对1 966个突变携带者的CCFR的加权队列研究显示，常规摄入多种维生素和/或钙补充剂至少3年可降低近乎一半的CRC患病风险[93]。没有证据表明补充叶酸制剂或者膳食中的叶酸与LS患者发生结直肠癌的风险有关[93, 103]。

3.1.6　体育锻炼

中国台湾HNPCC研究协会的一项研究报告表明，经常进行体育锻炼可降低*MLH1*突变携带者患CRC的风险[18]。

3.2　林奇综合征中子宫内膜癌发病的环境风险因素

目前只有3项已发表的研究分析了LS中子宫内膜癌发病风险相关的环境因素[94, 95, 106]（表5.2）。CCFR的加权队列分析报告显示，月经初潮晚、分娩（≥1个活产）和激素避孕药使用（≥1年）可降低子宫内膜癌的患病风险[95]，没有证据表明20岁时的BMI值与LS的子宫内膜癌发病风险相关[94]。然而，芬兰的一项研究未证实以上关于女性激素水平影响子宫内膜癌发生率，也未显示成人或18岁LS患者的BMI值与子宫内膜癌发病相关[106]，但这项研究称有糖尿病史的女性罹患子宫内膜癌的风险增加[106]。口服避孕药和醋酸甲羟孕酮对51例患有LS妇女的干预研究表明，短期服用外源性孕酮后子宫内膜上皮增生减少[114]。对于LS的患病妇女，内源性和外源性激素因素可能与子宫内膜癌的发病风险有关。

3.3　寻找环境调控因子

从目前发表的文献来看，有高强度的证据表明，经常使用阿司匹林可以大幅降低LS患者发生CRC的风险，但仍缺乏口服阿司匹林的最佳剂量、持续时间以及何时开始服用等具体信息。越来越多的证据表明，超重和吸烟会增加LS患者罹患CRC或结直肠腺瘤的风险，相关性的趋势和强度与一般人群相似。仅少量研究分析了其他生活方式和环境因素（包括饮食因素）与LS患癌风险的关系。因此，仍需进行大规模的前瞻性研究和临床试验，以进一步阐明环境和生活方式在LS患者发生CRC、子宫内膜癌和其他类型癌症中的作用，进而为高危人群提供降低患癌风险的选择方案。

第2篇

胃肠道息肉病综合征的遗传学病因和相关表型

Genetic Causes and Associated Phenotypes:
Gastrointestinal Polyposis Syndromes

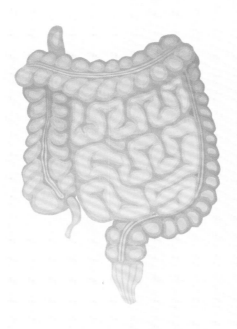

第 6 章
腺瘤性息肉病综合征的概述

Adenomatous Polyposis Syndromes: Introduction

Stefan Aretz

高显华，洪永刚，张 卫 译

结直肠腺瘤性息肉病是最常见的息肉病类型，也是一种癌前病变，它会导致终身患结直肠癌的风险显著升高，除非早期发现并及时治疗。目前，通过分子遗传学分析，发现至少有5种不同的遗传学类型。尽管所有类型的特征都是多个腺瘤，这导致它们的诊断和治疗方法类似，但是可以观察到它们在息肉数量、发病年龄以及肠外良恶性病变等方面存在显著的差异。

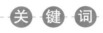

结肠息肉病；FAP；胃肠道息肉病

单个结直肠息肉（包括腺瘤）的发生是一种常见的、与年龄相关的现象[1,2]。诊断腺瘤性息肉病的最小腺瘤数量尚不明确，也取决于息肉的位置、发病年龄和家族史；然而，通常需要同时发现至少10个、组织学证实的结直肠腺瘤[3]。结直肠的腺瘤性息肉病是最常见的息肉病类型和癌前病变，其特征为数十至数千个腺瘤。除非早期发现并且去除这些腺瘤，否则将导致终身患结直肠癌（CRC）的风险显著增高。

即使到目前为止，各种类型的胃肠道息肉病综合征的鉴别诊断主要通过内镜检查和息

S. Aretz (✉)
Institute of Human Genetics, Center for Hereditary Tumor Syndromes,
University of Bonn, Bonn, Germany
e-mail: Stefan.Aretz@uni-bonn.de

肉的组织病理学检查来实现，并通过收集肠外表现（参见信息框）和家族史来补充。为了确定主要的息肉类型，必须检查足够数量的息肉；尽管如此，在大部分病例中，不同的息肉病类型之间存在广泛的表型重叠，这使得临床诊断具有挑战性。

目前，通过分子遗传学分析发现，至少有5种不同的腺瘤性息肉病，具体将在后文详细描述（表6.1和图6.1）。*APC*基因相关的家族性腺瘤性息肉病（FAP）是最常见和最知名的形式；其他所有的类型，包括显性遗传和隐性遗传，都是近年来才确定的，因此并不清楚它们的完整表型特征。然而，在一些找不到致病基因的结直肠息肉病病例中，也可能存在未知的或者未检测到的基因突变。

尽管所有类型的特征都是多个腺瘤，这导致它们的诊断和治疗方法类似。但是，可以观察到它们在息肉数量和发病年龄方面存在显著的差异，即使是同一个家庭的不同家庭成员之间也是如此。此外，上消化道经常受累，并且大多数综合征或多或少伴有综合征特异性的良性病变和肠外恶性病变。通过常规诊断鉴定致病性胚系突变的可能性，在很大程度上取决于具有更高检出率的临床表现，以及具有更明显表型和早发型表型的病例。

可能提示胃肠道腺瘤性息肉病的肠外病变
- 先天性视网膜色素上皮细胞肥大（CHRPE）
- 下颌骨瘤
- 多发表皮样囊肿
- 皮脂腺肿瘤（腺瘤、上皮瘤和癌）
- 肝母细胞瘤、髓母细胞瘤

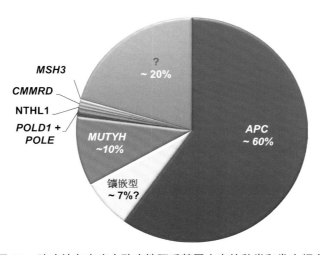

图6.1　腺瘤性息肉病中致病性胚系基因突变的种类和发生频率

表 6.1　腺瘤性息肉病综合征

疾病	基因	发生率	结直肠腺瘤的数目	息肉病的发病年龄	息肉的分布情况	息肉的病理类型	一生中患CRC的风险（未治疗）	CRC的平均发病年龄（未治疗）	肠外病变	备注
常染色体显性遗传（杂合性胚系突变）										
经典型家族性腺瘤性息肉病（FAP）	APC	1:10 000	100～>5 000	10～20	结肠、十二指肠	腺瘤、罕见HP、SA	100%	～40岁	硬纤维瘤、骨瘤、表皮样囊肿、CHRPE、纤维瘤、胃底腺息肉、甲状腺乳头状癌、肝母细胞瘤、髓母细胞瘤、肾上腺肿瘤	基因突变检出率随疾病的严重程度（发病年龄、结直肠腺瘤的数量、镶嵌病例的发生率高）而增加
轻表型家族性腺瘤性息肉病（AFAP）	APC	?	10～100	>30	结肠、十二指肠	腺瘤、罕见HP、SA	70%～80%	50～60岁	当致病性变异位于1 395～1 493密码子时，发生硬纤维瘤、骨瘤和表皮样囊肿的风险高	与经典型FAP存在表型重叠
胃腺癌和胃近端息肉病（GAPPS）	APC启动子1B	?	无或者少数	14～75	胃体和胃底	FGP伴不伴不典型增生、罕见HP+腺瘤	低	?	≥100枚的胃底息肉（胃体和胃底）伴或不伴不典型增生、无或少数结肠腺瘤	到目前为止只有有限的表型信息
聚合酶校正相关性息肉病（PPAP）	POLE、POLD1	非常罕见	20～数百		结肠、十二指肠	腺瘤	未知	?	子宫内膜肿瘤的发生率高	

（续表）

疾病	基因	发生率	结直肠腺瘤的数目	息肉病发病的年龄	息肉的分布情况	息肉的病理类型	一生中患CRC的风险（未治疗）	CRC的平均发病年龄（未治疗）	肠外病变	备注
常染色体隐性遗传（双等位基因的胚系突变）										
MUTYH相关息肉病（MAP）	*MUTYH*	1:20~40 000	0~>500		结肠、十二指肠	腺瘤、HP	80%~100%	40~50岁	肠外恶性肿瘤（卵巢癌、膀胱癌和皮肤癌、可能乳腺癌和子宫内膜癌）和皮脂腺肿瘤的风险增加	后代的再发风险低
NTHL1相关息肉病（NAP）	*NTHL1*	非常罕见	~5至100		结肠、十二指肠	腺瘤	未知		肿瘤谱尚未知，多原发肿瘤，子宫内膜癌的发生风险高	后代的再发风险低
结构性错配修复缺陷（CMMRD）	*MLH1、MSH2、MSH6、PMS2*	非常罕见	数个~100	0~40岁	结肠、十二指肠、空肠	腺瘤			早发性脑肿瘤、血液系统恶性肿瘤、咖啡色皮肤黄斑、多原发性肿瘤、胚胎性肿瘤	肿瘤组织中的MSI-H；IHC：肿瘤组织中相应MMR蛋白的细胞核表达缺失：从腺瘤迅速发展为癌；父母/家族史中LS相关的癌症很少
MSH3相关的息肉病	*MSH3*	非常罕见	数个		结肠、十二指肠	腺瘤	未知		胃肠道肿瘤：无或发病晚	还不清楚，潜在的广谱肿瘤谱和CMMRD重叠的肿瘤谱

注：CHRPE：先天性视网膜色素上皮细胞肥大；EMAST：任选定的四核苷酸重复序列处的微卫星改变升高；FGP：胃底息肉；HP：增生性息肉；IHC：免疫组织化学；LS：林奇综合征；MMR：DNA错配修复；MSI-H：高微卫星不稳定性。

第 7 章

家族性腺瘤性息肉病或 APC 相关性息肉病

Familial Adenomatous Polyposis or APC–Associated Polyposis

Maartje Nielsen, Stephan Aretz

徐晓东，赵子夜　译

　　家族性腺瘤性息肉病（FAP）或 APC 相关性息肉病是由 APC 基因发生胚系突变导致的一种常染色体显性遗传性综合征。大多数患病者会罹患数百枚腺瘤性息肉，终生患结直肠癌的风险为 100%。APC 基因某些特定位点的突变在临床上会出现较轻的表型（少于 100 枚腺瘤），即衰减型 FAP（attenuated FAP, AFAP，又称为轻表型 FAP）。衰减型 FAP 患者同样也会伴发多数为良性的大肠外病变。本章将就该息肉病的遗传学基础、临床特点、筛查方法、大肠外表现以及肿瘤学特性等进行讨论。

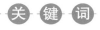

家族性腺瘤性息肉病；APC 相关性息肉病；APC 基因；息肉病；AFAP

M. Nielsen (✉)
Department of Clinical Genetics, Leiden University Medical Centre, Leiden, The Netherlands
e-mail: m.nielsen@lumc.nl

S. Aretz
Institute of Human Genetics, Center for Hereditary Tumor Syndromes,
University of Bonn, Bonn, Germany

家族性腺瘤性息肉病（FAP，OMIM175100）是一种由抑癌基因 *APC* 基因的致病性胚系突变导致的常染色体显性遗传性息肉病综合征；其在人群中的发病率为（2～3）/10万[1-3]。不考虑性别和种族方面的差异，在新生儿中的发病率为 1∶6 850 到 1∶23 700[2-6]。经典型 FAP 表现为结直肠内有数百枚腺瘤性息肉，罹患结直肠癌（CRC）的终生风险达100%，平均癌变年龄 35～40 岁。表型较轻的患者，息肉数量较少，被称为衰减型 FAP（又称为轻表型 FAP）。腺瘤数量超过 20 枚的患者中有 10%～80% 可以检测到 *APC* 基因突变[7]，同时约有不足 1% 的 CRC 由 FAP 引起（无论息肉数量多少）[8]。

FAP 原指临床上腺瘤数量超过 100 枚的表型，而不论 *APC* 基因是否有突变。现已明确结直肠腺瘤性息肉病也可由其他基因的突变引起，如在 2002 年发现的 *MUTYH* 基因，所以将已经证实有 *APC* 基因突变的情况称为 APC 相关性息肉病（AAP）更加合适。然而由于对 FAP 的认识在临床实践中已经根深蒂固了，要更改这个定义比较困难。因此需要认识到，FAP 的诊断既可以是基于临床表型的，也可以来自确证的 *APC* 基因或者其他相关基因的胚系突变。除非已经明确了致病基因，我们一般将这种表型称为（结直肠）腺瘤性息肉病更加合适。

1　遗传学

APC 基因是一个相对比较大的基因；它定位于染色体 5q22，主要有三个转录本，共包含了 18 个外显子（其中有 15 个编码外显子）（NCBI，LRG_130），编码的蛋白质含有2 843 个氨基酸。15 号外显子是最大的外显子，包含了超过 3/4 的编码序列。*APC* 基因编码产生的多功能蛋白包括多个模体和结构域，能够与多个重要的分子包括 β-catenin、α-catenin、GSK3β、axin、传导素和微管蛋白等相结合并/或相互作用[9]。APC 蛋白参与Wnt 信号通路，作为复合体的一部分参与下调 β-catenin[10]。当 APC 蛋白功能缺失时，β-catenin 将聚集并迁移入核[10]，继而抑制细胞凋亡过程，促进细胞周期进程和增殖，加速细胞生长。

在整个 *APC* 基因中已报道了 700 多种不同的致病性突变，但大多数突变发生在 15 号外显子编码区的 5′ 端，该区域也称为突变密集区域（mutation cluster region, MCR）。热点突变位于密码子 1061 和 1309。表型差异可能与突变位点在 *APC* 基因中的位置有关。

利用临床表现和突变检测技术，腺瘤数量超过 100 枚的患者的 *APC* 基因突变检出率接近 70%（图 7.1）。Leiden 开放变异数据库（LOVD）提供了在线的突变列表：http://chromium.liacs.nl/LOVD2/colon_cancer/home.php?select_db=APC。最常见的胚系突变类型是由无义突变或移码突变导致终止密码子提前出现。采用多重连接探针扩增技术（MLPA）能够在既往 *APC* 基因突变检测阴性的患者群体中发现有 4%～33% 存在部分或整个 *APC* 基因的缺失[11-13]。约有 75% 的 *APC* 基因胚系突变是从上一代遗传下来的，另外的 10%～25% 是新发突变[14]。通过更加敏感的检查技术发现新发突变患者群体中的11%～21%，其父母一方或患者本人存在 *APC* 基因镶嵌现象[15,16]。

此外，有研究显示，在那些不明原因的腺瘤数超过20枚的患者中，如果取2枚或以上的腺瘤DNA进行分析，*APC*基因致病突变的嵌合达25%～50%[17, 18]（图7.2）。

最后，在一小部分患者中会存在*APC*基因内含子深部突变或少见的错义突变[19, 20]。

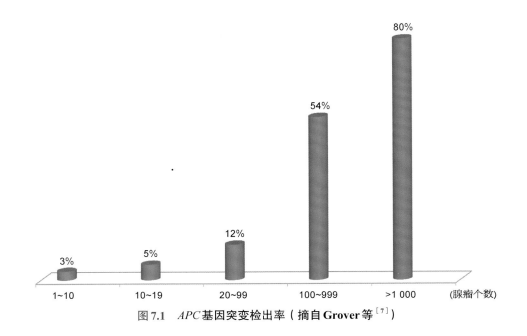

图7.1　*APC*基因突变检出率（摘自 Grover 等[7]）

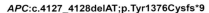
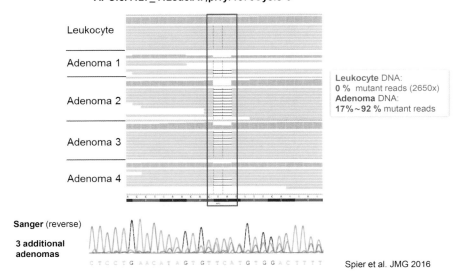

图7.2　*APC*基因嵌合现象：① 白细胞和腺瘤DNA的外显子测序数据（integrative genomics viewer），4个腺瘤中存在相同的*APC*基因突变，但白细胞DNA中不存在该突变；② 相应区域的Sanger测序（腺瘤4的DNA，反向序列）。图片来自Spier等JMG 2016

2 临床特征

APC 基因的胚系突变具有极其宽泛的临床表型谱，结直肠息肉的数量从数十枚到数千枚不等，同时还存在发生大肠外肿瘤的高风险。造成这种表型差异的一部分原因是 APC 基因胚系突变的位点与临床表现有一定相关性，虽然这种相关性还不是非常明确。

经典型 FAP 患者在 20 岁左右时结肠内已经存在大量的腺瘤性息肉，因此有必要在年轻时就进行结肠切除术。这些患者经常存在密码子 1250 ~ 1464 的突变，尤其是密码子 1309 的突变[21]。由于大多数肿瘤体细胞突变也发生在这些密码子中，这个区域也被称为突变密集区（MCR）[22]。如果不及时采取外科手术进行干预，绝大多数 FAP 患者将在平均 40 ~ 50 岁不可避免地发展为 CRC[23]。这些患者的癌变区域有 70% ~ 80% 位于左半结肠[24-26]。

十二指肠和壶腹周围区域是发生腺瘤的第二常见部位，发生率在 33% ~ 92%[27-30]。在荷兰的一项随访研究中，最初纳入该研究的 565 名患者中有 191 名（33.8%）被证实罹患十二指肠腺瘤性息肉病。有 102 名（18.1%）患者发生了胃底腺息肉病，24 名（4.2%）患者至少有一个胃腺瘤性息肉，且全部位于胃窦部[31]。

十二指肠癌是仅次于 CRC 的第二常见恶性肿瘤，终生风险至少为 3% ~ 5%[32, 33]。在随访过程中，它是仅次于 CRC 的第二常见的癌症死亡原因（7/33，21%）。在一项荷兰的队列研究中，与普通人群（十二指肠癌少见）相比，FAP 患者发生十二指肠腺癌或壶腹癌的风险分别高出 331 倍和 124 倍[34]。

有一种不很严重的中间表型（即数百枚息肉）与密码子 157 ~ 1595（MCR 之外）的突变相关❶。另外，部分存在 APC 基因突变的患者具有一种较轻的表型，腺瘤数少于 100 枚、息肉病和肠癌发病年龄均较晚，被称为衰减型 FAP（AFAP）。与经典型 FAP 相比，CRC 的平均发病时间晚 12 年。这些患者中的大多数突变位于 APC 基因的 5′端或 3′端以及 9 号外显子的剪接区域[21]。

然而要认识到的是，尽管在一些患者中基因型和表型之间显现出一定的相关性，但不能仅根据胚系突变的位置来预测患者的确切表型。即使在家系患者中具有相同的突变，腺瘤数量和 CRC 的风险也存在着差异[35-37]。

有些其他因素，如外部因素或遗传修饰因子等可能会影响 FAP 患者的腺瘤数量和大肠外肿瘤的风险。

一项对 419 例已证实携带 APC 基因的胚系突变患者的研究中，有两个以往 CRC 相关全基因组研究中发现的 CRC 相关 SNP（单核苷酸多态性）rs16892766（8q23.3）和 rs3802842（11q23.1）被证实与更多的腺瘤数量有关[38]。但另一项对 142 例 FAP 患者的研究分析结果未发现 CRC 相关 SNP（包括 rs16892766 和 rs3802842）对结直肠腺瘤数量产生影响。还有一项 FAP 队列研究中初步发现了两个 SNP 与 CRC 发病风险以及诊断年龄之间存在关联，但这种关联结果在第二个独立的队列研究结果中不能重现，因此作者们强调在

❶ 译者注：稀疏经典型。

将来寻找修饰因子时需要更大的样本量[39]。

近年来，有学者描述了一种具有高风险的表型，被称为胃腺癌及近端胃息肉病（GAPPS）[40]。更确切地说，具有以下特征的个体应考虑GAPPS的诊断：① 胃息肉局限于胃体和胃底；② 近端胃息肉多于100枚或GAPPS患者的一级亲属息肉多于30枚；③ 主要是胃底腺息肉（FGP），部分存在不典型增生；④ 常染色体显性遗传模式；⑤ 没有结直肠或十二指肠息肉病[41]。在2016年，这些患者被发现具有APC基因启动子1B区的胚系突变[42]。值得注意的是，在一些证实存在疾病相关启动子1B变异的患者中也存在结肠息肉病[41, 42]，因此这些患者也应该接受结肠镜筛查。有趣的是，GAPPS患者的结肠腺瘤与胃底腺息肉的组织化学特征是相似的[43]。

3 肠外表现

大部分FAP患者（70%）存在大肠外表现[21]。除CRC和十二指肠癌外，FAP患者可能发生的其他恶性病变还包括甲状腺肿瘤（乳头状，筛状-桑葚样变体；图7.3）、脑肿瘤（通常是髓母细胞瘤）、肝肿瘤（肝母细胞瘤）和胰腺肿瘤（胰腺母细胞瘤）[33, 41, 44]。在荷兰进行的一项最终平均随访到40岁的研究报道了大肠外肿瘤的发生状况：在582名APC基因突变携带者中有74名（12.7%）发生了十二指肠癌[31]；9例（1.5%，女性7例，男性2例）罹患甲状腺癌（乳头状），平均随访至33.5岁，其中1名78岁患者因甲状腺癌去世；4人（0.7%）罹患肝母细胞瘤；4人（0.7%）罹患膀胱癌；另有胰腺恶性肿瘤、恶性脑肿瘤和脑膜瘤各2例[31]。研究者并未建议采取甲状腺筛查和基于这些肿瘤发生率的进一步监测，因为这些监测对FAP患者的生存时间影响不大[31]。

10%～25%的FAP患者会发生另一种潜在的致命并发症，即硬纤维瘤。复发率高和局部浸润使硬纤维瘤成为FAP患者在接受预防性结肠切除术后最常见的死亡原因[45]。在荷兰进行的随访研究中，总体来看，硬纤维瘤是继结肠癌（25%）和心血管疾病（12%）之后第三常见的死亡原因（占所有死亡数量的11%，6/56）[31]。因硬纤维瘤死亡的平均年龄为40.5岁。

硬纤维瘤多见于腹部和小肠系膜，通常由创伤引起的，特别是手术[46]，但也见于肩带、胸壁和腹股沟区域[47, 48]。独立的危险因素还包括密码子1444远端发生的胚系突变、腹部手术以及硬纤维瘤的家族史[49]。

具有较少临床意义的大肠外表现包括诸如先天性视网膜色素上皮肥大（CHRPE），这在90%以上的FAP患者中会出现。此外，还有牙齿异常（牙齿缺失）、胃底腺息肉、骨瘤、Gardner纤维瘤（一种结缔组织的良性肿瘤）、肾上腺肿瘤（多数是无功能的肾上腺皮质腺瘤）以及身体任何部位的表皮样囊肿或脂肪瘤[9, 12, 21, 41, 50]。在荷兰队列研究中，随访证实脂肪瘤和骨瘤的发生率分别为1.9%（11例）和1.2%（7例）。

在尚未认识APC相关息肉病所具有的宽泛临床表现谱之前，FAP患者中除息肉病外，还具有一系列特殊大肠外表现的两种临床亚型曾被独立定义。Gardner综合征表现为成簇

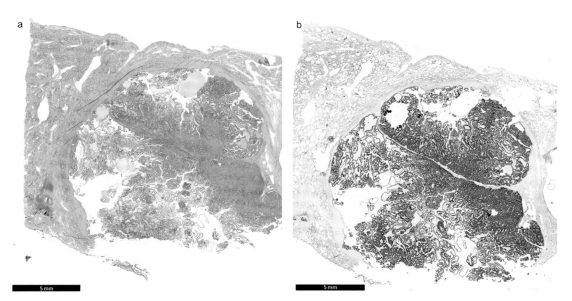

图 7.3　**FAP 患者经证实具有 *APC* 基因突变的甲状腺乳头状癌的筛状 - 桑葚样变体。WNT 途径上调引起的 β-catenin 核染色阳性（a. HE 染色；b. β-catenin 抗体的免疫组化染色）（荷兰莱顿大学医学中心 LUMC 的 Hans Morreau 教授提供，从以下网址获得 http://www.hereditarypathology.org）**

的表皮样囊肿、Gardner 纤维瘤、脂肪瘤和硬纤维瘤；而 Turcot 综合征的特征是甲状腺肿瘤和中枢神经系统（CNS）肿瘤[51]。由于这些诊断名称没有提到明确的遗传学特征，因此不应再使用。

4　*APC* 基因突变的检测

一般而言，*APC* 基因胚系突变的检出率在很大程度上取决于结直肠腺瘤数量、发病年龄和家族史。在腺瘤数量超过 100 枚的患者中，无论家族史如何，*APC* 基因胚系突变的发生率在 56%～ 82%；在腺瘤数量超过 1 000 枚的患者中，检出率上升至 76%～ 80%[7, 52]（图 7.1）。腺瘤数量在 20～ 100 枚的患者中，*APC* 基因突变率仍有 12%。但在腺瘤数少于 20 枚的患者中，检出率降至 5%，当然这也在很大程度上取决于诊断年龄：对于 20 岁的患者，*APC* 基因突变检出率为 38%，而 50 岁患者的检出率仅有 2%。CRC 的家族史，不会对腺瘤数量超过 100 枚患者的基因突变检出率产生影响，但会增加 50 岁、腺瘤数量在 10～ 19 枚患者的突变检出率至 11%[7]。

有些时候，部分患者，尤其是儿童，在其自身或他们的父母亲诊断出结直肠腺瘤之前就可能会出现大肠外表现。有几项研究已经分析了（单发或小样本病例）具有大肠外表现的患者是否具有潜在的 FAP 可能。

在一组 7 例明显散发性的 Gardner 纤维瘤（GAF）患者中，有 3 例（43%）检测出 *APC* 基因的胚系突变。这些 GAF 患者的临床表现比 APC 检测阴性患者更严重：① 呈多灶性；

② 体积较大无法切除[53]。另一项研究发现，FAP患者（包括散发性病例）的GAF中β-catenin染色的发生率高于整体水平（90% vs. 64%）[54]。另有1例先前没有被认识到来自FAP家系的1岁以前出现GAF患者被检测到携带致病性 *APC* 基因突变[55-57]。

一项荷兰研究，对1990—2009年间诊断的18个小儿硬纤维瘤样本进行了β-catenin的免疫组化和 *CTNNB1* 突变分析[48]。根据细胞核β-catenin染色结果进行选择后，在2例肿瘤中检测出了 *APC* 基因胚系突变，占总数的11%。这两个病例在诊断时分别为1.5岁和15岁，且均具有FAP或息肉病家族史（父母之一或兄弟姐妹患病），其余16例无家族史。

对于CHRPE目前还没有证据表明这可能是一种潜在的 *APC* 基因胚系突变的第一个表征。在1 745名接受眼底图像检查者（普通人群）中发现21名CHRPE患者（占1.2%），共25处病变[58]。由于它是先天性表型，所以年龄不是与CHRPE发生相关的因素，在这项队列研究中检出的年龄介于11个月与87岁之间。在这21名患者的临床记录中未发现任何证据考虑存在FAP以及Gardner和Turcot综合征。我们之前将4例没有息肉的CHRPE患者（分别为4岁、14岁、16岁和39岁）送往Leiden大学医学医院的诊断实验室进行 *APC* 基因突变检测，并未检测到 *APC* 基因的突变。FAP患者的CHRPE或色素性眼底病变表现与散发性CHRPE不同——经常是多发的或呈双侧[59]。需要对年轻伴发双侧CHRPE的患者进行更大样本的研究，以验证是否存在检出潜在相关 *APC* 基因胚系突变的可能。

Friedl等报道了1名儿童在被诊断为骨瘤时并没有呈现出结直肠表型，经检测发现存在新发 *APC* 基因移码突变[52]。

一项包含50名散发性肝母细胞瘤年轻患者的研究发现 *APC* 基因胚系突变比例高达10%，作者由此推断在相当一部分散发性肝母细胞瘤患者中，这种疾病是新发FAP的最初临床表现[60]。但另一项研究并没有发现这种关联，在29名散发性肝母细胞瘤患儿中未发现 *APC* 基因的胚系突变[61]。

总之，一个携带新发或者家族性 *APC* 基因突变的患者，可能首先表现为GAF、骨瘤、硬纤维瘤或肝母细胞瘤，但需要对这样的个体进行更大样本的研究。

5 肿瘤的特性

大约80%的散发性CRC中存在 *APC* 基因变异，另据报道有30% ~ 40%的CRC标本中存在染色体5q的杂合性缺失（LOH）[62]，由此推测 *APC* 基因突变是结肠肿瘤发生过程中的一个早期时间，且可能是启动事件。这也可能解释为什么存在一个 *APC* 基因胚系突变的患者主要形成结肠肿瘤，而较少发生其他部位的肿瘤。若要形成肿瘤，*APC* 基因的另一等位基因上需要发生二次打击，有时甚至是三次打击[63, 64]。APC蛋白通常与GSK3β结合，共同形成复合物来调节β-catenin蛋白的稳定性。该复合物的破坏将导致β-catenin水平的升高，继而激活参与细胞周期、细胞生长和调控细胞死亡的蛋白质（如 *CCND1*、*AXIN2* 和 *BIRC5*），这一过程被称为WNT信号通路[65]。对于腺瘤的生长而言，WNT通路激活是有促进作用的，但是激活过度会导致细胞凋亡或死亡[13]，因此需要保留部分有功能的 APC 蛋白。APC 蛋白中的 7 个 "20 氨基酸重复"（20 aa repeats）在降解 β-catenin 过程中发挥着核心作用[66]。一项腺瘤研究表明发生在 APC 基因的二次打击并不是随机的，而是取决于第一次打击即 APC 基因胚系突变位置，进而使这 7 个 "20 氨基酸重复" 中的 1 个或 2 个得以保留[67]。这种情况下引发的信号激活被认为会在不引起细胞死亡的情况下带来增殖优势，这一观点也被称为 "恰好假说"（just-right hypothesis）[67]。

与 APC/β-catenin 信号通路的关联也被证明存在于其他 FAP 相关肿瘤的发病过程，比如硬纤维瘤和甲状腺癌[68,69]（图 7.3）。

另一项针对息肉病患者腺瘤早期进展的研究，对 FAP 和 MAP 患者的结直肠腺瘤进行了全外显子测序（WES）和靶向分析[70]。总体而言，与 MAP 腺瘤（0.65 突变/Mb）相比，FAP 腺瘤的编码序列体系突变（0.16 突变/Mb，P<0.014）较少。正如之前的研究所示，与 MAP 相比，FAP 中更有可能是发生了抑癌基因 APC 的等位基因杂合性缺失，而不是点突变引起的功能缺失[71]。

目前发现在 FAP 腺瘤中存在着数个基因突变。除了 APC，另一个常见突变基因是 WTX 基因，突变发生率为 9%（6/69），该基因也参与调控 WNT 信号通路[72]。

细胞核 β-catenin 蛋白染色是大多数 FAP 相关肿瘤的特征性标志，并且可以用作预筛选工具。例如，在尚未形成腺瘤的年轻患者的大肠外肿瘤中发现此现象，可作为对其进行 APC 基因胚系突变分析的线索。大多数散发病例中，细胞核 β-catenin 染色主要是由于发生了体系 CTNNB1 基因突变。如果没有这类突变存在，则应考虑进行 APC 基因的胚系突变检测[73]。

第 8 章

腺瘤性息肉病综合征：
聚合酶校对相关息肉病

Adenomatous Polyposis Syndromes: Polymerase Proofreading-Associated Polyposis

Claire Palles, Andrew Latchford, Laura Valle

赵子夜，蒋宇亮　译

 摘　要

　　POLE 和 POLD1 基因分别负责编码聚合酶ε和聚合酶δ的主要亚基，发生于其核酸外切酶结构域（EDM）中的错义胚系突变已被发现是引起多发性结直肠腺瘤/腺癌的一种罕见病因，此类疾病被称为聚合酶校对相关息肉病（PPAP）。POLE 基因 EDM 的体系突变也见于约1%的结直肠癌（CRC）和约8%的子宫内膜癌。本章将讨论下述内容：两种酶的功能；迄今已发现的胚系变异种类及其致病性；携带这两个基因胚系或体系突变肿瘤的特点；PPAP患者的临床特征以及免疫疗法在携带 POLE 基因 EDM 变异患者中的潜在应用价值。

 关　键　词

　　PPAP；腺瘤性息肉病；核酸外切酶；聚合酶ε；聚合酶δ；DNA修复；遗传学检测；遗传咨询；遗传性癌

C. Palles (✉)
Institute of Cancer and Genomic Sciences, University of Birmingham,
Birmingham B17 9JA, UK
e-mail: c.palles@bham.ac.uk

A. Latchford (✉)
The Polyposis Registry, St Mark's Hospital, Harrow, London, UK
Department of Surgery and Cancer, Imperial College London, Harrow, London, UK
e-mail: andrew.latchford@nhs.net

L. Valle (✉)
Hereditary Cancer Program, Catalan Institute of Oncology, IDIBELL and CIBERONC,
Hospitalet de Llobregat, Barcelona, Spain
e-mail: lvalle@iconcologia.net

1　前言

2013 年，有多个具有显性遗传模式的结直肠息肉病家系被发现携带有 *POLD1* 或 *POLE* 基因核酸外切酶结构域（EDM）的两个胚系突变（*POLE* p.L424V 和 *POLD1* p.S478N）中的一个[1]。在对构建有等效突变的酵母菌株的观察中发现，这两种 EDM 变异均能够导致更高的突变率。因为 EDM 负责校正 DNA 复制过程中发生的复制错误，所以发生于该结构域中的突变影响了聚合酶 ε 和聚合酶 δ 的校对能力，进而导致突变率升高。

自 2013 年以来，多个研究小组已经发现了更多不同的 *POLE* 或 *POLD1* 基因 EDM 突变[2-11]。*POLE* 和 *POLD1* 杂合突变所导致的疾病现在被称为聚合酶校对相关息肉病（PPAP）。在 PPAP 病例中最常见的 EDM 胚系突变是 *POLE* p.L424V，然而一些其他的会影响 *POLE* 或 *POLD1* 的核酸外切酶功能区的错义突变也正在被发现和认识。在最初报道病例中认为 *POLD1* p.S478N 变异与患病无关，目前尚未发现更多携带病例。目前认为大约有 1% 的确证遗传性息肉病患者携带这两个基因的 EDM 疑似致病变异。

在大约 1% 的结直肠癌（CRC）和 8% 的子宫内膜癌中也存在 *POLE* 基因的 EDM 体系突变，而 *POLD1* 基因的 EDM 体系突变却极为罕见。TCGA（癌症基因组图谱）数据表明，携带 *POLE* 基因 EDM 突变的癌症除了具有较高的突变负担，还具有特定的突变标记——与碱基 T 相邻的碱基 C 高度倾向于发生 C>A 突变。该标记是人类癌症突变过程 COSMIC 数据库标记中的第 10 号标记（signature 10）[12]。*POLE* p.P286R 是最常见的体系突变，却从未在胚系突变中检出，然而另一个常见 *POLE* 基因 EDM 体系突变 *POLE* p.V411L 最近在表型类似于结构性错配修复缺陷（CMMRD）的患者中发现了。*POLE* 基因的体系突变也被视为 CMMRD 患者胶质母细胞瘤的复发性驱动事件[11]。

有两项研究表明携带 *POLE* 基因体系突变的患者预后良好，这被认为是肿瘤中的超突变导致大量新肽产生，继而引起免疫应答所导致的。至于此类患者接受单独手术还是结合抗 PD-1 等免疫疗法更加有益，针对此问题的临床试验正在进行中。

2　聚合酶 ε 和 δ 的作用

聚合酶 δ 和 ε 以及所有其他真核聚合酶均属于 B 族 DNA 依赖的 DNA 聚合酶。它们的主要功能是进行基因组复制。B 族聚合酶成员引起的核苷酸错误掺入率很低（$10^{-5}\sim10^{-4}$）[13]，它们的校对功能进一步提高了复制的保真度，从而使复制错误减少了约 100 倍[14]。真核 DNA 的复制由三种酶负责：聚合酶 α、聚合酶 δ 和聚合酶 ε。聚合酶 α 在复制起点和冈崎片段启动复制，但只能进行有限的 DNA 合成。在 DNA 复制启动后，聚合酶 δ 和聚合酶 ε 中的一个接管复制过程并从起始位点进行延伸。目前最为公认的复制模型认为在正常条件下聚合酶 ε 负责合成前导链，聚合酶 δ 负责合成后随链。该模型获得了酿酒酵母菌株 *pol3-L612M msh2Δ* 研究数据的支持。pol3-L612M 具有更高的突变率，而对于进行复制链研究重要的是，其具有对特定错配的低保真度。L612M Polδ导致 T–G 错配的概率比引起其互补模板发生 A–C 错配的概率至少高 28 倍。同样，L612M Polδ 删除 T 碱基的可能性比删除 A 碱基的可能性高 11 倍。McElhinny 及其合作者[15]想到利用这个互补错配率的偏倚来确定 L612M Polδ 使用哪个碱基，进而确定其使用哪条链作为模板。通过比较前导链和后随链的复制错误，McElhinny 及其合作者[15]确定 L612M Polδ 进行的 DNA 合成中有 90% 以上使用了后随链作为模板（图8.1）。

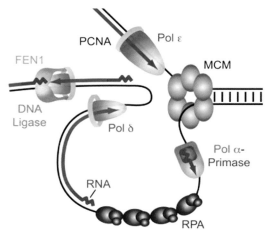

图8.1　最受公认的复制模型，其中聚合酶ε负责前导链的复制，聚合酶δ负责后随链的复制（摘自 **McElhinny** 等[15]）

3　聚合酶 δ 和聚合酶 ε 的核酸外切酶结构域（EDM）

迄今为止鉴定出的所有聚合酶都具有相同的组成结构，即由指状结构域、拇状结构域和掌状结构域共同构成聚合酶结构域。此外，B族聚合酶还具有核酸外切酶结构域（EDM）和 N 端结构域（NTD）。聚合酶ε和聚合酶δ的 EDM 分别由 *POLE* 基因（NM_006231）的 268 ～ 471 位密码子和 *POLD1* 基因（NM_002691）的 304–517 位密码子编码。人类的这两种蛋白的 EDM 均包含 5 个高度保守的 EXO 模体（图8.2）[13]。聚合酶以从 5′ 到 3′ 的方向合成新的 DNA 链。聚合酶ε和聚合酶δ的聚合酶相关核酸外切酶活性具有 3′ ～ 5′ 极性，这使得这些聚合酶能够去除错误掺入的核苷酸。复制过程中，聚合酶ε和聚合酶δ能够在聚合模式和编辑模式之间进行切换。新生链的 3′ 端在编辑模式下与核酸外切酶活性位点接触，而在聚合模式下则与聚合酶活性位点接触[13]。错配的碱基会阻挡聚合酶指状结构域与就位的三核苷酸磷酸结合并导致聚合反应暂停，从而使错配碱基移动到相距 30Å 的 EDM。

对 EDM 多个位点重要功能的分析研究借助如下方法得以开展：对目标基因的 Klenow 片段 EDM 进行定点诱变然后对突变体进行表型分析，目标基因包括大肠埃希菌聚合酶 1、酿酒酵母 *POL2* 基因（*POLD1* 同源基因）和粟酒裂殖酵母 *POL3* 基因（*POLE* 同源基因）[16–18]。Murphy 等[17]利用诱变筛选技术对"突变株"进行了鉴定。他们首先将突变型 *POL3* 基因整合到 *HIS7*（参与组氨酸生物合成）基因突变株的染色体 *POL3* 基因中，如果某突变株获得了在缺乏组氨酸培养基中存活的能力，表明其突变型 *HIS7* 基因得以复原。上述操作的理由在于，与野生型聚合酶相比，突变型聚合酶可能具有更强的还原 *HIS7* 基因突变的能力。该原理也是使用波动测定法（fluctuation assay）研究患者所携带突变表型的基础，从而确定突变的功能效应及其致病性。

在标记DNA底物降解评估实验中，核酸外切酶活性位点突变*POL3* p.D321和*POL3* p.E323（相当于*POLE* p.D275和p.E277以及*POLD1* p.D316和p.E318）几乎导致酶活性的完全丧失以及极强突变表型。正如Derbyshire和Murphy所证明的那样，EDM内其他残基的突变也导致相似的表型，如Murphy等在突变筛选中鉴定出的*POLE* p.L424V等价突变*POL3* p.479[17]。

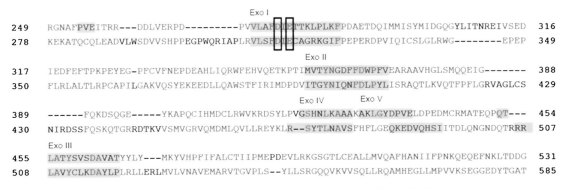

图8.2 人*POLE*基因和*POLD1*基因的EDM。*POLE*：NM_006231在第1行显示，*POLD1*：NM_002691在第2行显示。两种酶的Exo模体以黄色突出显示，方框显示为Exo 1模体中的核酸外切酶活性位点残基。序列比对应用cobalt工具（https://www.ncbi.nlm.nih.gov/tools/cobalt/re_cobalt.cgi）

4　在*POLD1*基因和*POLE*基因EDM鉴定出的胚系突变

表8.1显示了用以筛查*POLE*基因和*POLD1*基因EDM胚系突变患者的特征（2017年5月发表）。从表8.1可以看出，接受筛查的大多数患者具有与首次报道*POLE/POLD1*基因EDM突变患者的相似表型，即结直肠癌/息肉病或家族性结直肠癌。部分文献仅描述文献[1]中报道的特定突变位点的检测，而另一些研究则描述了对*POLE/POLD1*基因所有编码区的筛查结果。对*POLE*基因EDM的筛查也被应用在家族性皮肤恶性黑色素瘤[2]和多肿瘤类型家系[6,7]的外显子组测序研究中。

表8.2显示了截至2017年5月已发布的*POLD1/POLE*基因EDM变异。此表是文献[19]中表格的更新版本。其中，*POLE* p.L424V在21个PPAP家系中检出，*POLD1* p.D316G、p.D316H、p.L474P和p.S478N在另外7个家系中检出，其他变异仅见于单个病例或家系。

灰度显示的变异目前缺乏酵母突变率或生化分析等功能证据的支持。将其罗列在此的目的在于强调，确定已知功能蛋白质结构域变异的致病性方面仍然存在挑战。除外功能性突变（具有致病性），可能还存在*POLE/POLD1*基因EDM的罕见变异，它们的致病可能性较小。*POLE* p.D287E最有可能是不致病的，因为它与疾病状态不存在共分离关系。与*POLD1* p.G321S一样，它们都是在疑似Lynch综合征和MSI（微卫星不稳定）癌症病例中发现的胚系突变。尽管迄今为止尚无法检测携带者所有肿瘤的微卫星状态，但大多数具有经证实的*POLE/POLD1*基因EDM致病性胚系突变的病例都罹患微卫星稳定的癌症。*POLE*

基因体系突变有时确实与微卫星不稳定同时存在（请参阅肿瘤特征部分）。尽管有明确的 EDM 胚系致病性突变携带者实例[5, 57]，但并不多见，因此在微卫星不稳定肿瘤患者或无息肉病表型的患者中新鉴定出的胚系 *POLE/POLD1* 基因 EDM 变异需要特别仔细的解释。如果要对筛查策略和治疗方法进行进一步的细化（请参阅本章后面内容），则需要对 *POLE* 和 *POLD1* 的胚系和体系突变进行仔细分类。

在有 1% ~ 2% 的结直肠息肉病或家族性肠癌病例中检测到具有致病性功能证据的突变。在某些特定人群中，PPAP 可能更罕见。Esteban-Jurado 等[20]对 155 例多发息肉或早发性结直肠癌病例进行了筛查，未检测到任何 *POLE/POLD1* 基因 EDM 胚系突变。从表 8.1 可以看出，迄今为止确定的大多数携带者都具有结肠表型（息肉病或癌症），但是其他类型癌症的存在似乎是突变特异性的，并且 *POLE* 基因 EDM 变异携带者的结肠腺瘤/息肉负荷比 *POLD1* 基因 EDM 变异更高。在 *POLD1* 基因和 *POLE* 基因 EDM 的大多数胚系突变位点（8/11）也可以发生体系突变，但在 TCGA 数据库中仅存在于 1/4 的癌症标本中（*POLE* p.V411L 的发生频率较高，将在下面进行讨论）。这 8 个见于胚系和体系变异中的 5 个来自体系突变病例的超突变肿瘤组织（超过 600 个突变）。从表 8.2 可以看出，影响相同氨基酸的不同胚系和/或体系突变导致不同的氨基酸替换，这可能导致肿瘤的突变率明显不同。最常见的体系突变 *POLE* p.P286R 目前尚未见于胚系突变，但如表 8.2 所示，另一个常见体系突变 *POLE* p.V411L（在 TCGA 肿瘤中观察到 26 次）最近在一个 CMMRD 表型患者中检测到。患者的健康母亲没有携带此突变，且患者的健康父亲据推测也没有携带该突变，虽然他的 DNA 无法获得用于基因检测。最可能的解释是发生了新发（*de novo*）突变。*POLE* p.L424V 的新发突变也有报道[10]。该患者的表型与 CMMRD 非常相似却不同于目前报道的其他 PPAP 患者，这提示我们对具有类似表型却无错配修复基因突变的患者应将 *POLE/POLD1* 基因 EDM 纳入筛查范围。在 CMMRD 患者的胶质母细胞瘤中，*POLE* 基因体系突变也被视为复发驱动事件。与这些患者中的其他肿瘤相比，胶质母细胞瘤是超突变的、没有拷贝数变异且微卫星稳定[21]。

5 肿瘤特征

除了 *POLE/POLD1* 基因胚系突变携带者的肿瘤，*POLE* 基因校对结构域体系突变也见于 6% ~ 12% 的子宫内膜癌[22-25]、1% ~ 2% 的结直肠肿瘤[26-28]和少量胃、胰腺、脑、乳腺和卵巢肿瘤[18, 29, 30]。由于尚未发现的原因，*POLD1* 基因校对域体系突变较之 *POLE* 基因更为罕见（由 Rayner 等综述）[19]。

5.1 分子特征

聚合酶 ε/δ 校对功能对于复制保真度是至关重要的，因此，其功能被致病杂合变异破坏时会导致肿瘤超突变表型，无论该变异是胚系还是体系突变。这些肿瘤的突变发生率通常超过 100 个突变/百万碱基。此外，核苷酸变化谱与有/无 MSI 肿瘤中观察到的突变谱

表 8.1　鉴定或筛查到结直肠腺瘤/患者胚系 EDM 变异的文献汇总

参考文献	受检病例类型	发现集	验证集	发现集基因分型/测序方法	验证集基因分型/测序方法
Palles 等[1]	罹患 10 个或以上结直肠癌且诊断年龄小于 60 岁的家系病例	15 个先证者另外 5 个亲属	3 805 个病例，6 721 个对照。病例样本均有早发结直肠肿瘤或多发腺瘤家族史。大多数病例 MMR 正常	全基因组测序 WGS	竞争性等位基因特异性 PCR（KASP 基因分型）
Rohlin 等[8]	有多个 CRC 病例以及其他多部位恶性肿瘤（子宫内膜、卵巢、脑、胰腺和胃）患者的单个家系	4 个受累家族成员	不适用	外显子测序 WES	不适用
Valle[10]	• 未检出已知 CRC 易感基因致病变异的家族性和/或早发性大肠癌和/或息肉病患者 • 无特征的遗传性 CRC 和/或息肉病先证者	612 个 1 型病例 246 个 2 型病例	不适用	针对 POLD1 p.S478N 和 POLE p.L424V 的竞争性等位基因特异性 PCR（KASP 基因分型）用于 1 型病例；包含 POLD1 p.S478N 和 POLE p.L424V 的外显子 Sanger 测序用于 2 型病例	不适用
Aoude 等[2]	皮肤恶性黑色素瘤家系病例	34 个先证者另外 53 个亲属	1 243 个先证者	WGS 或 WES	针对 POLE 基因的离子流靶向测序
Chubb 等[4]	早发 CRC 家族病例，MMR 系统正常或缺陷	626	不适用	WES	不适用
Elsayed 等[5]	• 息肉病患者 • 家族性 CRC 患者	485 个 1 型病例 703 个 2 型病例		竞争性等位基因特异性 PCR（KASP 基因分型）对 POLD1 p.S478N 和 POLE p.L424V 进行基因分型	

（续表）

参考文献	受检病例类型	发 现 集	验 证 集	发现集基因分型/测序方法	验证集基因分型/测序方法
Hansen 等[6]	有多个CRC病例以及其他多部位恶性肿瘤（脑、膀胱、胰腺和胃、肺、前列腺）患者的单个家系	14个受累或不受累的家系成员	95个符合Amsterdam标准却未检出已知CRC易感基因致病变异的CRC家系	WES	针对POLE基因的Haloplex靶向测序
Spier 等[9]	• 息肉病患者 • 家族性CRC患者	219个1型病例 47个2型病例	不适用	illumina靶向测序检测POLE、POLE2、POLE3、POLE4、POLD1、POLD2、POLD3、POLD4基因；在75个息肉病患者中应用WES	不适用
Bellido[3]	• 家族性MMR正常CRC病例 • 结直肠息肉病病例	456个1型病例 88个2型病例	不适用	从合并DNA样本中扩增POLE基因外显子9~14和POLD1基因外显子6~12并应用Hiseq-2000进行测序。去卷积和确认变异应用Sanger测序完成	不适用
Jansen[57]	疑似Lynch综合征	62	不适用	离子流测序检测MLH1、MSH2、MSH6、PMS2、POLE和POLD1基因的编码区	不适用
Wimmer[11]	单个病例报道	疑似原发性错配修复缺陷综合征患者	不适用	POLD1和POLE基因EDM区域Sanger测序	不适用
Esteban-Jurado[20]	• 息肉病患者 • 家族性CRC患者 • MMR缺陷CRC病例	83个1型病例 59个2型病例 13个3型病例	不适用	Sanger测序检测POLD1和POLE基因全EDM区域以及部分侧翼内含子序列（POLE基因内含子9、11、13全长和内含子8、10、12、14部分区域，POLD1基因内含子7、8、9、11全长和内含子10、12、13部分区域）	不适用

表 8.2　已在 POLE 和 POLD1 基因 EDM 中鉴定到的胚系突变

胚系突变（参考序列）	变异致病性支持证据					携带者（非同卵双生）	中位诊断年龄（岁）	癌症 % 携带者					% 携带者		其他癌症/表型	TCGA 中相同氨基酸的体系错义突变		
	保守性	Phylop 评分 a	体外聚合酶活性检测 b	与肿瘤分级相关	肿瘤错配修复缺陷 c			CRC	内膜癌	乳腺癌	十二指肠癌	其他胃肠道息肉	十二指肠 A/P	结肠 A/P		突变	类型（特异性肿瘤类型及影响）	胶质瘤中突变频率
pole																		
P282S (844C_T)	Exo I 模体	2.6	NR	NR	NR	1 (1)	55								皮肤恶性黑色素瘤、Merkel 细胞癌 [2]	P282L	胶质瘤 (1)	1 226
D287E (861T_A)	exo I 侧翼模体	0.4	NR	NR	No	5 (4)	61 (48~73)	20							皮肤恶性黑色素瘤、非霍奇金淋巴瘤、乳腺癌、腺癌、鳞癌 [2,57]	D287E	DLBC (1)	466
W347C (1041G_T)	exo 模体以外	2.71	是 [2]	NR	No e	11 (1)	49 (14~70)	0	0	0	0	0	NA	NA	前列腺、皮肤及葡萄膜恶性黑色素瘤 [2]	W347G	乳腺 (1)	1 086

（续表）

遗传变异（其他命名）	变异致病性支持证据						携带者数量（非重复携带者）c	中位诊断年龄范围（岁）	癌症 % 携带者						% 携带者		携带者其他疾病表型	参考文献	TCGA 中相同氨基酸错义突变的体系突变		
	名称	PhyloP 评分 a	是否为生殖细胞突变	是否在不同物种中保守 b	与家系中疾病共分离 c	可能为新发或遗传（与先证者关系）			CRC	卵巢癌	胰腺癌	十二指肠癌	胃癌	硬纤维瘤	十二指肠 A/P	结肠 A/P			错义变异	癌类型（体系突变数量）	氨基酸中位突变数
N363K (1089C_A)	Exo Ⅱ模活体激活位点	4.9a	NA	NR	是	是	12 (1)	41 (28~56)	75	17	0	0	25	0	NA	83	胰腺	[7]	N363D	CRC (1)	351
D368V (1103A_T)	Exo Ⅱ模活体激活位点	5.13	NR	是[58]	NR	是	1 (1)	47	100	0	0	0	0	0	0	0	无	[4]	NR		
V411L (1231G_C)	Exo Ⅳ侧翼	2.66	NR	是[18]	NA	NA	1 (1)	14	100	0	0	0	0	0	100	100			V411L	CRC, 子宫内膜癌, 胃, 髓母细胞瘤 (26)	3 383 (112~10 498)
L424V (1270C_G)	Exo Ⅳ模活体激活位点	2.66	是[17]	是[18]	是	是 2个新发携带者	48 (21)	39 (16~64)	61	2	2	2	2	4	19	92	少突胶质细胞瘤、神经内分泌癌	[1, 4, 5, 7, 9, 10]	L424V	子宫内膜癌, 非小细胞肺癌, 乳腺癌 (4)	770 (49~6 761)
P436S 1306C_T	exo Ⅴ模体内	3.53a	NA	NA	NA	新发	1 (1)	31	100	0	0	0	0	0	100	100	无	[9]	P436S P436R P436H	甲状腺 CRC 膀胱 (3)	411 6 541 13

（续表）

潜在 APC 变异（核苷酸）	影响	PhyloP 得分a	在体外降低保真度b	酵母菌突变率b	与癌症分子流行病学关联	携带者数量（非先证者量）c	先证者诊断年龄范围（岁）	CRC	脑肿瘤	卵巢癌	十二指肠癌	胃癌	恶性胶质瘤	十二指肠 A/P	结肠 A/P	携带者其他肿瘤类型	参考文献	突变	肿瘤类型（病例数量）	突变残基数
R446Q (G1337_A)	Exo V 侧翼	2.66	NA	NA	NR	1	38									皮肤恶性黑色素瘤	[9]	R446Q R446W	肺（鳞癌） CRC (2)	274 287
Y458F (1373A_T)	Exo III 模激活体位点	4.97	是[16]	NA	是	13 (2)	48 (38~63)	62	0	0	15	8		NA	62	腺癌	[6]	Y458H	子宫内膜癌 (1)	5 502
pol δ																				
D316G (947A_G)	Exo I 模催化残基	1.93	是[16,58]	是[17]	是	2 (1)	61 (58~64)	50	100	50	0	0	0	0	50	无	[3]	D316N	胃 (1)	6580
D316H (946G_C)	Exo I 模催化残基	1.16	是[58,16]	是[17]	是	2 (1)	51 (44~57)	50	0	50	0	0	0	0	100	间皮瘤	[3]	D316N	胃 (1)	6580
G321S (961G_A)	Exo I 模样体	2.38	NA	NA	NR	1	41	100	0	0	0	0					[57]	NR		
R409W (1225C_T)	exo II 侧翼候选体	2.26	NA	NA	NA	1 (1)	32	100	0	0	0	0	0	0	100		[3]	R409W R409Q	宫颈 (1) CRC, 皮肤黑色素（非瘤）(3)	101 206 (73~435)

（续表）

突变（氨基酸改变）	变异致病性支持证据					携带者数量（非胚系突变量）c	诊断时年龄范围（岁）	癌症 % 携带者						% 携带者		其他肿瘤类型或癌症	参考文献	TCGA 中相同氨基酸突变的体系错义突变		
	证据	PhyloP 得分 a	酵母功能测定	对人细胞功能的影响 b	与其他证据的吻合度			CRC	子宫内膜	胰腺	十二指肠	胆囊	脑/胶质瘤	十二指肠 A/P	胃窦 A/P			胆道癌	错义（结肠癌、胃腺癌、胰腺等）	子宫内膜癌
L474P (1421T_C)	Exo IV 模体 L424V 的同源变异	1.92	是 [17]	是 [18]	是	6 (2)	40 (23～52)	67	33	0	0	0	0	0	17		[3,10]	NR		
P327L (981C_G)	exo I 侧翼模体	2.16	是 [32]	是 [18]	NA	1 (1)	70	0	0	0	0	0	0	0	100		[1]	NR		
S478N (1433G_A)	Exo IV 模体	1.19	是 [1]	NA	是	11 (3)	35 (26～52)	45	36	0	0	0	0	0	91	星形细胞瘤	[1,4]	S478R	食管–胃 (1)	

注：灰色所示变异目前缺乏致病性体外实验证据（对核酸外切酶功能进行验证的酵母突变率测定或生化分析）。

A/P：腺瘤或息肉；CRC：结直肠癌；NR：未报道。

a PhyloP（系统发育保守性）评分通过应用比对46种脊椎动物序列的dbNSFPv23计算每一个核苷酸得来。如果一个变异定位于密码子的第三个碱基位置，那么该密码子的平均PhyloP评分会给予显示。

b 数据来自B族聚合酶功能研究。

c 报道数据截止到2017年5月。平均诊断年龄是指诊断癌症或腺瘤的年龄中较早的一个。

d Pole相应残基的功能研究。

e 6个变异携带者未患病。

不同，表现为 TCT 组合中 C→A 转换率增加 100 倍以及 TCG 组合中 C→T 转换率增加 30 倍[12, 18, 22]。这一现象导致了强烈的特定氨基酸替换偏差：丝氨酸过度替换为酪氨酸和亮氨酸、精氨酸过度替换为异亮氨酸和谷氨酰胺、谷氨酸替换为终止密码子[18]。与突变负荷相比，校对突变相关肿瘤表现出很少的拷贝数变化[22, 23, 26, 27]。

聚合酶校对突变肿瘤的突变数量有相当大的差异，并且有证据表明特定的校对突变对突变谱具有不同的影响[18, 22, 31, 32]。有人提出，超突变的严重程度和 G ：C>T ：A 转化的相对量可能与核酸外切酶活性所需 Exo 模体内 / 附近的残基改变程度有关[22]。

聚合酶校对缺陷相关突变谱造成癌基因和肿瘤抑制基因中独特的错义突变和截短突变模式。因此，在 MSI 或 MSS（微卫星稳定）肿瘤中很少见的突变可见于校对突变相关癌症，包括 *PIK3CA* p.R88Q、*PTEN* p.R130Q、*TP53* p.R213X、*APC* p.R1114X、*APC* p.Q1338X、*MSH6* p.E946X、*MSH6* p.E1322X 和 *FBXW7* p.E369X 等[1, 18, 22, 26, 27, 33]。

由 *POLE/POLD1* 基因校对结构域胚系突变引起的大多数肿瘤都是微卫星稳定的。然而，在一些病例中仍检测到微卫星不稳定性和 / 或错配修复基因突变[5, 21, 23, 26, 33, 34]。在这些病例中，尽管尚未通过实验确定其因果关系，但最有可能的是，校对活性不足会导致一个 DNA 错配修复（MMR）基因发生二次突变，从而导致 MSI，而不是相反的过程（即 MMR 缺陷是聚合酶校对突变的原因），因为在编码聚合酶 EDM 序列内没有微卫星。尽管这些肿瘤囊括了校对缺陷和 MMR 缺陷，可能导致突变率超过了肿瘤适应性（fitness）的最大值[35, 36]，但其实际突变率与没有额外 MMR 缺陷病例的突变率相似（TCGA 数据，未展示）。如前所述[19]，了解两个修复缺陷的时机和克隆性并检查导致持续生存能力的"抗突变基因"突变的存在是有意义的，如酵母研究所示[37, 38]。

POLE/POLD1 基因被认为是非经典的肿瘤抑制基因。二次打击（如杂合性缺失或突变）在肿瘤中并不常见，而无论何时进行检测，通过免疫组化都可以检测到蛋白质表达的变化[1, 5]。从功能角度来看，降低 50% 校对活性的 *POLE/POLD1* 基因杂合突变足以增加突变的频率。然而，仍然不确定这是否足以摧毁 MMR 系统[31]。

5.2 预后、免疫反应和治疗目标

POLE 基因校对体系突变的存在与子宫内膜癌[23-25, 34, 39, 40]、胶质母细胞瘤[30] 和结直肠肿瘤[28] 的良好预后相关，尽管此类癌症通常是高级别肿瘤。在被验证（和报道）之前，在聚合酶校对胚系突变相关肿瘤中也预计有同样的观察结果出现。

受到 *POLE* 基因突变肿瘤良好预后以及发现其存在惊人高密度肿瘤浸润淋巴细胞（TIL）且常伴有 Crohn 样反应的鼓舞，研究人员推测是免疫系统控制着肿瘤的生长且成为这些肿瘤预后良好的主要原因[22, 24, 40, 41]。先前的研究已证实，肿瘤错义突变可导致 MHC-1 分子呈递抗原新表位，从而激活 T 细胞介导的细胞毒性作用[42-44]。实际上，*POLE* 基因突变肿瘤的特征正是 CD8+ 淋巴细胞浸润，这是一个 T 细胞浸润和细胞毒性 T 细胞效应标志物上调的基因特征[28, 45]。此外，高突变负荷导致校对突变肿瘤比其他肿瘤具有更多的抗原肽[39, 45]。图 8.3 以子宫内膜癌为例，展示了校对突变、免疫应答和良好癌症预后之间的关联机制[46]。

免疫检查点抑制是一种相对较新的治疗策略，已在癌症治疗中显示光明的前景。特别是在MMR缺陷的CRC中观察到了显著的应答率[47]，此类肿瘤的特征是突变率高及其导致的新表位高负荷，使其具有更高的免疫原性（见第23章）。基于聚合酶校对突变肿瘤与

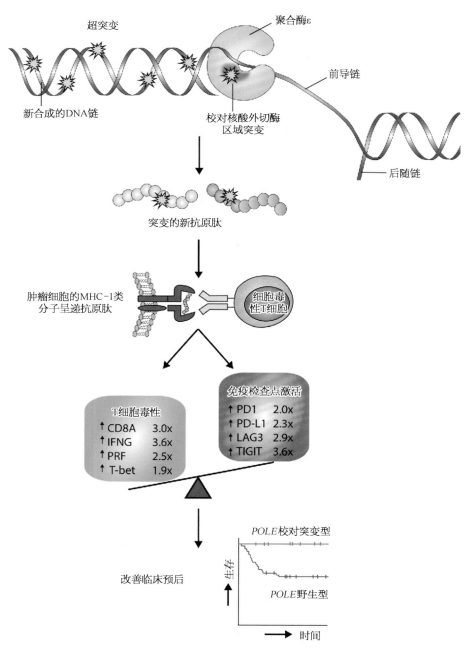

图8.3 将聚合酶校对突变、免疫应答和良好癌症预后联系起来的可能机制。以子宫内膜肿瘤中的*POLE*基因突变为例（摘自 Van Gool 等[46]）

之相似甚至更加突出的免疫原性，以及CD8$^+$淋巴细胞浸润现象，可以预期其对免疫疗法应有良好的反应。此外，校对突变肿瘤显示出编码免疫抑制检查点基因的上调，如PD-1（程序性细胞死亡蛋白1）、PD-L1（PD-1配体1）、CTLA4（细胞毒性T淋巴细胞相关抗原4）、LAG3（淋巴细胞激活基因3）、TIM3（T细胞免疫球蛋白黏蛋白受体3）和TIGIT（具有免疫球蛋白和ITIM结构域的T细胞免疫受体）[28]，使其对免疫检查点抑制剂特别敏感。即使存在转移，检查点抑制剂对胚系/体系多聚酶校对突变肿瘤的疗效已在多种肿瘤类型中获得验证[48, 49]。如在黑色素瘤中报道的那样[51]，对更多患者的渐进治疗和/或将其纳入临床试验将会揭示免疫阻断疗法在治疗这些肿瘤以及对这些药物产生耐药性的机制中展示出其真正的潜力[19, 50]。另外，最近被证明可以增强免疫检查点抑制作用的免疫阻断+放疗的联合疗法[52, 53]，可能值得在临床试验中进一步探究。

6　临床特点

聚合酶校对相关息肉病（PPAP）在2013年被首次描述[1]。Palles及其同事描述了三个家系（其中两个携带*POLE*基因突变，另一个携带*POLD1*基因突变），共包含23个受累个体。13人罹患结直肠癌，19人罹患多发性腺瘤，累计腺瘤数量在5～68个。*POLE*基因突变携带者中未观察到结肠外肿瘤，而*POLD1*基因突变家系中，子宫内膜癌也是一个特征性肿瘤，诊断的中位年龄为45岁。其中1名*POLD1*基因突变携带者罹患两种原发性脑肿瘤。

随后，Bellido及其同事报道了携带相同*POLE*基因胚系突变和其他*POLD1*基因突变的队列并总结了他们的表型数据[3]。共有自29个家系的69名携带者纳入分析。总的来说，PPAP的表型特征包括结直肠衰减型腺瘤性息肉病（>80%的*POLE*基因和60%的*POLD1*基因突变携带者罹患≥2个腺瘤；平均为16个腺瘤）、结直肠癌（60%～64%的携带者）以及可能的脑肿瘤（6%）。有关上消化道的表型数据有限。在接受上消化道内镜检查的14例*POLE*基因突变携带者中，有57%检测到十二指肠腺瘤。除肠道表型外，*POLD1*表型谱还包括子宫内膜和乳腺肿瘤（分别占女性携带者的57%和14%）。所有21个未罹患癌症的*POLE*/*POLD1*基因突变携带者均具有结直肠腺瘤切除病史，表明结直肠表型强烈或完全。随着未见于Bellido等摘要中新突变的发现，*POLE*基因突变携带者的表型已经被扩展[3]。Rohlin等于2014年描述了一个大家系，该家系表现出肠道/肠外肿瘤的高度外显现象，包括结肠、子宫内膜、卵巢、脑和胰腺。该家族中鉴定出的突变也位于校对EDM中[8]。最近，Hansen等在另一个家系中进一步扩展了该表型谱，除了结直肠癌、卵巢癌、胃癌和小肠癌也被观察到。此外还发现3例早发性胰腺癌。该新突变同样位于*POLE*基因EDM中[6]。具有不同表型新突变的发现使一些人推测*POLE*基因可能存在基因型-表型相关性。最近的一例病例报告还强调了一个新的*POLE*基因EDM突变可能倾向于具有更严重的表型。

Wimmer及其同事描述了一个罹患息肉病和乙状结肠癌的14岁男孩，这是目前报道的最年轻的PPAP癌症患者。有些不同寻常的是，该患者具有一些与CMMRD有关的临床特征，即多发牛奶咖啡斑和一个毛母质瘤（pilomatricoma）[11]。尽管有关*POLE*基因型-表型相关性的前景很吸引人，但数据量过小导致无法得到任何有意义的结论。另外，EDM外的致病胚系突变已经见于一名具有CRC家族史的年轻CRC患者[20]。

尽管我们对基因型和表型的理解有所提高，但有关PPAP患者的数据仍然很少，目前很难得出有意义的关于癌症外显率的结论。这些结论无疑还受到研究中确定性偏倚的进一步干扰。该疾病表型似乎与轻表型腺瘤性息肉病综合征和Lynch综合征有所重叠。与Lynch综合征不同的是，PPAP相关癌症通常是微卫星稳定的，起源于染色体不稳定并在诸如*APC*基因和*KRAS*基因中存在驱动突变。

7 临床治疗

7.1 基因检测

目前尚无明确的建议可指导应对哪些人进行遗传学检测来寻找PPAP基因突变。有关PPAP的表型数据有限，因此很难提出确切的建议。Bellido及其同事曾提出了基因检测的标准[3]（表8.3）。然而，随着二代测序和多基因检测组合在癌症和息肉病评估中的广泛使用，可能不再需要严格的检测标准。对于那些识别出致病性突变的家系，可以进行预测性基因检测。同样，对于应该在多大年龄进行检测还没有达成共识，但是鉴于表型数据，在14～16岁进行预测性检测似乎是合理的。

表8.3 基因检测推荐标准[3]

POLE	POLD1
衰减型腺瘤性息肉病 Amsterdam I标准（仅有CRC） CRC/寡息肉病患者<50岁 CRC/寡息肉病且有一级亲属罹患CRC年龄<50岁	衰减型腺瘤性息肉病 Amsterdam Ⅱ标准（CRC和EC） CRC/寡息肉病患者<50岁、EC患者<60岁 CRC/EC/寡息肉病患者且一级亲属CRC<50岁或EC<60岁
CRC/寡息肉病且有2名或更多一级/二级亲戚罹患CRC，不论年龄	CRC/EC/寡息肉病且有2名或更多一级/二级亲戚罹患CRC或EC，不论年龄

注：5～20个腺瘤为寡息肉病；20～100个腺瘤为衰减型息肉病。

7.2 监测

尚无关于PPAP临床治疗的共识，这再次反映了表型数据的匮乏以及对癌症外显率缺乏确切的认识。然而鉴于在20岁后出现结直肠腺瘤的表现以及从30岁起CRC的风险增加和多重性表现，建议进行结肠镜监测。目前认为合理的做法是从18岁开始每1～2年进行一次结肠镜检查[3,54]，尽管Wimmer等[11]建议*POLE* p.Val411Leu突变携带者可能需要提早检查时间。是否需要进行预防性手术取决于患者的表型，这也决定了预防性手术干预的方式。这种决策可以基于在FAP中已经采用的表型参数[55]；根据该指南，大多数需要进行预防性手术的PPAP患者似乎更适合接受结肠切除+回肠直肠吻合术。对于已经罹患CRC的PPAP患者应该采取何种手术方式，目前没有更好的推荐。至于应采用肠段切除还是扩大切除，应根据个体的结直肠表型、预测的功能改变以及可能的异时性肠癌风险加以判断。

十二指肠腺瘤的高患病率和十二指肠癌的报道表明，对PPAP患者的上消化道监测应参照在FAP患者中的做法。这将包括从25岁开始进行上消化道内窥镜检查（通常使用侧视内窥镜检查），其监测间期根据Spigelman分期和壶腹病变的有无决定（表8.4a、表8.4b）。

表8.4a　根据Spigelman分期的上消化道监测推荐

	分 值 分 配		
	1	2	3
息肉数量（个）	1～4	5～20	>20
息肉大小（mm）	1～4	5～10	>10
组织学类型	管状	绒毛-管状	绒毛状
异型增生分级	轻度	中度	重度
总　　分	Spigelman 分期	推荐随访间期	
0	0	5年	
1～4	I	5年	
5～6	II	3年	
7～8	III	1年并需考虑内镜下治疗	
9～12	IV	1年（考虑预防性十二指肠切除）	

表8.4b　根据壶腹分型的进行上消化道监测推荐

壶腹分型	内镜 / 组织学特征	监测间期
大　型	壶腹息肉>1 cm 中度/重度异型增生 含有绒毛成分	1年
小　型	壶腹息肉<1 cm 轻度异型增生 无绒毛成分	3年
正　常		5年

　　Bellido 及其同事还建议对 *POLD1* 女性携带者进行肠道外监测，并建议从40岁开始增加对子宫内膜癌的筛查[3]，尽管未表明是否需使用经阴道超声及子宫内膜活检。上述似乎是合理的，但应该记住，没有证据支持对女性 Lynch 综合征患者进行妇科筛查（尽管在某些中心进行），因此许多人建议就预防性妇科手术的风险进行讨论[56]。

　　据现有报道，此类患者的乳腺癌易感性不太可能属于需要常规筛查的风险类别。但是，如果观察到家族聚集现象，仅依据家族史便可能使其家庭符合当地/本国筛查指南的标准。当然，应该鼓励女性突变携带者提高认识和自我检查。毫无疑问，随着我们对其认识的提高，更全面、广泛的临床指南将得以制定（图8.3）。

第 9 章

腺瘤性息肉病综合征：MUTYH 相关息肉病

Adenomatous Polyposis Syndromes: MUTYH–Associated Polyposis

Maartje Nielsen, Stephan Aretz

赵子夜，于恩达　译

MUTYH 相关性息肉病于 2002 年被首次描述，是一种隐性遗传病。患者一生中通常会生长出数十至数百个腺瘤。如果不及时开始监测，其罹患结肠癌的风险是非常高的。本章将对该疾病的临床特点、癌症风险、突变谱、杂合子风险和肿瘤特征进行描述。

MUTYH 相关息肉病（MAP）；息肉病；*MUTYH* 基因

1　概述

MUTYH 相关息肉病（MAP，OMIM 608456）是由 *MUTYH* 基因胚系突变引起的常染色体隐性遗传病。DNA 碱基切除修复（BER）在细胞防御氧化损伤中起着至关重要的作用。该疾病于 2002 年由 Al–Tassan 等首次发现，当时他们在一个威尔士家系成员的腺瘤

M. Nielsen(✉)
Department of Clinical Genetics, Leiden University Medical Centre, Leiden, The Netherlands
e-mail: m.nielsen@lumc.nl

S. Aretz
Institute of Human Genetics, Center for Hereditary Tumor Syndromes, University of Bonn, Bonn, Germany

中发现了大量的*APC*基因体细胞G>T转换（特别是GAA>TAA），继而怀疑其存在潜在的*MUTYH*基因功能缺陷。接下来的研究证实，该家系患者确实存在*MUTYH*基因的双等位基因胚系突变[1]。

2 遗传学

*MUTYH*基因是位于染色体1p34.1上的BER基因，有三种主要的转录本（α、β和γ）以及至少10种的蛋白异构体（429～549个氨基酸）[2,3]。最长的转录本NM_001128425.1（alpha 5）被用作参考编码DNA。

MUTYH蛋白的唯一功能是负责识别与腺嘌呤错配的8-氧代-7, 8-二氢-2′-脱氧鸟苷（8-oxodG）（8-oxoG: A错配）并利用碱基翻转机制切除未受损（但错误掺入）的腺嘌呤碱基，从而防止在下一轮复制中发生G: C>T: A转换[4]（图9.1）。随后，DNA聚合酶可修复一个被OGG1（另一种BER糖基化酶）处理的8-oxoG: C剪辑对，从而以鸟嘌呤代替氧化的鸟嘌呤。由于OGG1优先切除与胞嘧啶（而不是腺嘌呤）配对的8-oxoG，因此MUTYH间接促进了OGG1对8-oxoG的修复[5]。

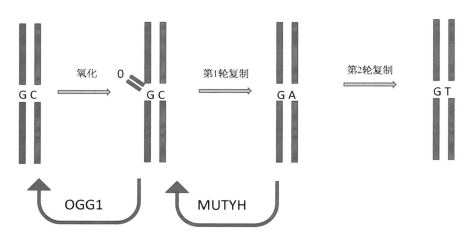

图9.1　8-oxoG修复三元系统：MUTYH蛋白识别8-oxoG：A碱基错配，并在复制过程中切除掺入的腺嘌呤，此后其他修复蛋白可将胞嘧啶与8-oxoG配对。然后OGG1从8-oxoG：C碱基对中切除8-oxoG❶

到目前为止，*MUTYH*变异已经发现超过100种（请参阅LOVD数据库，http://chromium.lovd.nl/LOVD2/colon_cancer/home.php?select_db=MUTYH）。然而，两个欧洲奠基者突变——第7外显子c.536A>G (p.Tyr179Cys)和第13外显子c.1187G>A (p.Gly396Asp)——在西方国家占主导地位，随地理位置不同，其在MAP患者的携带率为70%～90%[6,7]。迄今为止，

---

❶　译者注：最右边的两条应该是 T：A。

这些致病突变尚未在日本人、韩国人和欧洲犹太人中发现[8-11]。另有其他几种奠基者突变也见于报道（表9.1）。据报道，在英国队列和澳大利亚/加拿大/美国队列中，正常对照人群的杂合携带频率为1%～2%[1,12]。但是根据ExAC（外显子组聚合联盟）数据，已见报道的35种 *MUTYH*（可能）致病突变（包括常见的两个奠基者突变）的杂合频率略低，约为0.8%。

表9.1　不同种族背景患者中的 *MUTYH* 基因创始人突变[10,11,13-22]

种族背景/原籍国	编码 DNA 注释	蛋白质注释
西方国家	c.536A>G c.1187G>A	p.Gly396Asp p.Tyr179Cys
巴基斯坦	c.312C>A	p.Tyr104*
北欧	c.1147delC	p.Ala385Profs*23
荷兰	c.1214C>T	p.Pro405Leu
意大利	c.1437_1439del	p.Glu480del
英裔印度人	c.1438G>T	p.Glu480*
西班牙、葡萄牙、突尼斯	c.1227_1228dup	p.Glu410Glyfs*43
西班牙、法国、巴西	deletion of exons 4–16	
日本、韩国	c.1118C>T c.857G>A	p.Ala373Val p.Gly286Glu

注：*表示该氨基酸预计会变成终止密码子（Ter）。

功能研究表明，p.Y179C突变对糖基化酶功能的影响比p.G382D突变更严重[1]。实际上，具有p.Y179C纯合子的个体具有比p.G396D纯合子更严重的表型，表现为发病更早（CRC平均诊断年龄46岁 *vs.* 58岁）[15]。一项在意大利患者中的最新研究发现，携带p.Glu480del突变的MAP患者的表型比携带p.Gly396Asp和/或p.Tyr179Cys的患者更严重（息肉诊断年龄更小）[17]。但是到目前为止，这些基因型-表型的相关性还不支持差异化的监测方案。

错义突变在 *MUTYH* 基因中十分常见；因此，将其定义为致病性突变通常需要进行功能研究，以评估其对糖基化酶活性的影响是全部的还是部分的[11,23-28]。

3　临床特点

多数已报道的MAP患者息肉数量为10～500个，也有MAP患者的息肉很少并罹患CRC，非常罕见的情况下还可以像家族性腺瘤性息肉病（FAP）一样生长数百个腺瘤[29-34]。MAP患者的结直肠息肉病的平均诊断年龄为48岁，诊断时约有60%的患者已发生CRC[35-37]。在缺乏及时结肠监测的情况下，MAP患者的CRC估计风险在60岁时约为43%，终生风险接近100%[31,38]，肿瘤风险的增加最可能源自数量巨大的腺瘤。同林奇综合征中情况一样，MAP腺瘤似乎也显示出加速发展为癌症的趋势[39]。

人群研究表明，MAP占所有结肠癌的0.4%以及家族性和早发性（<50岁）病例的1%～2%。值得注意的是，在结直肠癌人群研究发现的MAP患者中，半数病例并没有息肉或只有少数息肉，表明其他基因或外部修饰因子可能在腺瘤的发生中发挥作用[31,32,38,40-44]。

除结直肠癌外，其他几种恶性/良性肿瘤在MAP患者中的风险也有所增加。一项包含276名MAP患者的欧洲大型回顾性研究计算了几种肿瘤的标准发病率，研究发现MAP患者队列的十二指肠息肉病患病率为17%，十二指肠癌的累计风险为4%，与APC相关性息肉病的情况相当[45]。最近的一项回顾性研究（英国/荷兰联合队列）对92名MAP患者进行了调查，其中31名患者（34%）发现了十二指肠腺瘤，诊断中位年龄为50岁。初诊时，大多数（84%）患者的息肉很少，没有严重的异型增生或绒毛特征（Spigelman Ⅰ或Ⅱ期）。随访结果显示少数病例中出现疾病进展，18名患者中有2人在随访期间（9.5年）达到Spigelman Ⅳ期[46]。

Win等分析了来自结肠癌家系注册中心的携带MUTYH突变（41个双等位基因和225个单等位基因）的266个先证者（来自澳大利亚、美国和加拿大，91%为白种人）数据，并计算了MUTYH双/单等位基因突变携带者的危险比（HR）和95%可信区间（CI）。Win团队和Vogt团队还发现膀胱癌（HR=19；标准发生率SIR=7）和卵巢癌风险（HR=19；SIR=6）显著增加[47,45]（表9.2）。

在一个欧洲队列中，包括黑色素瘤、基底细胞癌和鳞状细胞癌在内的皮肤癌的风险显著增加（SIR=2.8）。乳腺癌的发病率也显著增加（SIR=3.0；95%CI=1.5～5.3），但仅针对乳腺癌病变个数而不是患者人数。到目前为止，监测指南尚未进行基于这些发现的调整。MAP患者发生的其他肿瘤还包括皮脂腺肿瘤，约发生于2%的患者[45]。值得注意的是，上述病变在林奇综合征患者中同样相对常见，可以被视为这两种综合征共同的标志性病变[48]。

美国的一项研究显示，在24例MAP患者中有16例甲状腺超声检查存在异常：7例多结节性甲状腺肿、6例孤立结节。24人中有3人被诊断为甲状腺乳头状癌（Laguardia摘要见于文献[49]）。在276人MAP患者队列中仅发现了2名甲状腺癌患者，另有1例甲状腺癌见于其他报道[50,45]。其他报道中并未发现甲状腺癌的高发病率，这表明在美国研究中可能存在选择偏倚。要澄清这种风险需要更多的研究。

很少有MAP患者表现出FAP相关的临床特征。文献报道MAP患者颌骨囊肿发生率为3%～4%（11/276）[45]。先天性视网膜色素上皮肥大症（CHRPE）发生率为5.5%，而这一指标可能不准确，因为在普通人群中视网膜色素异常也很常见[51]。

表9.2　MUTYH双等位基因和单等位基因突变携带者的结肠外癌风险 [45,47]

研究	MUTYH双等位基因突变患者（MAP）				MUTYH单等位基因突变患者（杂合子）	
	Vogt等 SIR, (95% CI)	Win等 HR, (95% CI)	诊断中位年龄（范围）Vogt等	70岁/75岁的累计风险 Vogt-Win等 (95% CI)	Win等	70岁的累计风险 Win等
十二指肠癌	129(15.7~465.9)	NA	61(56~65)	4%~NA	NA	NA
膀胱癌	7.2(2.0~18.4)	19(3.7~97)	61(45~67)	总计6%(0~12%) 男性25%(5%~77%) 女性8%(2%~33%)	NA	NA
ᵃ皮肤癌	2.8;(1.5~4.8)	NA	58(30~71)	17(4~29)~NA	NA	NA
胃癌	4.20(0.9~12.3)	NA	38(17~48)	1(0~3)~NA	9.3(6.7~13)	男性5%(4%~7%) 女性2.3%(1.7%~3.3%)
肝胆癌	未增加	NA	NA	NA	4.5(2.7~7.5)	男性3%(2%~5%) 女性1%(0.8%~2.3%)
胰腺癌	NA	NA	NA	NA	2.3(0.2~4.1)	NA
脑癌	NA	NA	NA	NA	2.1(0.9~4.9)	NA
肾盂/肾癌	NA	NA	NA	NA	2.3(0.1~3.1)	NA
卵巢癌	5.7(1.2~16.7)	17(2.4~115)	51(45~56)	14%(2%~65%)~NA	NA	NA
子宫内膜癌	4.6(0.6~16.5)	NA	1(47~54)	3(0~7)~NA	2.1(1.1~3.9)	3%(2%~6%)
乳腺癌	3.0(1.5~5.3)	NA	53(45~76)	25(0~51)~NA	1.4(1.0~2.0)	11%(8~16%)
前列腺癌	NA	NA	NA	NA	0.5(0.3~1.0)	NA

注：SIR：标准化发病率；HR：风险比率；NA：因统计检验力不足而未分析。ᵃ包括黑色素瘤、鳞状上皮癌和基底细胞癌。

4　*MUTYH*基因杂合突变

如前所述，一般人群中的*MUTYH*基因突变杂合携带频率为1%～2%。这些人不会发生息肉病，但是在大型人群研究中显示出CRC发生风险略有增加（Meta分析OR=1.1～1.2）[49, 33, 34]。因此，家庭环境中的潜在危险因素聚集使得MAP患者的一级亲属显示出更高的风险（OR=2～3）[52-55]。一项包含有9 504名MAP亲属的大型家系研究显示，如果不考虑患者的家族史，*MUTYH*基因杂合突变携带者70岁之前的累积CRC风险在男性为7.2%，在女性为5.6%。而对于其中有50岁之前罹患散发性CRC一级亲属家族史的人群来说，其CRC风险在男性为12.5%，在女性为10%[55]，与普通人群相比显著增高（2.9%和2.1%）。

因此，应建议MAP家族中的*MUTYH*基因突变杂合携带者根据其家族史进行筛查。当非MAP一级亲属罹患CRC时，该筛查方案应包括从45岁开始参加CRC筛查或每5年一次的结肠镜检查。

许多研究（包括大型家系研究[47, 56, 57]）表明，*MUTYH*杂合子患乳腺癌的风险增加。研究显示与普通人群相比，具有乳腺癌和结直肠癌双重家族史的*MUTYH*基因突变杂合携带者的乳腺癌发病率高出2倍[58]。Win等报道了*MUTYH*基因突变杂合携带者在胃、肝胆、子宫内膜和乳腺癌/肿瘤HR和累积风险的轻微增加（表9.2）。其他研究则未发现*MUTYH*基因与乳腺癌或肝细胞癌之间存在关联，这也可能是因为变化幅度和样本量都太小从而导致功效不足[59-61]。此外，这些癌症的累计风险并不支持针对性的监测建议。

对肾上腺皮质癌（ACC）和胰腺神经内分泌肿瘤（NET）的研究发现，患者中*MUTYH*杂合子的数量出乎意料得高，分别为2/45（4%）和8/160（5%）。在所有肿瘤中均存在第二个等位基因的杂合缺失（LOH）。不仅如此，这些肿瘤具有G>T转换突变特征标记，类似于*MUTYH*相关标记（COSMIC：第18号标记），支持了*MUTYH*基因在肿瘤发生中的作用[62, 63]。此前在176个*MUTYH*双等位基因突变患者中没有发生ACC、胰腺癌或NET的报道。值得注意的是，Scarpa等使用相同的分析流程未在100例胰腺导管腺癌中发现*MUTYH*突变特征/模式[63]。而在单等位基因突变携带者中，胰腺癌的危险比无统计学意义（HR=2.3，95% *CI*=0.2～4.1），尽管在这些病例中未提及组织学情况[47]。

最近研究发现，p.Tyr179Cys和p.Arg245His杂合突变株淋巴母细胞样细胞系（LCL）比对照组在自发突变频率方面有所增加[64]，这支持了相应患者也可能具有更高的肿瘤发生风险的观点。

5　MAP的诊断

发现*MUTYH*双等位基因突变的可能性在很大程度上取决于患者的腺瘤数量（图9.2）

和遗传模式。由于MAP是常染色体隐性遗传病，因此该疾病通常在同一代人（同胞）中出现。一些特例中双等位基因突变也可在连续的世代中出现（伪显性模式，参见图9.3中的系谱实例）[36]。如果在连续两代患者有10～500个息肉家系或近亲家庭中未发现APC基因突变，则应考虑这种可能性。

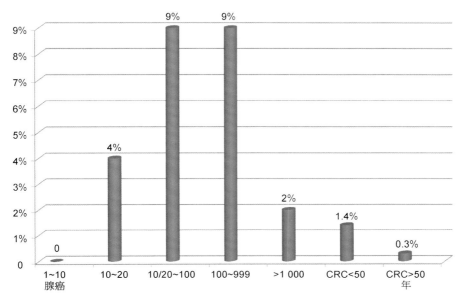

图9.2　*MUTYH*双等位基因突变检出率（摘自GeneReviews Nielsen等的Meta分析）

大多数情况下会在孤立的息肉病患者或受累同胞中发现MAP。MAP患者在诊断时通常同时生长有10个以上结直肠腺瘤性息肉。没有息肉或仅有少数息肉的CRC患者实际为MAP的可能性很低。但是当肿瘤中存在*KRAS*基因密码子12（1号外显子）热点突变c.34G>T时，这种可能性会大大增加。重要的是要认识到在MAP患者中，增生性息肉可能会和腺瘤同时存在[65]。一项来自美国俄亥俄州的研究报告显示，接受监测的MAP患者中有相当的部分（10/16例）都存在增生性息肉[66]。

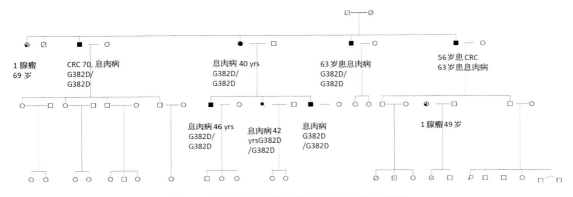

图9.3　具有伪显性继承模式的MAP家系实例

6　肿瘤特点

MAP相关癌症的特征与林奇综合征和散发性错配修复缺陷肿瘤在某种程度上是具有可比性的，表现为经常在近端发生、再发癌、大量肿瘤浸润淋巴细胞（TIL）和相对更多的黏液成分[15]（图9.4）。

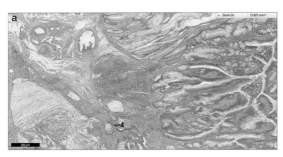 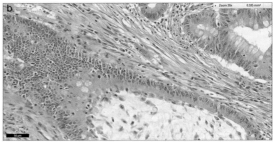

图9.4　一名60岁的女性MAP患者罹患多发息肉和两个癌。图片显示为升结肠腺癌，b展示了明显的淋巴细胞浸润（放大2倍），a展示了Crohn样浸润（放大20倍）（图片由荷兰莱顿大学医学中心LUMC的Hans Morreau博士/教授提供，http://www.hereditarypathology.org）

大量的TIL表明免疫反应增强，这也可以解释为何MAP结直肠癌患者比散发性病例具有更好的预后，在林奇综合征患者中也存在相同的情况[67]。与林奇综合征一样，肿瘤中较高的体细胞突变负荷可能会导致修饰（移码）肽的出现，与没有早发DNA修复缺陷的癌症相比，它可以更早、更有效地激活免疫系统。事实确实如此，与MMR缺乏结直肠肿瘤相比，Ⅰ类HLA表达丧失是MAP癌中的常见事件。这表明逃避免疫激活是MAP肿瘤发生的重要步骤，因为这些肿瘤的广泛诱变背景很可能会触发强大的选择压力从而有利于具有免疫逃避表型的肿瘤细胞克隆生长[68]。

只有很少的研究分析了MAP肿瘤的分子特征，其中两项分析了少数癌症基因的研究发现大量 *APC* 基因（14%～83%，倾向发生于 AGAA 或 TGAA 序列中的碱基 G）和 *KRAS* 基因突变、少量 *TP53* 基因和 *SMAD4* 基因突变（分别为21%～60%和0～26%）[67, 69]。*MUTYH* 相关癌的重要特征是 *KRAS* 基因热点突变，所有MAP相关CRC中约有60%发生 c.34G>T突变（密码子12）[43]。该突变在散发肿瘤中的发生率仅为8%[70]，因此如果存在该突变，则强烈建议进行 *MUTYH* 基因胚系突变分析[43]。

无论散发性或遗传性肿瘤，与APC相关性肿瘤相比，MUTYH相关肿瘤通常接近二倍体（52%～92%）[69, 71]且经常有染色体区域的拷贝中性杂合缺失（LOH）（71%）[71]。在符合林奇样综合征标准的家系中有7/225（3%）确认为MAP[20]。在两项小型研究中，MAP肿瘤中存在一定比例的微卫星不稳定性（MSI，1/3）或DNA错配修复（MMR）缺陷（1/6），通常是由MMR基因的体细胞双等位基因突变导致的DNA修复缺陷造成。另一项研究在85名先前未明确的MMR缺陷肿瘤患者中确认了一名MAP患者[74]。因此，MMR缺陷肿瘤不应作为 *MUTYH* 基因筛查的排除标准。图9.5展示了一个表现为林奇样综

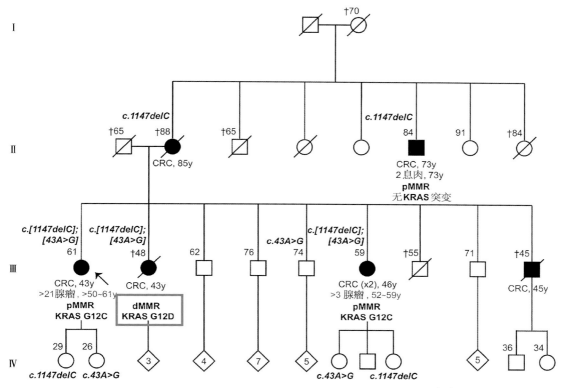

图 9.5   **MAP 可以模仿具有伪显性遗传模式的林奇综合征表型**[75]

合征的 MAP 家系实例[75]。

    Weren 等分析了 2 个来自 *MUTYH* 双等位基因胚系突变携带者 CRC 中的 409 个癌症相关基因突变谱，结果显示肿瘤中分别有 4 个和 3 个体细胞驱动突变，其中大多数（5/7）包含 C：G>A：T 转换。这 7 个基因分别为 *DAMTS20*、*PIK3CG*、*SMAD4*、*SMARCA4*、*APC*、*KRAS* 和 *NLRP1*[76]。

    Rashid 等专注于 MAP 和 FAP 患者的腺瘤早期演化。他们对 8 个 MAP 和 6 个 FAP 患者的大肠腺瘤以及正常组织 DNA 进行了全外显子分析，还对 55 个腺瘤（33 个 MAP 和 22 个 FAP）进行了 20 种癌基因靶向二代测序以及 *WTX* 和 *KRAS* 基因的直接自动化测序[77]。这项研究显示，MAP 腺瘤在体系编码突变方面大约比 FAP 腺瘤多 2～4 倍。平均体细胞突变负荷在 MAP 腺瘤为 0.65 个突变 / 百万碱基（Mb），而在 FAP 腺瘤为 0.16 个突变 /Mb（$P<0.014$），且 MUTYH 相关的突变 G：C>T：A 占绝大多数。*APC* 基因是最常见体细胞突变基因，发生于 50% 的腺瘤中，其次是 *WTX* 基因，约占 17%。33 个腺瘤中只有 4 个发生 *KRAS* 基因突变，且均为 p.G12C。其他突变基因包括 *FBXW7*、*MAP3K5* 和 *APOB*[77]。MAP 肿瘤的二次打击为点突变，而 FAP 腺瘤的二次打击主要来源于抑癌基因的等位基因丢失❶[78]。

————————

❶ 译者注：野生型 APC 基因的杂合缺失。

第 10 章

腺瘤性息肉病综合征：NTHL1 相关性息肉病 / 肿瘤综合征

Adenomatous Polyposis Syndromes: NTHL1—Associated Polyposis/Tumor Syndrome

Maartje Nielsen, Stephan Aretz

王玲玲，刘　正　译

　　2015年由碱基切除修复基因NTHL1突变引起的第2种隐性遗传性息肉病被发现。到目前为止，文献中仅报道了来自8个不同家系的12位患者。大多数患者有10～50个腺瘤，2/3的患者已经发展成结直肠癌。其他癌症包括乳腺癌和子宫内膜癌。本章将讨论其临床特征、肿瘤特征、遗传学和流行病学特点。

NTHL1 相关性息肉病；NAP；NTHL1 肿瘤综合征；NAT 息肉病；CRC

　　在MUTYH相关性息肉病被发现13年之后，2015年发现了第2种隐性遗传的腺瘤性息肉病。采用全外显子测序方法对3名来自荷兰的非亲属关系的病因不明的息肉病患者进行检测，找到了*NTHL1*基因的双等位基因突变。NTHL1蛋白类似于MUTYH蛋白，参与了碱基切除修复。第2种隐性遗传的腺瘤性息肉综合征被命名为NTHL1相关性息肉病

M. Nielsen (✉)
Department of Clinical Genetics, Leiden University Medical Centre, Leiden, The Netherlands
e-mail: m.nielsen@lumc.nl

S. Aretz
Institute of Human Genetics, Center for Hereditary Tumor Syndromes, University of Bonn, Bonn, Germany

（NAP，OMIM 616415），除息肉外，还会伴发多种肿瘤，所以也可称为NTHL1相关性肿瘤综合征（NAT）。

1　临床特征

目前，包括第1例临床报道在内，已经报道了来自8个不同家庭的12名患者中存在NTHL1基因的双等位基因突变[1-5]。

到目前为止，只有1例患者有8个腺瘤性息肉，其他患者都有10～50个息肉不等。此外，其中1例患者有5个增生性息肉，旁边有15个以上的腺瘤性息肉[2]。被报道的病例的诊断年龄在40～67岁。在12例患者中，有8例发生了结直肠癌（年龄为40～67岁）。4例患者再次发生结直肠癌。

此外，大多数基因突变携带者都报道有结肠外肿瘤（$n=8/12$），包括十二指肠癌（$n=1$，52岁）、子宫内膜癌（$n=2$，57～74岁）、乳腺癌（$n=3$，1例是双侧的，47～58岁）、膀胱癌（$n=2$，44岁和66岁）、脑膜瘤（$n=2$，47岁和54岁）、基底细胞癌（$n=3$，52～63岁），其他肿瘤仅报道了1次。良性肿瘤包括1例患者的多发性十二指肠腺瘤和另一例患者的腮腺瘤[1-5]。

2　随访监测

目前已建议采用与MAP（MUTYH相关性息肉病）相同的监测方案（MAP的建议见第20章）。40岁以上的女性MAP患者，未来可能要增加每年一次的乳腺癌和子宫内膜癌的筛查，但后续需要更多的证据来明确基因突变携带者发生特定结肠外肿瘤的准确风险。

3　遗传学

NTHL1基因于染色体上的位置在16p13.3。到目前为止，已经报道了3种不同的胚系突变，全部为截断突变（表10.1）。NTHL1蛋白是一种碱基切除修复蛋白，参与修复多个被氧化的碱基，但目前尚不清楚哪一种氧化产物是NTHL1的靶点。NTHL1片段双敲除小鼠在出生后第2年发生肝脏肿瘤（约15%）和肺肿瘤（2%～4%），从肺肿瘤分离的DNA中检测到KRAS GGT向GAT的转换[6]。同样，在分析NTHL1相关患者肿瘤时发现C：G>T：A转换[1,4]。

之前有报道称，NTHL1蛋白参与修复许多被氧化的碱基，包括胸腺嘧啶乙二醇和2，2，4-三氨基-5（2H）-恶唑酮（Oz），这是8-oxoG的氧化产物，导致DNA中碱基G向碱基C的转位[7,8]。由于在NTHL1敲除小鼠中没有发现这些突变，因此推测存在一个尚未识别的氧化修饰碱基，整个修复过程由NTHL1介导，其诱变特性导致GC>TC的转换[6]。

表10.1　患者群体中*NTHL1*基因的双等位基因突变的情况

1.5%	3/197	息肉病患者（荷兰）[1]
2.27%	2/88	息肉病患者（西班牙）[2]
0	0/134	息肉病患者（英国）[11]
0.12%	1/863	早发性家族性CRC患者（英国）[5]
0	0/523	家族性错配修复正常的非息肉CRC患者（西班牙）[2]
0	0/48	符合阿姆斯特丹标准的家系（西班牙）[2]

4　肿瘤特征

为了评估来自NAP患者的3例癌症的体细胞突变谱，用肿瘤芯片对409个癌症相关基因进行了分析。每个肿瘤发现13～17个体细胞突变。这三例癌症患者都携带*APC*、*TP53*、*KRAS*和*PIK3CA*的突变。在同一研究中，NAP肿瘤患者中的突变数高于MAP肿瘤患者，但低于先前报道的高突变肿瘤。值得注意的是，16个报道的驱动基因突变中有15个是C∶G>T∶A转换，显著高于对照组，与之前在小鼠中的研究描述相似[9]。另一位被报道的NAP患者的肿瘤表现为丰富的体细胞C∶G>T∶A转换[4]。最近，利用*NTHL1*敲除的结肠类器官克隆生长现象证实了NTHL1缺失与突变标志30（COSMIC）之间的因果关系[12]。

5　流行病学趋势

几乎所有检测到的NAP患者都是在息肉病患者队列中发现的。Weren等采用全外显子组测序分析48例息肉病先证者，发现3个不同家族的先证者存在*NTHL1*的双等位基因突变。随后对149例息肉病患者的分析，没有发现任何额外的*NTHL1*双等位基因突变携带者[1]。

Belhadj等在88例西班牙裔息肉病患者中发现了2个c.268C>T（p.Gln90*）的双等位基因携带者。在523个家族性错配修复完整的非息肉病性CRC队列中（包括48个符合阿姆斯特丹标准的家族[2]），均未检测到同样的纯合性或复合杂合性突变。

Broderick等在863例早发性遗传性CRC患者中发现了一名41岁男性患者的双等位基因*NTHL1*突变，该患者同时患有息肉病，此前经全外显子组测序未发现其他的CRC/息肉病相关基因的胚系突变，在1 604个对照组中未发现纯合性或复合杂合性突变[10]。

到目前为止，在林奇样综合征、年轻CRC患者或属于结直肠癌家系而目前没有息肉病表型的队列中，只发现了一例*NTHL1*双等位基因突变（表10.1）。

最高患病率的p.Gln90*频发突变在欧洲裔群体中被发现。Weren等在另一组没有疑似遗传性癌症（*n*=2 329）以及突变频率为0的个体中筛查Gln90*变异，发现有0.36%的杂合性突变携带者。ExAC数据库，包含了来自非洲、亚洲、欧洲或拉丁美洲后裔的非亲缘个体的外显子中鉴定出的所有胚系变异，其发生率分别为 0.15%。当我们仅统计 ExAC 数据库的欧洲后裔时，其发生率分别为 0.23%。根据这最后一个百分比，这种突变在欧洲人群中，大约 75 000 人中有 1 人是纯合性突变。因此，*NTHL1* 中最常见的突变，似乎在欧洲和可能来自荷兰/英国的个体中更常见（表 10.2）。然而，对世界各地不同种族的基因突变检测结果表明，它可能是一个热点突变，而不是欧洲的创始者突变。

表 10.2　在对照组和息肉病/CRC 患者中 NTHL1 杂合突变的报道

核苷酸改变	蛋白质改变	人群 MAF（ExAC）（n=61 486 外显子组）	对　照　组	CRC/ 息肉病患者
c.268C>T	p.Gln90	0.15%（整体人群） 0.24%（欧洲） 0.37%（丹麦） 0.37%（芬兰）	0.36%（17/2 329，荷兰）[1] 0.56%（2/359，英国）[11] 0.43%（12/2 743，西班牙）[2]	0.7%（1/134），息肉病，英国[11] 0.38%（2/523），非息肉病，西班牙[2] 0.22%（3/1 348），结直肠癌，西班牙[2] 0%（0/94），结直肠癌，英国[10]
c.709+1G>A		0.001%		
c.859C>T	p.Gln287	0.019%		

注：MAF：最小等位基因频率；ExAC：外显子集聚联盟。

基于以上发现，息肉病患者在筛查 *APC* 和 *MUTYH* 的基因突变之后或同时，应进行 *NTHL1* 基因的突变检测（至少要筛查频发的 Gln90* 突变）。在（年轻的）结直肠癌、家族性和非家族性非息肉病患者中，*NTHL1* 突变率过低，所以不需要对这些患者进行 *NTHL1* 基因突变的筛查；然而，当多基因组合检测用于常规基因检测时，应包括 *NTHL1* 基因。

第 11 章

腺瘤性息肉病综合征：错配修复基因的胚系双等位基因失活

Adenomatous Polyposis Syndromes: Germline Biallelic Inactivation of Mismatch Repair Genes

Stefan Aretz, Maartje Nielsen

李绍堂　译

　　早发性多发性结直肠腺瘤或结直肠腺瘤性息肉病是结构性错配修复缺陷症（CMMRD）患者的一个常见特征，但直到最近也没有得到很好的认识。CMMRD 是一种由 MMR 基因的胚系双等位基因突变引起的遗传性疾病，特别是在 *PMS2* 和 *MSH6* 基因突变的病例中，结直肠腺瘤性息肉病更多见。腺瘤性息肉在小肠和结直肠均可发生，胃肠道表现在数量和发病年龄上差异极大，而且没有明显的林奇综合征（LS）相关的癌症家族史。尤其是高度不典型增生、早发性癌和咖啡斑的存在，使该综合征有别于普通的腺瘤性息肉病。在患有由双等位基因 *MSH3* 胚系突变引起的新型罕见的常染色体隐性遗传的息肉病综合征的所有个体中，也存在轻表型腺瘤性结直肠和十二指肠息肉病，其特征是肿瘤组织中存在特定类型的微卫星不稳定性（*EMAST*）。

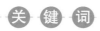

遗传性肿瘤综合征；CMMRD；MSH3；儿童期癌症

S. Aretz (✉)
Institute of Human Genetics, Centre for Hereditary Tumor Syndromes,
University of Bonn, Bonn, Germany
e-mail: Stefan.Aretz@uni-bonn.de

M. Nielsen
Department of Clinical Genetics, Leiden University Medical Centre, Leiden, The Netherlands

林奇综合征（LS）相关的错配修复（MMR）基因的胚系双等位基因突变导致的结构性错配修复缺陷症（CMMRD），是一种隐性遗传的肿瘤综合征，具有不同的表型，其特征是多种肿瘤和儿童期发病[1,2]（见第3章）。有趣的是，越来越多的证据表明，许多受累的个体表现出与结直肠腺瘤性息肉病相重叠的特征。

1　遗传学

到目前为止发现的大多数CMMRD病例（50%～60%）和大约2/3的胃肠道病例是*PMS2*双等位基因胚系突变的携带者[2-4]。多发结直肠腺瘤或结直肠腺瘤性息肉病是*PMS2*和*MSH6*基因的双等位基因突变患者的常见特征，但在*MSH2*基因的双等位基因突变的患者中少见，在*MLH1*基因的双等位基因突变携带者中几乎不存在；然而，这可能与MLH1/MSH2相关的CMMRD表型严重、病例数量少、资料缺乏和随访时间短有关，而不是与特定的基因型–表型相关。

在CMMRD相关的腺瘤性息肉病患者中，报道了所有类型的功能缺失突变（截断突变、错义突变、剪接位点突变、大片段缺失），并且所有突变类型的组合都是可能的。虽然经常发现截断突变或剪接位点突变和错义突变同时出现，但也观察到双等位基因的截断突变或错义突变。大多数突变各不相同，突变位点遍布整个基因。由于这个疾病很多是近亲结婚引起的，所以纯合性突变是常见的[2,3]。非常罕见的情况下，也可出现完整的CMMRD表型，但却只有*PMS2*基因的单个杂合性胚系突变；在其他病例中，临床意义不明确的突变（VUS）不能作为遗传学诊断。

在绝大多数CMMRD相关的胃肠道肿瘤和肠外恶性肿瘤（胶质母细胞瘤、星形细胞瘤、膀胱癌、肉瘤）中，发现了高度微卫星不稳定（MSI-H）和与突变基因一致的免疫组化（IHC）结果。然而也有例外，比如说在*MSH6*和*PMS2*突变的病例中出现多种蛋白质的联合表达缺失，或确诊的CMMRD病例表现为MSI-L（低度微卫星不稳定）甚至MSS（微卫星稳定），特别是在诊断脑肿瘤时[2,3]。

其他MMR基因的胚系突变既没有始终如一地与林奇样综合征表型联系在一起，也没有在胃肠道息肉病病例中描述。然而，最近在两个患有腺瘤性息肉病和结肠外病变的家族中发现了MMR基因*MSH3*的两个不同的杂合性截断胚系突变的组合，这是一种罕见的常染色体隐性遗传的息肉病综合征[5]。*MSH3*与*MSH2*一起形成DNA错配识别异质二聚体MutSβ，它对具有多达10个未配对核苷酸的较大碱基插入环具有很强的亲和力。患者的肿瘤组织表现出特定类型的微卫星不稳定性，二核苷酸和四核苷酸的高微卫星不稳定性（*EMAST*），以及正常组织和肿瘤组织中完全丧失核MSH3的免疫组织化学染色，同样也证实了突变的功能丧失效应和因果相关性。

2　临床特点

通常，CMMRD特征性的表现是：早发性胃肠道肿瘤、脑部肿瘤和血液系统恶性肿瘤，以及神经纤维瘤病1型，特别是皮肤的咖啡斑和其他恶性肿瘤（包括胚胎肿瘤）[1, 2]（见第3章）。虽然几种肠外表现发生在幼年并且往往是致命的，胃肠表型的数据是从有限数量的患者中获得的，并且存在某种偏倚[6]。但是，结直肠癌和小肠癌是CMMRD患者的主要肿瘤类型，据报道发生率高达40%；在1/3 ~ 2/3的病例中，胃肠道癌或腺瘤甚至是CMMRD的首发表现[1, 3, 7]。

多发性胃肠道息肉的发生在早期报道中并不多见；然而，最近的数据和较大的队列研究显示，结直肠腺瘤是CMMRD中的常见表现。仅有一小部分患者没有任何息肉；绝大多数至少有一个腺瘤。1/3 ~ 7/10的患者有息肉病样表型，而且符合腺瘤性息肉病的诊断标准（>10 ~ 15个结直肠腺瘤）[3, 6-8]。

腺瘤性息肉在小肠和结直肠均有发现。胃肠道的表现与检查年龄高度相关，而且息肉的数量变异极大，有的患者在第1个10年或第2个10年就有一个或多个早发性腺瘤（有时多达100个），有的患者在第3个或甚至第4个10年之前只有少数几个息肉甚至没有[8]。然而，在婴儿期（6 ~ 8岁以下）重要的发现通常不会被诊断[6]。诊断时的平均年龄分别为14岁和17岁，跨度很大（6 ~ 46岁）[3, 8]。

病理组织学表现为管状、绒毛状或绒毛状管状腺瘤。虽然息肉通常无症状，但从腺瘤到癌的进展可能很快，这表明腺瘤的形成速度和腺瘤转变为腺癌的速度都加快了，因为肿瘤和非肿瘤组织的基因突变率都大大提高了[1, 8]。与此一致的是，结肠镜检查正常后1 ~ 2年内可能发展成CRC[7]，大多数（约70%）CMMRD腺瘤患者至少一个息肉合并高度不典型增生，或在年轻时就患有同时性大肠多原发癌[8]。

5%的病例发现十二指肠腺瘤，平均诊断年龄为14岁（范围是10 ~ 32岁）。与结直肠相似，还观察到侵袭性表型，如同时性或异时性、早发性十二指肠和近端空肠腺瘤。

与 *MSH6* 和 *PMS2* 的双等位基因突变相比，*MLH1* 或 *MSH2* 的双等位基因突变携带者倾向于在较低的年龄发生实体肿瘤，除此之外，没有明显的基因型-表型相关性[8]。曾经有人假设，*PMS2* 双等位基因突变的患者有更高的LS相关肿瘤发生率，或者LS相关恶性肿瘤仅发生在 *PMS2* 和 *MSH6* 双等位基因突变的患者中[2]；然而，这些观察可能是其他因素，如 *MLH1/MSH2* 双等位基因的严重表型导致数据缺失和随访时间短，而不是真正的基因特异性差异。在最近的一项包括146例CMMRD患者的研究中，发现LS相关肿瘤的发生频率在基因间无显著性差异，但脑肿瘤在PMS2中明显更常见，而血液恶性肿瘤在 *MLH1/MSH2* 相关CMMRD中明显更常见[8]。

虽然对家族史的关注很重要，但CMMRD患者的家系通常很少显示LS相关癌症，或者根本没有癌症家族史。特别是 *PMS2* 和 *MSH6* 的单等位基因胚系突变的低外显率[1, 2, 6]，致使大多数亲本（父亲或母亲）没有发生癌症。

因此，直到最近，大多数多发性腺瘤的病例被错误分类为突变阴性的（轻表型）FAP，或在同时或异时性脑瘤中被认为是Turcot综合征。然而，尽管胃肠道表现可能与单纯性腺瘤性息肉病非常相似，但在大多数患者中存在显著差异。

特别是CMMRD患者的表型更为严重，通常发病非常早，包括息肉形成、高度不典型增生、同时性和异时性（CRC）癌，以及不常见的肿瘤定位（空肠）。几乎所有的患者都表现出类似于神经纤维瘤病1型（NF1）样的皮肤斑疹，这些是CMMRD特征性的结肠外表现，特别是咖啡斑，认识到这一点很重要。此外，受累的兄弟姐妹和父母近亲结婚均表明存在常染色体隐性遗传[2]。总之，通过观察CMMRD的特征性表现，即高度不典型增生、早发性癌症和咖啡斑的存在，可以将这种综合征与普通的腺瘤性息肉病区分开来。

最近发现[5]，4个来自2个不相关家庭的 *MSH3* 相关息肉病的患者，表现为结直肠和十二指肠受累较轻，没有癌症或迟发性癌症。这与在其他亚型的轻表型腺瘤性息肉病（MAP、NAP、PPAP、AFAP）患者中观察到的表型相似，并与 *MSH3* 基因敲除小鼠的研究结果一致。有趣的是，据报道4名携带者中有2名患有肠外肿瘤，包括早发性星形细胞瘤。由于 *MSH3* 诱导的EMAST发生在不同的肿瘤类型中，因此可能与CMMRD中观察到的肿瘤谱有广泛的临床重叠。

因此，儿童期起病的多发性结直肠腺瘤和具有NF1征象的患者，即使没有出现癌症，也没有发现任何已知的腺瘤性息肉病基因的胚系突变，也应考虑为CMMRD。推荐行CMMRD相关的基因突变检测的标准包括：① 年龄<25岁的多个肠腺瘤而且没有 *APC/MUTYH* 突变；② 年龄<25岁的单个高度不典型增生的腺瘤[8]。

第 12 章

腺瘤性息肉病综合征：致病基因不明的结直肠腺瘤性息肉病

Adenomatous Polyposis Syndromes: Unexplained Colorectal Adenomatous Polyposis

Stefan Aretz, Maartje Nielsen

郑楠薪，龚海峰，张　卫　译

　　在临床诊断为结直肠腺瘤性息肉病的患者中，尽管高度怀疑相当多的患者有遗传病因，但未检测出已知致病基因的胚系突变。这些致病基因不明的病例病程较隐匿，无明显结肠外表现，至少有一半的患者无明确家族史。诊断的困难可能与鉴定特定基因突变的技术难度有关，这可能与低水平的 APC 突变镶嵌相关。过去几十年中，科学家为发现更多的致病基因做了许多努力。然而，即便运用包括外显子组测序在内的众多方法，也只明确了少数罕见的新遗传亚型。因此，需要更多跨国合作的大型队列研究，以及更新的分析策略，来进一步揭示这些目前致病基因不明的结直肠腺瘤性息肉病患者的遗传病因。

病因；突变阴性息肉；结直肠癌分类；多发性腺瘤

S. Aretz (✉)
Institute of Human Genetics, Center for Hereditary Tumor Syndromes, University of Bonn, Bonn, Germany
e-mail: Stefan.Aretz@uni-bonn.de

M. Nielsen
Department of Clinical Genetics, Leiden University Medical Centre, Leiden, The Netherlands

胃肠道息肉病是遗传异质性疾病。检测出已知致病基因胚系突变的概率很大程度上取决于结直肠表型和家族史。

多达30%～50%的临床诊断为结直肠腺瘤性息肉病（>10～15个同时性腺瘤）的患者无法检测出已知致病基因的胚系突变。然而，同时性或异时性发生数十、数百枚的息肉，很可能具有潜在的遗传学基础，只不过目前为止尚不清楚其主要的作用方式：是单基因作用；或是低度或中度外显性的基因变异体的作用；或是更为复杂的多基因作用。

致病基因不明患者的表型特征包括：病情较轻，无明显结肠外表现，至少有一半的患者无明确的家族史。然而，具体的表型特征与纳入标准、排除标准及临床检查的方法有关，在目前众多已发表的队列研究中，差异很大。目前较公认的致病基因不明患者的具体表型特征包括：腺瘤检出数为10～50个，且腺瘤数目与年龄相关。据报道，在致病基因不明的息肉病患者中，4%～49%有结直肠癌个人史，0～35%有十二指肠腺瘤，0～14%有肠外病变，59%有结直肠癌或者息肉病家族史[1-4]。

无法找到致病基因可能是因为实验诊断上存在困难。送检息肉数量不足可导致无法对息肉的组织学特征进行全面完整的评估。当患者患有混合型息肉或出现表型重叠（如林奇综合征、CMMRD或Peutz-Jeghers综合征等存在多发性腺瘤的情况）时，常导致诊断分类错误。在大肠腺瘤>5个的患者中，8%存在错构瘤性息肉病相关基因的胚系突变[5]。其他的原因还包括：发现罕见的临床意义不明的错义突变[6]，常规方法无法发现的隐性突变（如内含子深部的突变）及启动子区的突变[7, 8]。相当一部分病例中还可能存在低水平APC突变镶嵌的情况[9, 10]（参见第6章中的图6.1）。多达1/3致病基因不明的腺瘤性息肉病患者中出现等位基因特异性APC表达降低的情况，提示存在未知的APC基因改变（包括表观遗传学的改变）[11]。此外，还有一些包括环境因素在内（如放疗的晚期效应）的其他可能原因[12]。

在过去的几十年中，科学家为发现更多的遗传学病因做出了许多努力。连锁分析等经典的基因鉴定方法仅在少数家族中可行，因为大多数病例是散发的或家族史不明确的，或因病情较轻且家属已死亡，无法核实家族史[1, 2, 13]。在过去的二十年中，已经对来自Wnt、TGFb或BER信号通路的多个候选基因进行了研究，但尚未获得证实[3, 6, 14-17]。杂合性丢失分析或特定体细胞突变谱均不能确定新的突变基因。在患有胃肠道肿瘤和早发性CRC的患者中发现，BUB基因家族（BUB1B、BUB1、BUB3）存在胚系突变[18,19]。罕见的胚系拷贝数变异和低外显率的单核苷酸变异可能与腺瘤发生的遗传易感性有关[1, 20]。

目前，外显子组测序被认为是鉴定病因不明的孟德尔疾病中新致病基因的最重要工具[21]。基本策略包括筛查反复突变的基因（重叠策略）、可疑隐性遗传的双等位基因打击策略、癌症易感综合征中的肿瘤抑制模型（选择具有杂合性截断胚系突变和体细胞突变的基因）。到目前为止，这些研究成功地描述了几种突变亚型[4, 22, 23]。然而，这些研究也一致表明，新发现的腺瘤性息肉病相关致病基因的突变非常罕见，表明致病基因不明的息肉病患者存在极高的遗传异质性。因此，鉴定更多的反复突变基因和更复杂的遗传结构将需要大型队列研究，这需要国际间的密切合作和大型机构的支持。European Reference Network

(ERN) GENTURIS项目（www.genturis.eu）便是一个很好的例子。根据上述研究，为了从致病基因不明的息肉病患者中找到新的高外显率的致病基因，在选择纳入的病例时，需要首先排除APC基因突变镶嵌和等位基因特异性的APC表达降低的患者。

第 13 章
错构瘤性息肉病综合征

Hamartomatous Polyposis Syndromes

Joanne Ngeow, Eliza Courtney, Kiat Hon Lim, Charis Eng

顾国利，于鹏飞　译

摘　要

　　错构瘤性息肉病综合征（hamartomatous polyposis syndromes, HPS）包括一组少量但数量可观的胃肠道遗传性癌症综合征，其特征性临床表现是胃肠道（GI）多发错构瘤性息肉。错构瘤性息肉在所有胃肠道息肉中的占比很小，它们产生于起源组织的固有上皮细胞和基质细胞的过度增殖，并含有形成肠的三个胚层中任一胚层的成分，其发展为癌症的过程尚不完全清楚。虽然 HPS 的患病率可能比最初预期要高，但是其发病率约为腺瘤性息肉病综合征的 1/10，不足结直肠癌病例的 1%。现已公认：这些综合征是结肠癌和结肠外恶性肿瘤发生的高危因素。因此，筛查 HPS 个体对进一步的风险管理非常重要。

J. Ngeow
Division of Medical Oncology, National Cancer Centre, Singapore, Singapore
Oncology Academic Clinical Program, Duke-NUS Graduate Medical School, Singapore, Singapore
Genomic Medicine Institute, Cleveland Clinic, Cleveland, OH, USA

E. Courtney
Division of Medical Oncology, National Cancer Centre, Singapore, Singapore

K. H. Lim
Division of Pathology, Singapore General Hospital, Singapore, Singapore

C. Eng (✉)
Genomic Medicine Institute, Cleveland Clinic, Cleveland, OH, USA
Lerner Research Institute, Cleveland Clinic, Cleveland, OH, USA
Taussig Cancer Institute, Cleveland Clinic, Cleveland, OH, USA
Department of Genetics and Genome Sciences, Case Western
University School of Medicine, Cleveland, OH, USA
Germline High Risk Focus Group, Case Comprehensive Cancer Center, Case Western
Reserve University, Cleveland, OH, USA
e-mail: engc@ccf.org

关　键　词

Cowden综合征；幼年性息肉病；Peutz-Jeghers综合征；PTEN；错构瘤；结直肠癌；结肠外癌风险

　　错构瘤性息肉病综合征（hamartomatous polyposis syndromes, HPS）包括一组少量但数量可观的胃肠道遗传性癌症综合征，其特征表现为胃肠道（GI）多发错构瘤性息肉。错构瘤性息肉在所有胃肠道息肉的占比很小，它们产生于起源组织的固有上皮细胞和基质细胞的过度增殖，并含有形成肠的三个胚层中任一胚层的成分，图13.1（a）～（c）比较了错构瘤性息肉、幼年性息肉（错构瘤性息肉的亚型）和腺瘤性息肉的组织学特征，其癌变过程尚不完全清楚。HPS的发病率约为腺瘤性息肉病综合征的1/10，不足结直肠癌病例的1%[1]，尽管HPS的患病率可能比最初预期要高[2]。现已公认：这些综合征是结肠癌和结

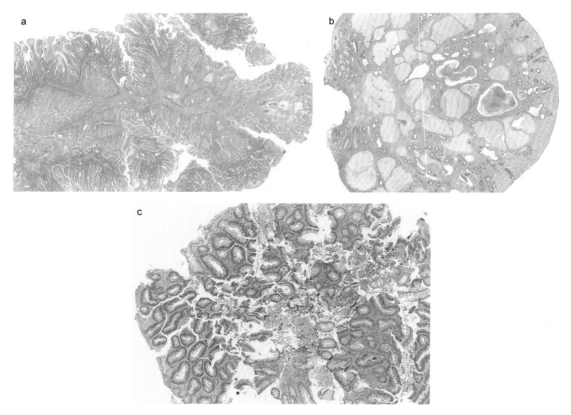

图13.1　a. 错构瘤息肉，男，20岁，伸长和增生的腺体带有分支的"树突状"平滑肌带；b. 幼年性息肉，男，50岁，囊性腺体和扩张腺体伴水肿，且固有层明显炎性细胞浸润；c. 腺瘤性息肉，男，20岁，圆形和管状腺体的柱状细胞显示出核分层，相当于低级别不典型增生

肠外恶性肿瘤发生的高危因素。因此，筛查HPS个体对进一步的风险管理非常重要。

　　HPS主要包括Peutz-Jeghers综合征（PJS）、幼年性息肉病综合征（JPS）和PTEN-错构瘤肿瘤综合征（PHTS），在其他综合征中也有错构瘤性息肉的报道[3]。它们是常染色体显性遗传疾病，尽管大多数HPS都有相应的临床诊断标准[4]，但仍有很多混杂因素可导致不符合诊断标准的非典型表现，这包括外显率降低、家族间和家族内表达的巨大差异和没有明确家族史的新发病例。此外，HPS之间也有共同的表型特征，因此有时很难区分它们。尽管基因检测有助于诊断HPS，但是，并非所有HPS患者都能检测出基因突变，因此基因检测不能用于排除诊断[3]。对于临床医师而言，必须要了解与HPS相关的表型特征（尤其是结肠外表现，见表13.1）以及那些使诊断变得困难的混杂因素，这样才可以在适当的情况下为患者提供遗传咨询。

　　在本章中，我们将描述上述三种HPS的临床特征和遗传学特征，以及目前对每种HPS的风险管理建议。

1　Peutz-Jeghers综合征

1.1　临床特征

　　PJS（OMIM 175200）的特征是胃肠道内多发Peutz-Jehgers样错构瘤性息肉和皮肤黏膜色素沉着。其发病率为1/8 300 ～ 1/23万[5]，但是最近的报道估计其发病率下限为1/5万[6]。

　　Peutz-Jeghers息肉具有独特的叶状结构，表面覆以胃肠道正常黏膜上皮，并伴有平滑肌增生。组织学上，Peutz-Jeghers息肉包含有迂曲、伸展的腺体和平滑肌生长的树状分支结构[7]，很少能观察到局灶性不典型增生的腺体[8, 9]。息肉数目从1个到数百枚不等，最常见于小肠，但也常发生于结肠和胃[10]，偶尔也见于胆囊、支气管、膀胱和输尿管[11]。半数多的PJS患者在20岁之前即出现息肉相关症状，中位发病年龄为13岁[3, 12]。最常见的症状是小肠肠套叠、梗阻、腹痛、便血和贫血。

　　约95%的PJS患者都具有皮肤黏膜色素沉着，分布于嘴唇的唇红边缘、颊黏膜和肛周区域[10]。通常，这些病变在婴儿期表现为小的褐色斑点，并且常在青春期后消退，但有时在颊黏膜上持续存在[3]。

　　基于欧洲的专家共识而确立的PJS临床诊断标准[10]包括：① 2个或2个以上经组织学确诊的PJS息肉；② 近亲属有PJS家族史的个体中发现任意数目PJS息肉；③ 近亲属有PJS家族史的个体出现特征性皮肤黏膜色素沉着；④ 具有特征性皮肤黏膜色素沉着的个体具有任何数量PJS息肉者。

　　已有许多大型研究报道了PJS的癌症风险[5, 13-17]。Resta等[17]采用回顾性队列研究估算出PJS罹患任何癌症的终生累积风险为89%。这与之前研究报道的85%[14]、81%[16]和93%[13]等结果基本一致。PJS患者罹患的恶性肿瘤最常见于胃肠道，包括食道、胃、小肠、结肠和胰腺。这些研究也普遍报道了女性PJS患者乳腺癌的发生，尽管有些人认为其

表 13.1　错构瘤性息肉病综合征的胃肠外特征

综合征	皮肤表现	头颈部	肌肉骨骼系统	内分泌系统	神经系统	性腺	肺	其他
PJS	皮肤黏膜色素沉着			甲状腺癌		睾丸性索和支持细胞肿瘤 男性乳房发育 卵巢囊肿 性索肿瘤与卵巢环形小管	支气管息肉 肺癌	输尿管息肉 膀胱息肉 胰腺癌 乳腺癌
JPS		唇腭裂 大头畸形 眼距过宽	杵状指 多指（趾）畸形				肺动静脉畸形	肠旋转不良 其他先天性异常
CS	乳头状丘疹 肢端/足底角化病 毛细血管瘤	脑肿瘤（Lhermitte-Duclos病） 大头畸形 长头畸形		甲状腺癌		子宫内膜癌 子宫平滑肌瘤	支气管息肉 肺癌	乳腺纤维囊性腺病 甲状腺肿 乳腺癌 肾细胞癌
BRRS[a]	脂肪瘤 龟头色素斑	大头畸形	近端肌肉肌病 关节伸展过度 漏斗胸 脊柱侧弯		发展迟缓 精神缺陷			出生体重过大（巨大儿）

注：[a] 有 *PTEN* 基因胚系突变的 BRRS 患者也被认为是与 CS 有相似的癌症风险。
缩写：PJS：Peutz-Jeghers 综合征；JPS：幼年性息肉病综合征；CS：Cowden 综合征；BRRS：Bannayan-Riley-Ruvalcaba 综合征。

危险程度可能不如常规报道的高[18]。其他PJS相关恶性肿瘤主要来自生殖器官。女性PJS患者更易罹患卵巢环状小管性索肿瘤和宫颈恶性腺瘤,这可能导致其月经不调和性早熟。而男性PJS患者罹患睾丸支持细胞型性索肿瘤的风险增加,这通常导致其性早熟和男性乳房发育[5,14]。值得注意的是,由于测量偏倚的存在,常导致这些研究所给出的癌症风险数字可能是被高估的。

癌症风险和相关风险管理建议见表13.2,尽管医学监测用于PJS患者的有效性的证据很少,但基于专家意见[5,7,10,15,19]的监测建议还是被提出。由于息肉可引起诸如肠套叠等相关并发症,因此对PJS患者进行胃肠道的医学监测非常重要[20,21]。鉴于儿童期肠套叠的累积风险增加(10岁时达15%),因此在这一年龄段就开始对息肉进行医学监测比较合理[21],甚至有学者建议将医学监测提前到4~5岁时就开始进行[22]。传统上很难对小肠进行筛查,因为内镜检查难以观察或接近绝大部分小肠黏膜。由此产生了诸如视频胶囊内镜(VCE)、钡剂造影(BaFT)、双气囊小肠镜或磁共振小肠造影(MRE)等技术。研究表明,VCE具有辐射小、对小息肉(<1 cm)更灵敏及患者耐受性更好等优势[19,23],然而,VCE可能会遗漏较大的息肉(>15 mm),目前研究表明对于这些病例适宜选用MRE和小肠镜检查[23,24]。大于1 cm的息肉应在内镜下切除,这通常需要联合腹腔镜或剖腹术才能到达病灶区域。尽管对女性PJS患者进行特别检查的支持证据较少,但仍然建议其常规进行乳房和妇科检查。

表13.2　错构瘤性息肉病综合征的癌症风险和建议的治疗

表　　型	癌症风险(%)	开始年龄(岁)	间隔时间	干　预　手　段
Peutz-Jeghers综合征				
结肠癌	39	25	2~3年	结肠镜检查
近端胃肠道/小肠癌	11~29	10	2~3年	胃肠道内窥镜检查、VCE、BaFT或MRE(儿童期每年查血红蛋白)
胰腺癌	11~26	30	1~2年	超声内镜 经腹超声
乳腺癌	45	25	2年	乳房X线片
			1年	自检
妇科癌症/肿瘤	18	20	1年	经阴道超声,子宫内膜活检
		18~20	1年	宫颈巴氏涂片 盆腔检查
睾丸肿瘤	9	10	1年	体格检查,超声(如果有临床表现)

（续表）

表　　型	癌症风险（%）	开始年龄（岁）	间隔时间	干　预　手　段
幼年性息肉病综合征				
结肠癌	38	15	2年	结肠镜检查
			1年	结肠镜检查（如果发现息肉）
			—	如果息肉负荷过高，请考虑行结肠切除术
近端胃肠道癌	21（如果有多个息肉）	15	2年	胃肠道内窥镜检查
			1年	胃肠镜检查（如果发现息肉）
仅限*SMAD4*携带者的HHT管理				
AVM		<6个月或诊断时	—	MRI（儿童非增强）
PAVM		诊断	5～10年（青春期后、妊娠前/后）	TTCE
胃肠道出血	*SMAD4*携带者	35	1年	血红蛋白或血细胞比容水平
Cowden综合征				
乳腺癌	85	25	6～12个月	临床乳腺检查
		30～35	1年	乳房X线片，MRI
子宫内膜癌	28	30～35	每年	经阴道超声 子宫内膜活检
甲状腺癌（主要是滤泡状癌）	35	诊断	1年	临床检查加基线超声检查
结肠癌	9	35	5年	结肠镜检
黑色素瘤	6	15	1年	考虑每年皮肤检查
肾癌	34	40	1～2年	考虑肾脏超声检查

1.2　遗传学

PJS是由位于染色体19p13.3的抑癌基因*STK11*（*LKB1*）的胚系突变引起的，该基因大小为23kb，由10个外显子（其中9个是编码外显子）组成，编码一个含有433个氨基酸的STK（丝氨酸/苏氨酸激酶）蛋白[7]，当使用测序和多重连接探针扩增技术（MLPA）时，符合PJS诊断标准的个体突变检出率为94%[25]，有38%～50%的具有胚系STK11突变的个体并没有PJS的家族史[25, 26]。与疾病相关的突变大多数是截断突变或错义突变，这导致蛋白质激酶功能的缺失。更重要的是，高达30%的突变可能是大片段缺失，而这些缺失通常不能单纯通过测序而检测到[25]，因此在某些情况下，应谨慎选择检测方法。关于基因型-表型相关性的报告是相互矛盾的，有报道称，具有PJS典型特征者比那些孤立特征者具有更高的突变检出率[25]，而另有报道显示了突变类型与发病年龄之间的关联[12]，但其他研究并没有发现这种关系[14, 27]。

一旦在先证者中发现STK11突变，其高危的血缘亲属就可以进行预测性检测，对明显是新发病例的父母应仔细评估PJS的特征，由于性腺嵌合的可能性很小，因此无论父母的检测结果如何，都可以考虑对先证者的兄弟姐妹进行检测（尽管以前在PJS中没有报道过），而先证者的后代有50%的风险遗传STK11突变基因，所以也应接受检测。

2　幼年性息肉病综合征（JPS）

2.1　临床特征

JPS（OMIM 174900）的临床特点是在整个胃肠道内存在多个幼年型错构瘤性息肉，其中以结肠和直肠最多见[28]，其在活产新生儿中的发病率大约为1/10万[29, 30]。

幼年性息肉形态上呈分叶状和球形，组织学特征为含有炎性细胞和扩张囊性腺体的水肿固有层的过度生长（图13.1b[31]），常可见中重度的炎症浸润现象，没有平滑肌增生或正常腺体存在，其大小可以从几毫米到几厘米不等。虽然对幼年性息肉的描述很详尽，但有时仍很难与炎性息肉区分开。大约2%的儿童中可检测单个的幼年性息肉，并且认为这些散发病例的癌症风险并不高[28, 32, 33]，因此，突出了区分JPS患者的重要性。虽然发病年龄存在差异，并且50%有家族史，但是JPS的中位诊断年龄为16～18岁[34]。根据临床表现可将JPS分为三种亚型：① 婴儿期JPS；② 结肠型JPS；③ 弥漫性JPS[35, 36]。

婴儿期JPS通常发生在婴幼儿期（通常在2岁以下），是JPS的罕见亚型，一般预后不佳。通常表现为胃肠道反复出血、腹泻、低蛋白血症和营养不良，并且通常具有较大的、反复生长的息肉，导致直肠脱垂和肠套叠。此外，还可合并大头畸形和全身性肌张力减退等先天性畸形[31]。目前认为这种严重的表型是BMPR1A（JPS相关基因）和PTEN（PHTS相关基因）的连续基因缺失的结果[37, 38]，尽管这被大片段缺失患者所表现出的多样表型的报道所质疑[39]。结肠型JPS和弥漫性JPS与不同的表达和外显率有关，前者的息肉通常发生在结肠。这些JPS亚型的症状往往会在11～20岁出现，息肉数量可随生存期而不断变化；其典型表现包括急性或慢性胃肠道出血、贫血、直肠息肉脱垂、腹痛和腹泻[28, 30, 40]。

约20%的JPS患者具有错构瘤性息肉病以外的表现，包括心脏、颅骨和泌尿生殖系统的先天性异常，唇裂、杵状指、多指（趾）畸形、大头畸形、眼距增宽和肠旋转不良[28, 41]。但是，这些报道的JPS病例仅根据临床标准进行诊断，其表型可能是由完全不同的遗传综合征所致。相较于*BMPR1A*突变，由*SMAD4*胚系突变而引发的JPS患者发生胃巨大息肉和上消化道恶性肿瘤的风险更高[42, 43]。此外，15%～22%的携带胚系*SMAD4*突变的个体会出现遗传性出血性毛细血管扩张症（HHT），其特征是皮肤和黏膜毛细血管扩张，脑、肺、肝动静脉畸形，以及相关出血的风险增加[44, 45]。

　　JPS临床诊断标准包括下述条件[46]：① 结肠或直肠内5个以上的幼年性息肉；② 胃肠道其他部位的幼年性息肉；③ 任何数量的幼年性息肉伴有JPS家族史。

　　癌症风险和相关风险管理建议见表13.2，JPS患者终生罹患结直肠癌和上消化道癌（主要是胃）的风险分别约为38%和21%[47-49]，报道的中位诊断年龄为42岁。JPS最常见的癌症是结肠癌和胃癌，还有少数JPS患者表现为腺胰癌、小肠癌、十二指肠癌和空肠癌[48, 50]，癌症通常发生在31～50岁。最近研究表明，那些携带*SMAD4*胚系突变者比携带*BMPR1A*者更容易患上消化道恶性肿瘤[42]，但是考虑到纳入研究的病例数很少，仍需谨慎地解读这些结果。

　　医学监测的基本原则是降低与息肉病相关的发病率[3]，所采用方法可能会因个体的临床表现而不同。英国[51]和美国[52]发布的指南建议：应该在12～15岁（如有症状或可更早）开始进行结肠镜检查，如果未检测到息肉，则每2～3年重复一次。如果发现存在息肉，应将其进行组织学检查，此后每年复查结肠镜。如果后续检查清除了息肉，则可以降低频率。当息肉负荷过高，可以考虑行结肠切除术。建议在15～25岁（如有症状或可更早）就开始进行上消化道内镜检查，检查频率取决于息肉检查结果（如上所述）。此外，国际指南[53]建议对所有*SMAD4*胚系突变携带者都应进行HHT并发症的监测和治疗，表13.2中描述的HHT建议仅针对无症状个体。

2.2　遗传学

　　目前已知位于10q22.3的转化生长因子β（TGF-β）超家族的1型受体*BMPR1A*基因和位于18q21.2的抑癌基因*SMAD4*的胚系突变可引起JPS。有40%～60%的JPS患者携带有*SMAD4*或*BMPR1A*的胚系突变[44, 54]。大片段缺失占检出突变的14%，另有10%见于*BMPR1A*启动子区域。如前所述，据一些研究JPS基因型–表型相关性的报道称：*SMAD4*突变者的胃巨大息肉和上消化道恶性肿瘤的发病率高于*BMPR1A*突变者[42, 43]。另外，与*SMAD4*胚系突变携带者不同，那些携带*BMPR1A*胚系突变者没有发生HHT的风险。*SMAD4*和*BMPR1A*编码的两种蛋白质均在TGF-β通路中起作用，该通路参与许多细胞过程，包括细胞生长、分化、凋亡和稳态调节[3]。

　　与PJS一样，一旦在先证者中确定了致病突变的存在，其高危的血缘亲属就应该进行预测性测试，约有75%的JPS病例可能会有一个受累的父母，由于性腺嵌合的可能性很小，因此无论父母的结果如何，都可以考虑对先证者的兄弟姐妹进行测试（尽管以前在

PJS 中未报道过）。先证者的后代有 50% 的风险遗传该突变，所以也应接受检测。

3 PTEN-错构瘤肿瘤综合征（PHTS）

3.1 临床特征

PHTS（OMIM 601728）包含了由 *PTEN* 基因突变引起的一系列相关综合征，包括：① Cowden 综合征（OMIM 158350）；② Bannayan-Riley-Ruvalcaba 综合征（OMIM 153480）；③ PTEN 相关 Proteus 综合征；④ Proteus 样综合征。PTEN 相关 Proteus 综合征和 Proteus 样综合征是至今仍未被充分理解的、罕见的、过度生长综合征，因此本节不再讨论。PHTS 的表型谱广泛而多变，其中 Cowden 综合征（CS）和 Bannayan-Riley-Ruvalcaba 综合征（BRRS）也有很多重叠[3]。CS 于 1963 年首次被描述，并以被报道的第一位该病患者 Rachel Cowden 来命名[55]；直到 10 年后，Bannayan 才报道了后来被命名为 BRRS 综合征的第一位患者的状况[56]。

3.1.1 Cowden 综合征（CS）

CS 的临床特征是皮肤黏膜多发错构瘤、皮肤黏膜病变、尖头畸形，以及乳腺、甲状腺和子宫内膜良恶性病变的风险增加[57, 58]，其发病率约为 1/20 万[59, 60]，但由于未能获得全面性诊断，这一数据可能被低估。据报道，超过 90% 的 *PTEN* 胚系突变患者 20 岁时将会出现症状，而到 30 岁时则 100% 将会出现症状[58]。皮肤黏膜病变是 CS 的特征性表现，包括毛囊膜瘤、乳头瘤样丘疹和肢端角化病。胃肠息肉也常见于 CS 报道中，组织学可包括错构瘤、增生性息肉或腺瘤性息肉，很少有神经节细胞瘤病[2, 61-64]。上消化道受累包括食管糖原性棘皮病。乳腺纤维囊性疾病、子宫肌瘤、甲状腺结节和甲状腺肿都是 CS 疾病谱的一部分。

1995 年，国际 Cowden 联合会制定了 CS 的诊断标准，这为 Nelen 等寻找 CS 候选基因的研究提供了帮助[59]，该诊断标准自此开始被修订[57]，现在由美国 NCCN 每年修订一次（见表 13.3）。Tan 等在 2011 年下半年采用 3 000 多个 CS 或 CSL 患者的表型-基因型数据开发出了一种评分系统，该评分系统基于年龄和临床表现来计算所选定个体的 *PTEN* 突变的可能性[65]。相对于诊断标准，其对 *PTEN* 胚系突变具有更高的敏感性和阳性预测价值（见表 13.3），这个基于网络的评分工具使临床医师可以更好地确定适合遗传学参照和 *PTEN* 基因检测的患者。

癌症风险和相关风险管理建议见表 13.2，相关研究表明，CS 有较高的癌症风险[66-69]。Tan 等[69]发现，CS 患者一生中患乳腺癌的风险为 85.2%、甲状腺癌（倾向于滤泡性）为 35.2%、子宫内膜癌为 28%、结直肠癌为 9%、肾癌为 33.6%、黑素瘤为 6%。两项独立的研究得出了相似的结论，均证实了 CS 患者患这些癌症的高危性[66, 68]。最近一项研究报道了一个 *PTEN* 新的移码突变和食管癌病史的家庭，这提示了与 PHTS 相关的癌症谱存在差异性[70]。尽管对除乳腺癌以外的癌症进行监测尚有争议，但是，仍有许多学者遵循 NCCN[71]发布的指南给出了相关建议，这些建议包括具有 *PTEN* 突变的个体应接受乳腺

表13.3 国际Cowden联盟的诊断标准

特征性标准	主要标准	次要标准
成人Lhermitte-Duclos病（LDD）	乳腺癌	其他甲状腺病变（例如腺瘤、多结节性甲状腺肿）
面部毛囊上皮瘤	甲状腺癌（非髓样，尤其是滤泡性）	认知障碍
肢端角化症	大头畸形	错构瘤性肠息肉
乳头瘤样丘疹		乳腺纤维囊性疾病
		脂肪瘤
		纤维瘤
黏膜病变	子宫内膜癌	泌尿生殖系统肿瘤（尤其是肾脏）
		泌尿生殖系统畸形
		子宫平滑肌瘤

满足以下条件之一即可诊断CS：
（1）特征性皮肤黏膜病变并伴有以下之一：
  ● 6个或多个面部丘疹，其中3个或3个以上必须是毛细血管瘤
  ● 面部皮肤丘疹和口腔黏膜乳头状瘤病
  ● 口腔黏膜乳头状瘤病和肢端角化病
  ● 6个或多个掌跖部角化病
（2）2个或2个以上主要标准
（3）1个主要和3个或更多个次要条件
（4）4个或更多个次要条件

如果家庭中有一人符合上述诊断标准，其他亲属满足以下任一条件，即可诊断为CS：
（1）特征性标准
（2）任何一个主要标准，有或没有次要标准
（3）两个次要标准
（4）Bannayan-Riley-Ruvalcaba综合征的病史

癌、子宫内膜癌和甲状腺癌的监测，以及结肠镜检查对息肉的监测[72,73]，他们还建议考虑对皮肤和肾脏进行监测。

3.1.2 Bannayan–Riley–Ruvalcaba综合征（BRRS）

BRRS的临床特征是大头畸形、发育迟缓、脂肪瘤病、胃肠道错构瘤性息肉、血管瘤病和男性龟头色素斑[3,56]。据报道称，约有45%的BRRS患者具有错构瘤性息肉，且多发生于回肠和结肠[74]，这些息肉会增加肠套叠和便血的风险，但不会增加胃肠道癌的风险。起初，人们认为BRRS与恶性肿瘤的风险无关，但是，现在认为那些携带PTEN胚系突变者（大约60%）发生恶性肿瘤的风险与CS相似，因此应该遵循先前讨论的PHTS风险管理指南[72]。

3.2　遗传学

PHTS通常是由位于10q23.3的*PTEN*抑癌基因的胚系突变而引起[57, 75]。根据纳入标准的不同，其突变检出率在25%～80%[58, 75]，最近的一项研究估计新发突变率在10.7%～47.6%[76]。此外，该研究显示，在*PTEN*突变被证实可遗传的情况下，尤其是先证者为儿童时，其家族史通常并不明显。因此，对*PTEN*突变阳性者的父母进行预测性检测是非常重要的。考虑到PHTS的特征性表现多发生在儿童期，因此在某些情况下也可以为儿童的亲属们提供预测性检测。由于性腺嵌合的可能性很小，不管父母的结果如何，都应考虑对先证者的兄弟姐妹进行检测，由于先证者的后代有50%的风险遗传该致病突变，因此也应进行检测。

许多具有CS或CS样（CSL）特征的患者并未检测出*PTEN*基因的胚系突变。现在已发现许多其他可能的候选基因，在CS/CSL个体中检测到*SDH*的胚系突变[67, 77, 78]和*KLLN*表观突变[67, 79]。Nizialek等[79]发现：与对照组相比，CS/CSL个体的*KLLN*启动子甲基化水平显著，甲基化负荷与更强的CS表型相关。在*PTEN*突变阳性病例也发现了*KLLN*表观突变，因此表明其是作为*PTEN*相关表达的潜在修饰因子而存在。虽然*SDH*胚系突变相关的副神经节瘤和嗜铬细胞瘤并不常见于CS/CSL，但在甲状腺癌和肾癌风险方面存在一些重叠。

Ni等[78]发现在那些具有*SDH*胚系突变的CS/CSL个体中乳腺、甲状腺和肾脏恶性肿瘤的发生率较高。最近研究表明，*PTEN*突变和*SDH*变异在CS/CSL个体中并不一定是互斥的，当两者同时存在时，罹患乳腺癌的风险似乎比单独*PTEN*突变者更高[77]，这表明*SDH*基因在CS/CSL相关恶性肿瘤的易感性和发病风险的调节中都起到一定作用。最近的一项病例研究报道，在患有Lhermitte-Duclos病（CS的一个特征性表现）的个体中发现了一种功能获得性*EGFR*胚系突变[80]。此外，*SEC23B*[81]和*USF3*[82]基因突变可能与CS/CSL患者的甲状腺癌易感性有关。

4　其他错构瘤性息肉病的情况

据相关报道，还有一些其他的错构瘤性息肉性疾病，包括Gorlin综合征（基底细胞色素痣综合征）、遗传性混合性息肉病综合征、多发性内分泌瘤病2B（MEN2B）和神经纤维病1型（NF1）。尽管这些疾病很少发生，但临床医师应当注意对这些错构瘤性息肉病进行鉴别诊断。

Gorlin综合征（OMIM 109400）以多发基底细胞癌、牙源性角化囊肿、儿童髓母细胞瘤、额部隆起、卵巢肿瘤、掌跖凹窝为临床特征，是一种由*PTCH1*和*SUFU*的胚系突变引起的常染色体显性遗传病，极少数为*PTCH2*突变[3]。1970年代一个病例报道描述了一位54岁男性Gorlin综合征患者，他被发现胃部有多个错构瘤性息肉和一个良性肠系膜囊肿[83]。然而，该病中错构瘤性息肉并不常见，因此胃肠道监测并不作为Gorlin综合征的常规推荐。

遗传性混合性息肉病综合征（OMIM 601299）是一种相对较新的疾病。该疾病通常表现为混合性结肠息肉，包括腺瘤、增生性息肉和错构瘤性息肉。最近对10名该病患者进行病例回顾发现：腺瘤性息肉和增生性-炎性混合型息肉是最主要的表现，这些患者中尚未发现存在错构瘤性息肉[84]。存在这种情况的个体被证明具有更高的结直肠癌风险[85]。相关研究将致病基因定位在染色体6q[86]和10q23区域，其中也包括*BMPR1A*。后来研究表明，在一些出现这种表现的家庭中发现该基因的存在[87, 88]。最近，在一个患有遗传性混合性息肉病综合征的家族中发现了一个包括*GREM1*上游基因*SCGS*的基因重复[85]。

NF1（OMIM 162200）和MEN2B（OMIM 162300）均报道了胃肠道神经节细胞瘤病，这是PHTS中描述的息肉类型之一[89, 90]。NF1的发病率为1/5 000，由*NF1*基因胚系突变引起，其特点是多发性神经纤维瘤、牛奶咖啡斑、虹膜色素缺陷瘤、腋窝和腹股沟斑点。虽然NF1有相关的致癌风险，但胃肠道癌似乎并不属于其疾病谱的一部分[91, 92]。MEN2B是MEN2的一种特殊亚型，由*RET*基因的胚系突变（通常为M918 T）引起，与甲状腺髓样癌、嗜铬细胞瘤以及特殊面容有关，包括嘴唇增大、马方综合征样体型、眼球突出和肌肉骨骼表现。除胃肠道外，MEN2B的黏膜神经节细胞瘤病还可发生在嘴唇、舌头、结膜和泌尿系统[93]。

第 14 章
遗传性混合性息肉病综合征

Hereditary Mixed Polyposis Syndrome

Huw Thomas, Ian Tomlinson

王宇欣，杜奕奇　译

摘　要

遗传性混合性息肉病综合征（hereditary mixed polyposis syndrome, HMPS）是一种常染色体显性遗传疾病，患者在没有肠外表现的情况下，发生多种混合组织学类型的结直肠息肉，包括锯齿状息肉、Peutz-Jeghers息肉、幼年性息肉、传统腺瘤和结直肠癌。到目前为止，文献报道HMPS多为德系犹太人，伴有*GREM1*基因上游40kb的小片段重复突变。这导致结肠隐窝中*GREM1*的异位高表达。曾报道瑞典HMPS家族中检测到*GREM1*基因上游约16 kb的重复突变。目前，高危人群可进行症状前基因检测，患者从小就需要进行结肠镜监测，并行息肉切除，以免发展成结直肠癌。

关　键　词

遗传性混合性息肉病综合征；HMPS；GREM1；结直肠癌

H. Thomas (✉)
St Mark's Hospital, Imperial College London, Harrow, UK
e-mail: huw.thomas@imperial.ac.uk

I. Tomlinson
Institute of Cancer and Genomic Studies, University of Birmingham,
Birmingham B15 2TT, UK
e-mail: i.tomlinson@bham.ac.uk

1　前言

本书的其他章节描述了与腺瘤、锯齿状、Peutz-Jeghers 和幼年性结肠息肉相关的遗传性息肉病综合征，其中明确定义了临床表型。遗传性混合性息肉病综合征（HMPS）是一种罕见的遗传性疾病，其临床表型包括多种混合组织学类型的息肉，甚至单个息肉可包含多种组织学类型。携带者息肉的组织学表现存在很大差异，有些为锯齿状和腺瘤性息肉，有些是幼年性息肉，甚至是 Peutz-Jeghers 性息肉。HMPS 家族一般没有结肠外肿瘤。

HMPS 最初是在德系犹太人亲属中描述的。遗传研究显示与15q13-q31号染色体有关。既往报道显示伴有多个结直肠腺瘤的德系犹太人家族可能存在该区域突变。HMPS 和多个腺瘤家族在15号染色体上具有相同的疾病相关单倍型，表明存在始祖突变。

该突变已被证实是重复突变，可以导致结肠隐窝中 Gremlin-1（*GREM1*）的表达上调。一名瑞典患者已被报道，存在该区域小片段的重复突变，该突变亦可影响 *GREM1* 的表达。

本章系统地回顾了 HMPS 以及存在表型重叠的其他病变，包括轻表型息肉病、锯齿状息肉病及幼年性息肉病。并描述了 *GREM1* 基因的突变，以及它是如何导致混合型息肉的发生，并阐述了在无症状家庭中进行早期诊断的作用，结肠镜监测对于预防结直肠癌发生的作用。

2　临床表型

1956年，伦敦的圣马克医院首先描述了遗传性混合性息肉病综合征。患者为德系犹太人，是立陶宛血统家族（圣马克96家族）中的一员，38岁，直肠出血，乙状结肠镜检查提示直肠息肉，伴有结肠息肉及结直肠癌家族史，推断为常染色体显性遗传。初步诊断为家族性结肠息肉病。患者定期接受钡剂灌肠及结肠镜检查，息肉进行性增大，于1962年行结肠切除术及回直肠吻合术。切除的结肠里面有6个息肉，病理显示5个为管状腺瘤，1个为幼年性息肉伴重叠的组织学特征（图14.1）。他没有家族性腺瘤性息肉病的多发腺瘤和微腺瘤的特征。Basil Morson 将其诊断为不明类型的息肉病。

医师联系了该患者的其他家庭成员，询问了他们的临床病史，并绘制了家系图。1995年，Whitelaw 等描述了圣马克96家族的表型，并将该病称为遗传性混合性息肉病综合征[1]。家族中共包含20名第二代、64名第三代、102名第四代及42名第五代成员（图14.2）。该家族平均42岁出现胃肠道症状，并对154枚结直肠息肉进行了病理学复核，其中101枚为腺瘤，7枚为绒毛状腺瘤，25枚为增生性息肉，25枚为不典型或混合性幼年性息肉。其中典型病例的结肠息肉一般少于15枚，在18岁时即可出现息肉，11名成员曾行结肠切除术，13名成员发展为结直肠癌，平均发病年龄为47岁（32～74岁），结肠癌和直肠癌的发病率相当，未发现上消化道息肉[2]。

2003年，Rosen 等回访了17名住在以色列的圣马克96家族成员。共发现10枚幼年性息肉，21枚混合性幼年性腺瘤性息肉，18枚增生性息肉，1枚混合性增生性腺瘤性息肉，

12枚锯齿状腺瘤及2枚管状腺瘤。其中有家族成员伴发了胰腺、肾脏及乳腺部位的肿瘤，而这些肿瘤与HMPS无明确相关性。

还有研究者报道了拥有同样的始祖突变突变的其他圣马克德系犹太人家族的表型。受累的个体有多枚腺瘤性息肉，巨大腺瘤多出现于22～24岁，锯齿状腺瘤及结直肠癌多发生于31～67岁[3]。在HMPS中报道的息肉的病理组织学种类随着时间在不断增加，在腺瘤性息肉、增生性息肉和幼年性息肉的基础上，又发现了无蒂锯齿状息肉。

最近报道了一个瑞典HMPS家族，在第15号染色体GREM1调控区域出现了类似的但是更小的重复突变。患者同样出现混合组织学类型包括腺瘤性、增生性及幼年性息肉。其中一名成员33岁时诊断为结直肠癌。此外，该家族中还有2名成员伴有胃癌，1名伴有乳腺癌，1名伴有淋巴肉瘤[4]。

另有1名35岁时诊断为结直肠癌的患者，该患者拥有整个GREM1基因的大片段重复突变，但是没有结肠息肉和家族史的详细信息[5]。

总之，HMPS的表型差别很大，18岁即可出现各种组织学类型的息肉。有些患者表现为多个腺瘤性息肉，而有些患者则表现为锯齿状、腺瘤性及幼年性息肉。最早31岁即可发生结直肠癌。据报道，目前尚未发现类似于家族性腺瘤性息肉病患者的上消化道息肉。

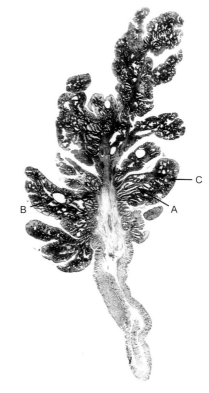

图14.1 一个伴有增生性息肉、幼年性息肉和腺瘤性息肉成分的混合性息肉，并伴有不典型增生的区域。（A）增生性息肉区域;（B）幼年性息肉区域;（C）腺瘤性息肉区域（图片来源于Whitelaw等[1]发表文章中第329页的图2）

由于与幼年性息肉病的临床表现有部分交叉，关于HMPS的定义尚有争议[6]。由于不同种类息肉病的临床表型具有重叠性，目前主要根据分子遗传学特征对各种遗传性疾病进行定义。某些患者可能存在相同通路上不同基因的改变，例如，幼年性息肉病与HMPS同时涉及骨形态生成蛋白（bone morphogenetic potein, BMP）信号通路的改变。

3　分子遗传学

当圣马克96家族的表型首先被描述时，尚不明确这是一种已知息肉病综合征的不典型表现，还是一种新的疾病。最初的基因关联性分析已排除其与结直肠癌相关基因APC、MSH2及MLH1的相关性[1]。

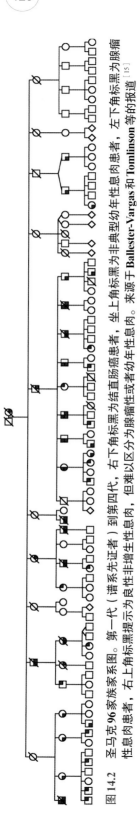

图14.2　圣马克96家族家系图。第一代（谱系先证者）到第四代，右下角标黑为结直肠癌患者，右上角标黑为非典型幼年性息肉患者，坐上角标黑为非典型幼年性息肉患者或者幼年性息肉。来源于 Ballester-Vargas 和 Tomlinson 等的报道[15]

1996年，全基因组遗传连锁分析将该病的突变基因定位于染色体6q16-q21[7]。然而，随后该家族的1名患者（第4代第30号成员）并未检测到6号染色体上的基因突变，该患者在42岁时出现了一个巨大的结肠绒毛状腺瘤，提示HMPS的突变基因位于6号染色体的报道并不正确。

后续的关联性分析均采用更新的临床信息，并且受累患者的定义更加严格[8]。根据新的标准，6号染色体的突变未被重复，而另外发现了15q13-q21的突变。但是，该家族成员中的结直肠癌患者并未检测到15号染色体上的基因突变，提示该部位并非典型的抑癌基因。

既往曾有报道在圣马克的另一个德系犹太人家族（1311家族）中也发现了与15号染色体相同区域的突变，该家族具有多发结直肠腺瘤和结直肠癌的显性遗传倾向[3]。两个家庭的疾病相关的单倍体是相同的，另外三个多发性结直肠腺瘤的德系犹太人家族也被发现拥有相同的疾病相关的单倍体。

分析第15号染色体的候选基因并未发现任何有意义的突变，提示始祖突变可能为某种特殊类型的基因突变[9]。

寡核苷酸芯片分析显示位于15q的SCG5基因由2号内含子至GREM1 CpG岛上游出现了40kb的杂合单拷贝重复突变。在受累个体中，SCG5的表达水平没有变化，该重复突变包括GREM1的增强子，使得GREM1在肠上皮下的肌纤维母细胞表达升高，它在隐窝上皮细胞的表达水平非常高[10]。在HMPS的息肉中，GREM1的表达也升高[9]。

GREM1是BMP信号转导通路的分泌型拮抗剂，通过与BMP配体结合抑制其激活。GREM1表达上调可以降低BMP配体水平从而增强干细胞的表型。证据表明，BMP信号通路减弱也是幼年性息肉病综合征（JPS）的可能病因。JPS是由患者的BMP受体1A（BMPR1A）基因或者其下游信号器SMAD4基因的突变及功能缺陷所致。

后续鼠模型的研究表明，上皮细胞异常表达GREM1可能会干扰位于肠隐窝的肠形态形成因子，改变子代细胞的命运，使那些已经离开了隐窝的细胞仍然保持着干细胞特性。这些来细胞形成异位隐窝，可进行增殖，刺激体细胞突变及引起小肠肿瘤形成。散发性结肠绒毛管状腺瘤及癌前息肉亦检测到GREM1突变。这些细胞形成异位隐窝，增殖，积累体细胞突变，并可以引发肠道肿瘤。GREM1的异常表达也已在散发的结肠传统锯齿状腺瘤（罕见的癌前息肉）中得到证实[11]。

GREM1 被认为是影响结肠隐窝细胞成熟的园丁基因。这可以解释为什么在 HMPS 肿瘤中没有观察到 15 号染色体的杂合性丢失（如果它是作为抑癌基因发挥作用的话，就会出现）。这也可以解释混合性组织学类型息肉的发生，因为 GREM1 不会将肿痛引导至任何特定的分子途径。

4　无症状患者的基因筛查

德系犹太人祖先的 HMPS 重复突变在断裂点处具有独特的 DNA 序列，这已被用于开发简单的 PCR 诊断试剂盒，以便确定德系犹太人中该重复突变的携带情况。研究表明，这种重复突变在德系犹太人群中很少见，瑞典的重复突变尚未开发出类似的测试方法。

5　高危人群的随访及监测

在 HMPS 中，显著的结直肠息肉最早出现于 18 岁，结直肠癌最早出现于 31 岁。因此，建议从 18 岁开始进行定期的结肠镜监测。不同患者的息肉数量及组织学类型有很大差异。有学者建议初始可以每两年进行一次结肠镜检查，后面可根据息肉的数量和病理类型进行调整。

对于其他肠息肉病综合征，已有合并的上消化道息肉被报道，而且上消化道癌症的发病率明显升高。Lieberman 等报道了一名拥有德系犹太人重复突变的 HMPS 患者，其先证者父亲携带的基因表型与家族性腺瘤性息肉病类似（伴有 >50 个结肠腺瘤、1 个硬纤维瘤及 1 个十二指肠癌）[12]。另外，在拥有 GREM1 重复突变的瑞典家族的较早的几代人中还发现了 2 例胃癌[4]。近期曾有报道表明 GREM1 重复突变者患有上消化道肿瘤[12]。当进一步分析了这些个体的基因型后，可能需要进行上消化道监测。HMPS 家族中已报道了多种肠外癌症，但尚不清楚该频率是否大于德系犹太人群的基线水平。

另有报道证实，在 HMPS 患者的息肉中，COX2 的表达明显上调[13]。对于有家族史的高风险人群和普通人群，阿司匹林可降低结直肠癌的发生率，尽管其确切的机制尚未明确[14]。据推测，阿司匹林可能对 HMPS 具有化学预防作用，但目前缺少高质量的研究来证明。

6　结论

HMPS 是一种罕见的疾病，由基因突变引起 GREM1 基因的表达水平改变，并改变骨形态发生蛋白信号传导通路，最后引发混合组织学类型的结直肠息肉。HMPS 会导致结直肠癌发病率的增加。目前尚不清楚它是否能引起上消化道癌发病率的增加。受累的个体需要进行结肠镜监测，可能还需要行上消化道监测。

第 15 章
锯齿状息肉病综合征

Serrated Polyposis Syndrome

Sabela Carballal, Francesc Balaguer, Antoni Castells

李雪莹，白辰光　译

　　锯齿状息肉（serrated polyp, SP）被认为是多达15% ～ 30%结直肠癌的癌前病变，其通过"锯齿状息肉癌变途径"发展而来。锯齿状息肉病综合征（serrated polyposis syndrome，SPS）是最常见的结直肠癌相关息肉综合征之一，其特征是分布于整个结直肠的体积大和/或数量多的锯齿状病变，会导致个人和家庭成员结直肠癌发病风险的增加。其临床管理包括每年的结肠镜检查和外科手术。虽然大多数病例发生在50岁以上，且没有结直肠癌家族史，但有几项证据支持一部分SPS可能是遗传性综合征的表型表达，但其遗传学基础尚不清楚。近来的研究在一小部分SPS患者中发现了RNF43基因的致病性胚系突变。今后对SPS的研究应着重于对其表型的认识和临床治疗，以及揭示其发病机制。

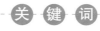

锯齿状息肉；增生性息肉；息肉病；结直肠癌致病机制；锯齿状息肉途径

S. Carballal F. Balaguer A. Castells (✉)
Gastroenterology Department, Hospital Clínic de Barcelona, Centro de Investigación, Biomédica en Red de Enfermedades Hepáticas y Digestivas (CIBERehd), Institut d'Investigacions Biomediques August Pi i Sunyer (IDIBAPS), Universitat de Barcelona, Barcelona, Spain
e-mail: castells@clinic.cat

1　临床表现

1.1　定义和癌症风险

结直肠癌（CRC）是由癌前病变（息肉）引起的，及时发现和切除这些息肉对于预防CRC的发生有着至关重要的作用[1]。传统上，普通的腺瘤曾经被认为是唯一的癌前病变，可以通过"腺瘤-癌"途径发展成CRC[2]。相反，主要出现在直肠的增生性息肉被认为是良性的。在过去的三十年里，越来越多的证据表明存在着一种被称为"锯齿状途径"的新癌变途径，其特征是存在锯齿状病变、分子上表现为*BRAF*基因的体细胞突变、抑癌基因启动子区的高甲基化和微卫星不稳定性。目前认为，多达15%～30%的CRC是通过这一途径发生癌变的[3,4]。

锯齿状息肉（serrated polyp, SP）是一组异质性病变，其共同的形态学特征是结肠隐窝上皮细胞的锯齿状结构[5]。世界卫生组织（World Health Organization, WHO）将锯齿状息肉分为三个亚型：增生性息肉（hyperplastic polyp , HP）、无蒂锯齿状腺瘤/息肉（sessile serrated adenomas/polyp, SSA/P）伴有或不伴有不典型增生，以及传统锯齿状腺瘤/息肉（traditional serrated adenomas/polyp , TSA/P）。每种锯齿状息肉亚型的主要特征见表15.1。

表15.1　锯齿状息肉亚型：内镜、组织学和分子特征

锯齿状息肉亚型	内镜描述	病理学特征	分子标志物
增生性息肉（HP）			
微泡型增生性息肉（MVHP）	远端结肠、直肠的多样化扁平病灶	大多数细胞的胞质内见微滴（微泡）黏蛋白	*BRAF*（30%～80%）*KRAS*（10%）
杯状细胞型增生性息肉（GCHP）	左半结肠（约90%），一般较小（<0.5 cm）	几乎完全是杯状细胞，很少或没有锯齿状管腔（与MVHP相比）	*BRAF*（20%）*KRAS*（50%）
无蒂锯齿状腺瘤/息肉（SSA/P）	近端结肠，扁平型，通常>0.5 cm，有黏液帽覆盖形成云雾状表面	扭曲的隐窝生长模式，扩张、充满黏液、底部呈L形（"靴型"）和T形（"锚型"）锯齿状隐窝	*BRAF*（80%～90%）*KRAS*（3%～8%）
传统锯齿状腺瘤/息肉（TSA/P）	远端结肠，无蒂或带蒂，通常>0.5 cm	复杂扭曲的管状绒毛状或绒毛状（丝状）结构，嗜酸性细胞质，异位隐窝	*BRAF*（20%～60%）*KRAS*（20%～25%）

增生性息肉（HP）很常见，占全部锯齿状息肉的70%～90%，其特征是笔直的隐窝对称性地从表面延伸到黏膜肌，不伴有明显扭曲。HP可根据腺上皮的特点分为不同的亚型，包括微泡型（MVHP）和杯状细胞型（GCHP）。MVHP和GCHP在分子和组织学特征

以及结肠内的解剖位置分布上有着明显的差异。一般认为HP没有十分重要的临床意义，特别是位于直肠和乙状结肠的小病灶。目前尚不清楚某些MVHP是否能进展为SSA/P。GCHP的临床意义尚不清楚，一些人认为它可能是TSA的前体病变。

无蒂锯齿状腺瘤（SSA）通常很小，呈扁平状或稍隆起，可被黄色黏液所覆盖。它们通常见于近端结肠，常大于0.5 mm。组织学上，它的锯齿状结构比增生性息肉更明显，累及隐窝的全长（图15.1）。SSA/P被认为是锯齿状CRC的主要癌前病变，尤其是在细胞出现不典型增生的情况下[6, 7]。SSA/P占全部锯齿状息肉的5% ~ 25%，在一般人群的检出率为3.3%。

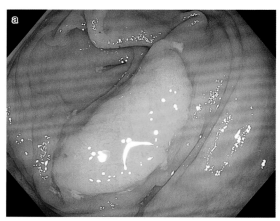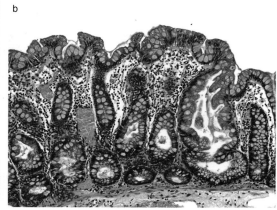

图15.1　无蒂锯齿状腺瘤/息肉（SSA/SSP）的内镜和组织学表现。**a.** 在内镜检查中发现，锯齿状息肉病综合征患者盲肠处有轻微隆起的病变。冲洗息肉表面的黏液后，其边缘不明显，表面呈"云雾状"，颜色与周围黏膜相似。通过内镜下黏膜切除术（EMR）切除息肉；**b.** 显微镜下，息肉显示明显的锯齿状和扩张的充满黏液的T形（"锚型"）隐窝，符合无蒂锯齿状腺瘤/息肉

传统锯齿状腺瘤（TSA）比其他类型的锯齿状息肉更为少见，约占1%，多数位于远端结肠，常大于5 mm，内镜下表现与普通腺瘤相似。TSA的病理组织学特征十分典型，常表现为复杂扭曲的绒毛管状或绒毛状（丝状）结构。

锯齿状息肉病综合征（serrated polyposis syndrome, SPS）是一种以整个结直肠分布着体积大和/或数量多的锯齿状病变为特征的疾病，其CRC的终生患病风险增加[9-14]。修订版的世界卫生组织（WHO）SPS诊断标准见表15.2。尽管这一定义较为武断，但也有助于规范诊断和治疗，并促进这一领域的研究。

虽然SPS的发病率尚不清楚，但该综合征正逐渐成为最常见的结直肠癌息肉病综合征之一。目前临床实践中所面临的挑战是如何通过内镜检出和通过病理诊断SPS。对其认识的逐步深入有助于提高SPS的诊断率，其患病率也高于最初的报道。事实上，原来报道的结肠镜或乙状结肠镜筛查中SPS的检出率小于0.1%，而最近的数据显示其患病率是原来认为的4倍[8]。据报道，在粪便免疫化学试验（FIT）阳性的预选筛查人群中，SPS的患病率要高得多（0.34% ~ 0.66%）[15, 16]。此外，在初次结肠镜检查中，SPS常常会被漏检。

表15.2　修订版的世界卫生组织（WHO）SPS诊断标准

标准Ⅰ：乙状结肠近端的结肠内有5枚及以上的锯齿状息肉，其中2枚大于10 mm

标准Ⅱ：乙状结肠近端的结肠内有任何数量的锯齿状息肉，并且是SPS患者的一级亲属

标准Ⅲ：整个结肠内分布有20枚以上的锯齿状息肉

在FIT筛查队列和初次结肠镜队列之后的第二次结肠镜随访中，其检出率分别为0.8%和0.4%，似乎更接近于SPS的真实患病率。

最初的小样本研究报道，SPS患者有70%以上的CRC发生率[14]，这个数字可能存在明显的选择偏差，高估了SPS在CRC发生中所起的作用。随后大样本的研究提示其存在较低的发生CRC的风险（7% ~ 35%）[11, 17-21]。少数研究试图根据临床风险因素对CRC风险进行分层[20, 22, 23]。事实上，同时符合WHO标准Ⅰ和Ⅲ的患者、锯齿状息肉中存在进展性腺瘤或不典型增生，以及SSA/P的数量都是与SPS患者患CRC风险增加相关的因素。然而，符合标准Ⅱ的患者的癌症风险仍然存在争议。由于在4.7% ~ 12.2%的筛查人群中可以检测到近端结肠的锯齿状息肉[8]，这一标准可能导致SPS的过度诊断，应该在不久的将来进行修订。

以上研究中CRC的高发病率与在最近两项最大宗的SPS患者队列中所观察到的发病率相去甚远。目前的研究结果表明，一旦SPS患者接受内镜下息肉切除术（息肉至少大于3 mm），其发生CRC的风险非常低（5年内CRC的累计发病率约为2%）[22, 23]。

1.2　临床特征

SPS患者的特征主要是根据一系列已发表的病例研究结果来确定的，在临床、内镜和组织学特征的描述上存在着显著的异质性。SPS患者没有明显的性别差别，平均诊断年龄为50 ~ 60岁。吸烟和超重/肥胖与锯齿状息肉的发病风险增加相关[24]，表明环境因素参与其发病。从这一点上讲，吸烟与进展期锯齿状息肉存在密切相关[25]。然而，最近的研究表明，SPS的发病机制在吸烟者和非吸烟者中可能有所不同[24]。与不吸烟者相比，吸烟与WHO第Ⅲ项标准显著相关[23]。此外，吸烟者患CRC的风险似乎要比不吸烟者小一些[23]。吸烟在SPS中所起的作用有待后续研究阐明，也许在不久的将来会影响对吸烟者的治疗和监测方法的选择。

一些人认为SPS存在不同的表型。一些患者表现为右侧表型（分布在右半结肠的、较大体积的SSA/P，即标准Ⅰ），一些患者表现左侧表型（分布在左半结肠的、数量多的小息肉，即标准Ⅲ），其他患者则表现为混合表型（具有前面两种表型的一些特征）[20]。如前所述，与仅符合WHO标准Ⅰ或标准Ⅲ的患者相比，同时符合标准Ⅰ和标准Ⅲ的患者发生CRC的风险似乎更高[23]。在SPS患者中，普通腺瘤常常与锯齿状息肉共存。没有明确的证据表明SPS患者及其亲属患肠外肿瘤的风险增加[12]。

10% ~ 50%的SPS患者有CRC家族史[14, 18-21, 26, 27]，SPS患者的一级亲属与普通人群

相比，发生CRC和SPS的风险都有所增加。在最大的一组研究中，SPS患者一级亲属的CRC标化发病率大约是普通人群的5倍[20]。

1.3 临床管理

SPS患者具有CRC高患病风险，因此建议对所有诊断SPS的患者进行每年一年的内镜检查[28]。在经验丰富的中心接受每年一次结肠镜检查的患者，切除直径大于3 mm的息肉，其发展成CRC的风险很低（5年内小于2%）[12, 22]。对一部分没有CRC危险因素的患者，能否延长内镜检查的间隔时间，相关随访研究正在进行当中。

外科治疗仅限用于严重的息肉病患者，即内镜下无法处理、不能切除的大病灶或发生CRC者。对于每一个患者来说，需要进行个体化选择全结肠切除术+回肠直肠吻合术或节段性结肠切除术。手术后，最好每6 ～ 12个月对残留的结直肠进行一次结肠镜检查，以免发生异时性多原发癌。

SPS患者的一级亲属应在35 ～ 40岁或者是最年轻受累家庭成员确诊前10年开始接受CRC的筛查[29, 30]。

2 分子特征与发病机制

2.1 锯齿状瘤变通路

锯齿状通路最近被认为是发生散发性CRC的另一种途径。与锯齿状通路相关的特征性分子变化包括：① BRAF和KRAS癌基因突变；② 微卫星不稳定性（MSI）；③ CpG岛甲基化表型（CIMP）（图15.2）。

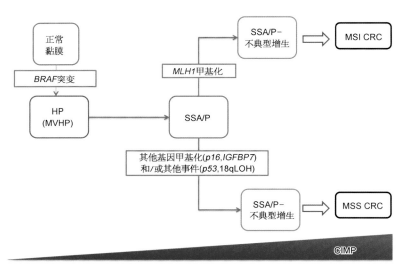

图15.2 **CRC的锯齿状息肉癌变通路。最早期的锯齿状息肉，尤其是MVHP，可检测到癌基因BRAF的突变。MLH1甲基化导致MSI肿瘤。相反，其他靶点（即p16INK4a、IGFBP7和MGMT）的甲基化与MSS–CRC相关**

丝裂原活化蛋白激酶（MAPK）途径通过 *BRAF* 和 *KRAS* 癌基因突变激活，导致细胞增殖失控。锯齿状瘤变通路最显著的分子改变是 *BRAF* 原癌基因的突变[31]。此外，基因启动子区 CpG 岛的异常甲基化可导致其沉默。事实上，特定病灶的 CIMP 状态可以通过评估 5 个基因的启动子甲基化状态来确定，其中至少 3 个基因的高甲基化被认为是高 CIMP 表型，1 个或 2 个基因的甲基化被认为是低 CIMP 表型。高 CIMP 肿瘤与锯齿状息肉癌变通路密切相关[32, 33]。错配修复基因 MLH1 是 CIMP 肿瘤中所沉默的肿瘤抑制基因之一。该基因的沉默导致了散发性微卫星不稳定，与林奇综合征患者的遗传性微卫星不稳定相当。因此，锯齿状息肉癌变通路常被称为散发性微卫星不稳定通路。然而，并不是所有的 CIMP 肿瘤都会发生微卫星不稳定性。其他抑癌基因，如 *p16INK4a*、*IGFBP7* 和 *MGMT* 的沉默也可能在高 CIMP 微卫星稳定肿瘤的发生发展中起重要作用。

CRC 发生的锯齿状通路如图 15.2 所示。癌基因 *BRAF*（V600E）突变似乎是"经典锯齿状通路"中最早期的事件，该通路提出了从 MVHP→SSA/P→ SSA/P 伴不典型增生→CRC 的进展路径，最常见于近端结肠，导致肿瘤显示出高 CIMP 表型。

另一种被描述的锯齿状息肉癌变通路，其特征是 *KRAS* 而不是 *BRAF* 突变为最早期事件，低 CIMP 表型，从 GCHP 进展为 TSA。然而，这一途径仍不清楚[34]。

尽管 SSA/P 与锯齿状腺癌相关，但高达 50% 的 SPS 进展来的 CRC 发生在直肠、乙状结肠或左半结肠，只有 33% 的 CRC 出现了 *BRAF* 突变[35]。这些数据提示，在 SPS 的背景下，相当一部分 CRC 可能起源于腺瘤，而不是锯齿状息肉。SPS 的组织病理学特征和 CRC 进展之间的关系，有待进一步的前瞻性研究来阐明[22, 23]。

2.2 发病机制

由于大多数 SPS 患者诊断于 50 岁左右，没有息肉病家族史，且与环境因素（即吸烟）密切相关[21, 23]，有人认为，SPS 总体而言不是一种遗传性综合征，而是一种复杂的疾病，是遗传易感性与环境相互作用的结果。

然而，有几项研究发现 SPS 患者的一级亲属出现 CRC 和 SPS 的风险增加，支持少部分 SPS 可能是遗传性综合征的表型表达[26, 36]。此外，受累个体结直肠肿瘤病变的多样性、持续性，以及有时迅速进展表明，少数病例的遗传学基础尚未被发现，常染色体隐性遗传模式已有所描述。一些符合 WHO 标准的 SPS 患者中报道了双等位基因 *MUTYH* 突变，通常伴随着腺瘤性息肉病[37]。此外，在单个家族中的研究也报道了染色体 1p 和 2q 上的位点的连锁[37]。尽管有了这些发现，SPS 的遗传学基础仍然不清楚。

3 RNF43 相关性锯齿状息肉

与锯齿状息肉相关的 *BRAF* 或 *KRAS* 突变不足以独立诱发肠肿瘤。在短暂的过度增殖后，由于代谢和应激，隐窝细胞生长停滞，这一过程被称为癌基因诱导的衰老。最近，一项对 20 名具有多个 SSA/P 的无关受试者进行的全外显子组测序研究发现，一些与癌基因诱导衰老功能相关的假定基因（*ATM*、*PIF1*、*TELO2*、*XAF1*、*RBL1* 和 *RNF43*）发生了突变[37]。

RNF43 是一种在结肠干细胞中表达的E3泛素连接酶，通过靶向降解Wnt受体来发挥Wnt抑制剂的作用。它通过R-spondin/LGR5/RNF43结构来调节Wnt信号强度，其效应受到Wnt放大器R-spondin的拮抗[38,39]。上述研究中，在2名患者中检出 *RNF43*（p.R113X）有相同的胚系无义突变，提示它也与多发锯齿状息肉相关（优势比460；95% CI=16.384 ~ 23.1；*P*=6.8×10⁻⁵）。

另一项研究报道了一个家系，其两个兄弟姐妹在幼年时携带 *RNF43* 胚系无义突变（p.R132X）和多发锯齿状息肉，其中一个患上了具有微卫星不稳定性（MSI）的CRC[40]。

最近，Yan等[41]采用全基因组测序和靶基因Sanger测序相结合的方法，研究SPS家族、散发性SP和CRC。在4个SPS家族中，有一个通过外显子组测序确定了 *RNF43* 中可能的致病突变（c.953-1G>A；c.953_954delAG；p.E318fs）。这个突变是在两个兄弟姐妹中检测到的，他们符合SPS的标准Ⅰ和/或Ⅲ，并且在第三个兄弟姐妹中有一个乙状结肠近端的SP（WHO标准Ⅱ），并在49岁时患直肠癌。最后一个病例的两个孩子（均为基因携带者）进行结肠镜检查时，也在右半结肠检出一些SP。有一个基因携带者未接受筛查，另外四个没有携带胚系突变的家族成员，结肠镜检查均正常。此外，在所有胚系 *RNF43* 突变携带者的锯齿状息肉（*n*=16）、腺瘤（*n*=5）和CRC（*n*=1）中，观察到 *RNF43* 基因的二次打击（通过杂合性丢失或体细胞突变）。同时，34%的散发性SSAs/TSA中发现了体细胞 *RNF43* 突变，所有HP中均未检测到该基因的突变。最近的另一项研究也报道了锯齿状息肉中频繁检出RNF43基因的体细胞突变[42]。

Yan等报道的结果提示胚系 *RNF43* 突变与一部分SPS患者有关，应成为SPS患者常规胚系基因突变检测的一部分。

4　不明原因的锯齿状息肉

在Yan等的结果发表之后，又发表了两个大样本SPS患者的基因筛查结果[43]。这些队列中的295名个体来自结直肠息肉病遗传学研究。第一次筛查包括74名SPS患者，这些患者是根据诊断年龄小、结肠内SP数量多以及与SPS或CRC有一级亲属关系而筛选的。通过全外显子组或全基因组测序，未发现致病性变异；但分别检测到两个预测为致病性的罕见错义突变（RNF43 NM_017763；exon6，c.C640G；p.L214 V和exon 4，c.C443G；p.A148G）。对 *RNF43* p.R113X和p.R132X变异进行第二次靶向基因筛查，以确定其在221名SPS患者中的患病率。带有SPS的受试个体均不是这两个 *RNF43* 胚系致病性变异的携带者。

295名SPS患者未检测到 *RNF43* 胚系致病性突变，表明 *RNF43* 突变可能只占SPS的一小部分，SPS的其他遗传危险因素尚有待确定。因此，SPS潜在的遗传原因可能具有基因的复杂性和异质性。

未来方向

锯齿状息肉病综合征（SPS）是一种与CRC风险增加相关的新疾病。尽管在过去十年中发现了大量的证据，但仍面临诸多挑战。

- 重新评估WHO诊断标准。根据目前的认识，WHO现行SPS诊断指南在某些方面受到挑战。目前的诊断标准排除了发生在直肠和乙状结肠的病变，这主要是因为在诊断SPS时，直肠和乙状结肠的小HP不应被考虑在内。但是SPS中多达50%的CRC发生于此。因此，WHO标准似乎应该重新定义，而不仅仅是排除某些部位的病变，不考虑其大小和组织病理学特征。此外，如上所述，WHO的第Ⅱ项标准可能会被删除。对现行WHO指南的修订有助于界定有发展成CRC风险的患者。

- 分层评估CRC风险。哪些患者最能从肠镜检查或预防性手术中获益呢？今后的研究重点应放在根据CRC发病风险对SPS患者进行个性化治疗，以及监测的安全性和可行性上，以减少肠镜检查的负担及其在间隔期内CRC的发生率。

- 提高肠镜诊断水平。内镜医师对锯齿状息肉的检出率存在着很大的差异[44]，辅助技术（窄带成像NBI、染色内镜）的作用需要进一步明确。

- 揭示SPS的遗传学病因。虽然大多数外显率高的家族性CRC基因已经被发现，但SPS可能具有遗传异质性，新的候选基因有待发现。此外，与其他基因变异和/或环境因素（如吸烟）相互作用的低或中度外显率基因的作用也有待阐明。

第3篇

遗传诊断和临床管理

Genetic Diagnostics and Clinical Management

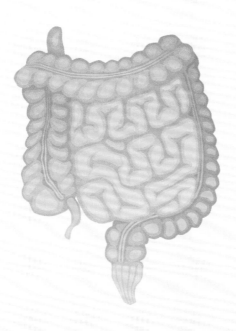

第16章
遗传性结直肠癌的基因检测

Genetic Testing in Hereditary Colorectal Cancer

Conxi Lázaro, Lidia Feliubadaló, Jesús del Valle

张剑威，邓艳红　译

在过去的十年中，由于将二代测序（NGS）技术纳入临床诊断流程，遗传性疾病的基因检测发生了巨大变化。因此，同样的成本和检测时间可以检测更多的基因，遗传性肿瘤（尤其是遗传性结直肠癌）的基因突变检出率大大提高了。本章总结了既往遗传性结直肠癌基因变异的解读方法，并阐明了NGS技术应用于临床检测的重要问题。简要介绍了检测的分析有效性，临床有效性和实用性以及ELSI方面内容。在新的临床场景中，由于体系突变与针对特定基因突变引入了新的靶向治疗有关，所以我们在此一并讨论体系突变检测和胚系突变检测的对比分析。与此同时我们强调了建立多学科团队的重要性，以便更好地解读遗传和基因组检测的结果，并将其更好地融入实验室实践和临床指南。

基因检测；突变检测；二代测序；基因组合；胚系突变；体系突变；林奇综合征；家族性腺瘤性息肉病；微卫星不稳定性（MSI）；临床意义不明的变异（VUS）；多基因/位点突变遗传性肿瘤综合征（MINAS）；中度风险基因

C. Lázaro (✉) L. Feliubadaló J. del Valle
Hereditary Cancer Program, Genetic Diagnostics Unit, Catalan Institute of Oncology
(ICO–IDIBELL), CIBERONC, Hospitalet de Llobregat, Barcelona, Spain
e-mail: clazaro@iconcologia.net

1 遗传性结直肠癌患者分子分析的传统方法

1.1 遗传性结直肠癌相关的基因

遗传性结直肠癌（CRC）分子检测的传统流程是基于患者和肿瘤特异性的证据以及家族史，基本目的是区分遗传性非息肉病性CRC、息肉病综合征和散发性CRC，尽管还有其他罕见的遗传性CRC表型（表16.1中列出了修订版的基因列表）。

表16.1 遗传性结直肠癌基因、相关综合征和遗传方式。深色背景的部分基因是最近提出的可能增加CRC风险的基因，但是尚未充分验证

基　　因	综　合　征	遗　传　性
MLH1	林奇综合征	显性
MSH2	林奇综合征	显性
MSH6	林奇综合征	显性
PMS2	林奇综合征	显性
EPCAM[a]	林奇综合征	显性
APC	家族性腺瘤性息肉病	显性
MUTYH	MUTYH相关性息肉病	隐性
POLE	聚合酶校正相关性息肉病	显性
POLD1	聚合酶校正相关性息肉病	显性
NTHL1	结直肠腺瘤性息肉病	隐性
MSH3	结直肠腺瘤性息肉病	隐性
MMR[b]	结构性错配修复缺陷综合征（CMMRD）	隐性
GREM1[c]	遗传性混合性息肉病	显性
SMAD4	幼年性息肉病综合征	显性
BMPR1A	幼年性息肉病综合征	显性
STK11	Peutz-Jeghers综合征（PJ综合征）	显性
BUB1	遗传性结直肠癌	显性
BUB3	遗传性结直肠癌	显性
PTPN12	遗传性结直肠癌	显性
LRP6	遗传性结直肠癌	显性
RPS20	遗传性结直肠癌	显性

（续表）

基　因	综　合　征	遗　传　性
FAN1	遗传性结直肠癌	显性
FANCM	遗传性结直肠癌	显性
TREX2	遗传性结直肠癌	显性
TP53	早发性遗传性结直肠癌	显性
POT1	遗传性结直肠癌	显性
POLE2	遗传性结直肠癌	显性
MRE11	遗传性结直肠癌	显性
RPS20	遗传性结直肠癌	显性

注：ª 仅大片段缺失会影响MMR基因的3′端。
　　ᵇ MMR双等位基因突变（在相同或不同的MMR基因中，包括*MLH1*、*MSH2*、*MSH6*和*PMS2*）。
　　ᶜ 只有*GREM1*基因上游的大片段重复突变。

从主要临床诊断怀疑为遗传性CRC开始，即启动遗传性肿瘤检测流程（图16.1）。在怀疑林奇综合征（LS）的情况下，同时或先后对肿瘤标本进行检测作为预筛选手段，以确定是否有必要行错配修复基因（MMR）的胚系突变检测。大多数实验室曾经使用（而且现在也在使用）这种流程，因为级联检测可以大大降低检测的成本和时间，而使用传统方法对多个基因进行完整分析既昂贵又费时。

1.2　肿瘤样本的预筛检

自从20世纪90年代以来，已有多种不同的方法用于分析遗传性CRC的可能性。第一个用于识别遗传性CRC的标记是微卫星不稳定性（MSI），是由Ionov等[1]和Aaltonen等报道[2]。微卫星，或单个序列重复，是一类串联重复的序列，由短的核苷酸序列（长度为1～10个核苷酸）组成，重复5～50次，广泛分布在整个基因组中，最常见于非编码区。微卫星的突变速度比其他区域快10倍[3]，这意味着它们通常呈高度多态性，在每个个体中长度不等。肿瘤的微卫星不稳定是DNA复制过程中微卫星序列的错误积累（缺失和重复），导致肿瘤细胞之间微卫星长度的差异（图16.2）。

通过分析结肠癌和子宫内膜癌组织DNA中几个选定的微卫星的长度，可以将这些肿瘤分为两类：微卫星稳定（MSS）和微卫星不稳定（MSI或MSI-H）。MSI是指超过30%的微卫星标记不稳定[4]。对于这种分类，美国国家癌症研究所（the US National Cancer Institute, NCI）最初推荐使用五个标记的Bethesda标准（3个双核苷酸和2个单核苷酸重复序列）[5]。然而，随后的研究表明，检测双核苷酸微卫星比单核苷酸微卫星的敏感性和特异性更低，因此提出了由五个准单态单核苷酸微卫星标记[6]，目前已被广泛使用。

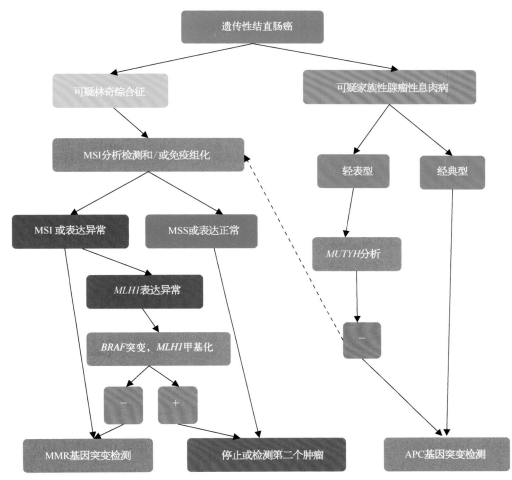

图16.1　**遗传性结直肠癌的筛查流程。识别遗传性结直肠癌患者的常用策略（来自Pineda等的报道[9]）**

MSI是由错配修复（MMR）系统的缺陷引起，MMR基因的胚系突变会导致DNA复制过程中错误的积累，这在分析微卫星标记时可以很容易检测到。MSI的存在是林奇综合征（LS）的标志，尽管约有10%的散发性CRC存在MSI[7]。

通过免疫组化（IHC）分析MMR蛋白表达的缺失是鉴别LS肿瘤的潜在备选方法，对肿瘤组织［主要是福尔马林固定石蜡包埋的组织（FFPE）］进行免疫组化染色，检测4个LS相关MMR蛋白（*MLH1*、*MSH2*、*MSH6*和*PMS2*）的表达情况。IHC检测发现MMR蛋白表达缺失，则提示可能为LS。此外，一种或两种MMR蛋白表达的缺失，对于选择特定的MMR基因进行胚系突变检测有指导意义，因为蛋白染色的缺失提示了基因的突变。

尽管当抗体与截短的蛋白片段杂交时IHC可能会出现假阳性的结果[8]，而且并非所有的致病性突变都会导致蛋白表达的缺失[9]，但MSI检测和IHC检测分析的敏感性相当。因此，这两种检测方法可以互补，并且都被广泛用于LS的筛查。

大多数散发性的MSI肿瘤（不存在基因的胚系突变）也表现出MLH1/PMS2蛋白表

a

TTTCAAGCAAAGC(**TATATATATATATATA**)AAATGCCGCTAA → (TA)$_8$

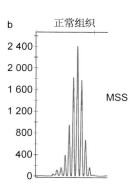

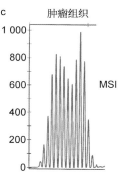

TTTCAAGCAAAGC (TA)$_4$ AAATGCCGCTAA

TTTCAAGCAAAGC (TA)$_6$ AAATGCCGCTAA

TTTCAAGCAAAGC (TA)$_8$ AAATGCCGCTAA

TTTCAAGCAAAGC (TA)$_{10}$AAATGCCGCTAA

TTTCAAGCAAAGC (TA)$_{12}$AAATGCCGCTAA

图16.2 **微卫星不稳定性的示意图。a. 胸腺嘧啶和腺嘌呤的双核苷酸微卫星标记，显示了由 MSI 引起的微卫星的长度变化；b、c. 两个电泳图分析同一个人中的一个微卫星标记：b 为没有 MSI 的正常组织 DNA（MSS），c 显示在配对肿瘤 DNA 分析中清楚地显示了 MSI**

达的缺失，通常是由 *MLH1* 启动子的异常高甲基化所致。这种甲基化抑制了 *MLH1* 基因的转录，并导致正常 *MLH1* 蛋白表达的缺失。因此，分析 *MLH1* 启动子高甲基化是很好的预筛选方法，避免在散发性 CRC 中进行 MMR 基因的检测，降低基因检测的相关成本。筛查肿瘤标本中的 *BRAF* V600E 突变也是鉴别 MSI 散发病例的有效方法，因 *BRAF* 突变与 *MLH1* 启动子的超甲基化密切相关，尽管在 LS 肿瘤中也偶尔被检测到 *BRAF* 突变存在[10-12]。*MLH1* 甲基化比 *BRAF* 突变筛选更具特异性，因此更具效价比。但是，根据病例选择所使用的检测技术和标准不同，它们检测的特异性也有所不同[13, 14]，重要的是，结构性 *MLH1* 启动子超甲基化虽然很罕见，但是也被认为是 LS 的可能原因。

　　总之，在进行肿瘤筛查后，应在特定病例中对候选 MMR 基因进行基因突变检测（图16.1）。但是，对于一些根据筛查流程达不到基因检测标准的异常临床病例，建议由多学科团队进行评估，以便判断是否需要行胚系基因突变检测。

　　POLE 和 *POLD1* 基因的突变被描述为遗传性 CRC 的原因，而且均为高度外显的基因[89]。尽管还需要更多的证据，但似乎 *POLE* 和 *POLD1* 中的突变会导致寡腺瘤性结直肠息肉病、CRC 和其他结肠外肿瘤（主要是子宫内膜癌）[15]。大多数致病性突变位于核酸外切酶（校正）区域（*POLE* 基因的第9～14外显子，*POLD1* 基因的第6～12外显子），影响核酸外切酶的活性并导致 DNA 复制准确性降低[16]。*POLE* 的突变也与超突变的散发

性结肠癌和子宫内膜癌相关[17]，基于这个原因，高突变负荷评估可以作为 *POLE* 突变引起的 MMR 基因正常的散发癌或胚系突变的良好预筛查标志。

1.3　引入二代测序方法之前的胚系突变分析

通常，上述基因的突变分析涉及整个编码区和内含子-外显子交界区的分析。对于点突变以及小的缺失/插入突变，有两种筛选方法：① 传统的 Sanger 测序，它是突变筛选的金标准；② 其他筛选方法，大多数基于异源双链构象，如单链构象多态性（SSCP）、变性高效液相色谱法（dHPLC）、构象敏感型毛细管电泳法（CSCE）和高分辨率熔解法（HRM），它们对点突变检测的灵敏度比 Sanger 测序更低。

以上方法均无法检测到较大的基因组重排，如外显子缺失/重复，为了实现这一目标，在 20 世纪初开发了几种半定量方法，最广泛使用的是多重连接依赖性探针扩增（MLPA）技术。大片段的缺失/重组的频率，各个基因不同，在不同的人群中也各异，但通常大约占总突变的 10%。

1.3.1　林奇综合征中的胚系突变

LS 是由 *MLH1*、*MSH2*（或 *EPCAM* 3′ 端）、*MSH6* 或 *PMS2* 基因的单等位基因的胚系突变引起的。

IHC 分析 MMR 蛋白是一个较好的方法，因为蛋白表达缺失不仅是 LS 的标志，在只有一个蛋白表达缺失（主要是 *MSH6* 或 *PMS2*）的标本中，编码该蛋白质的基因也是检测致病性突变的最佳候选基因。当两个蛋白表达缺失时，通常对应于异二聚体 MLH1/PMS2 或 MSH2/MSH6，则测试的最佳候选基因分别是 *MLH1* 或 *MSH2*；如果结果为阴性，则建议对其他基因进行突变筛查[18]。

应该注意的是，由于基因组中存在各种假基因，*PMS2* 基因的分子分析更加复杂。由于在基因组区域存在与 *PMS2* 具有高度同源性的假基因序列，影响了常规分析，解决此问题的最佳策略是进行长片段 PCR 和/或 cDNA 测序[19-21]。

在检测 *MSH2* 时，还要注意在距 *MSH2* 启动子区域 5′ 的 *EPCAM*（*TACSTD1*）基因中寻找大片段的缺失/重组，因为 *EPCAM* 的最后一个外显子的缺失会引起 *MSH2* 启动子的高度甲基化，从而出现与致病性 *MSH2* 突变相似的临床表现[22,23]。

1.3.2　家族性腺瘤性息肉病的胚系突变

通常，当 CRC 起源于息肉病（多发性息肉）时，它与 LS 不相关，而与家族性腺瘤性息肉病（FAP）相关。当结肠和直肠中有 100 个或更多息肉（经典型 FAP）时，必须对 APC 基因进行分析。因为超过 80% 的经典 FAP 患者具有 *APC* 基因突变[9]。当息肉数量较少时（轻表型 FAP），除了 *APC* 基因，还应筛查 MUTYH 中的双等位基因突变，导致隐性遗传的息肉病。*MUTYH* 中的一些频发突变在总突变中占很高的比例，尽管在人群中有所不同[24,25]。为了提高效价比，一些实验室检测先对频发突变进行初筛，但是，即使在初筛中发现一个突变，也应完成对 *MUTYH* 其余部分的分析检测。对于无信息性 *MUTYH* 检测且息肉数量较少的 CRC 患者，应考虑进行 MSI 分析，以排除 LS 的可能性。不过，

*MUTYH*的双等位基因突变携带者中也存在MSI肿瘤的报道，尽管很罕见[26-28]。

与遗传性非息肉病性CRC不同，在FAP中对肿瘤样本进行预筛选是无效的，因此建议直接进行基因分析。有趣的是，*MUTYH*双等位基因胚系突变的肿瘤经常携带*KRAS* G12C突变（c.34G>T）[26]。因此，有人提出，应从肿瘤筛查KRAS G12C突变开始研究轻表型息肉病[29,30]。

2 基于二代测序的突变分析

2.1 二代测序或大规模平行测序简介

二代测序（NGS），也称为大规模平行或高通量测序，是21世纪前十年开发的一组测序技术，极大地降低了测序成本并提高了测序量。这一技术可以通过不同的方法克隆、平行地分析许多DNA分子，并且可按照这种基本通用的工作流程用于分子诊断，如图16.3所示。首先，必须准备一个感兴趣的目标区域的DNA片段文库，该文库被通用的引物序列包围。如果需要多个样本一起测序，则需添加短条码序列。该目标文库可以通过单重或多重PCR扩增以一两个步骤生成。其他常见方法包括DNA片段化、寡聚体连接和某种杂交或引物延伸的富集。实验室工作流程中最重要的质量控制步骤是从起始样品中定量dsDNA，并在关键点以及在合并来自不同样品的库之前评估库的数量和质量。

当前用于诊断的主要NGS技术是Illumina提供的通过合成进行的可逆终止测序，以及Ion Torrent开发的离子半导体测序。两种技术都需要事先克隆DNA扩增以确保检测准确性。通过桥式PCR合成进行的可逆终止测序，生成高密度模板DNA阵列进行测序。离子半导体测序在涂有引物的珠子上采用乳液PCR，随后将其沉积在各个孔中以进行测序反应。Illumina测序基于嵌入了荧光可逆终止子双脱氧核糖核苷酸的DNA合成循环。拍摄图像后，荧光团脱离，羟基再生，用于随后的合成循环[31]。在离子半导体测序中，四个天然核苷酸被依次提供给DNA聚合酶。当核苷酸掺入生长链中时，释放的质子被检测为与掺入的核苷酸数量成比例的电信号[32]。表16.2列出了最常用于诊断的测序技术的主要特征。新一代测序仪可以对长的单个分子进行测序，而无须任何扩增步骤。该类型最常用的平台由Pacific Biosciences开发，该平台将其技术分类为单分子实时（SMRT）测序，尽管未包括在该表中，因为截至2018年2月，该平台尚未达到适合常规设置的检测量、可靠性、价格和易用性。但是，鉴于测序技术的不断发展，SMRT或其他类似平台或基于完全不同方法的另一种技术可能会在不久的将来被广泛采用。

NGS技术会产生大量测序数据，每个测序读数均来自克隆扩增的DNA片段。因此，将分别读取基因座的每个等位基因。但是，这些读数通常不如Sanger测序准确。为了提高序列准确性并确保检测到两个等位基因的杂合变异体，每个基因座都要读取几次。支持DNA位置碱基调用的读段数目称为测序深度或覆盖范围，而令人困惑的是，如果一个位置或区域由至少一个读段代表，则被视为覆盖。由于文库制备或测序中的偏倚，某些区域的系统性代表性可能不足。

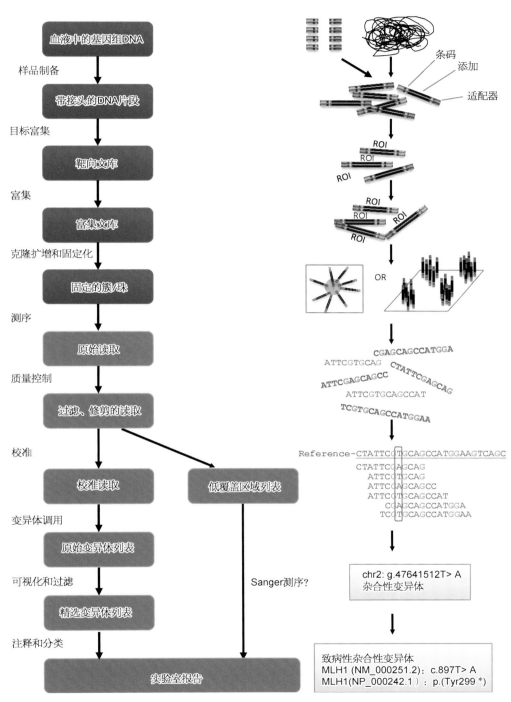

图16.3 基本的NGS诊断工作流程。 左图是从样品到实验室报告及其中间产品所需的主要步骤（实验室工作流程为蓝色，生物信息管线为绿色）；右图是样品和产品的图像

表 16.2　分子诊断使用的主要测序技术

测序技术	读取长度（bp）	测序量（Mb/次）/运行时间	主　要　特　征
Sanger（链终止）	600 ～ 900	（0.002 ～ 0.1）/（0.3 ～ 2.3）h	主要公司：Thermo fisher-applied biosystems 不同的等位基因同时阅读；基于荧光成像检测 它具有最低的错误率（0.001% ～ 0.1%），但测序量也最低，是迄今为止最昂贵的 数十年来诊断的金标准
离子半导体	200 ～ 400	（30 ～ 15 000）/（2 ～ 7.3）h	公司：Thermo fisher-ion torrent 克隆扩增后，并入顺序释放的天然核苷酸 释放的质子被检测为与掺入的碱基成比例的电信号，错误率为1%，容易发生插入缺失错误，尤其是在均聚物序列中 高度可变的平台，具有每个碱基的价格中等
可逆终止	50 ～ 300	（1.2 ～ 1 800 000）/4 h ～ 11 d	公司名称：Illumina 克隆扩增后，测序包括掺入荧光标记的可逆终止子的循环，成像和荧光裂解以允许添加下一个碱基 0.1%的错误率，主要是替换错误 它达到最高的测序量，是最便宜的

注：数据主要来源于个公司的网站；错误率摘自Glenn编写的《NGS现场指南》[47]。

2.2　二代测序分析

分析工作流程从质量控制步骤开始，以检测数据中可能存在的问题，丢弃低质量的读数并修正良好读数中的低质量部分。如果汇总了不同的样本，则条形码可以使每个样本的读数分开。比对算法将读取的片段与人类参考基因组的相应序列进行对比，然后，这些读取片段与参考基因组之间的变异差异将会被发现，生成变异列表，这样可以过滤以减少假阳性的产生。接下来，注释系统会从数据库中检索信息，以帮助确定该变异体可能产生的影响，过滤中通常更多的会丢弃被认为是中性的变异体，有时也会丢弃那些临床意义不明的变异体（VUS）。选中的变异体会形成报告，并同时对低于设定阈值的覆盖区域范围生成列表。变异检测很大程度上取决于覆盖范围，覆盖区域不佳将不能保证诊断所需的灵敏度，必须通过诸如Sanger测序的缺口填充技术进行分析，或至少在诊断报告中进行了说明。

关于是否应该使用Sanger测序来确认NGS检测到的变异，一直存在很多争论[33-36]，在最近的研究中，Mu等[37]通过Sanger测序了7 845个非多态性变异，这些变异在20 000个遗传性肿瘤组合中发现，包含47个基因，并且仅发现98.7%的一致性。设置变异检测质量评分以将特异性提高到100%会导致漏掉176个真实变异，使敏感性降低到97.8%。根据这些数据，强烈推荐进行Sanger测序确认。

2.3　二代测序的局限性

NGS可以在大多数区域中以高精度检测点突变以及小的插入/缺失突变，但在一些区域，尤其是那些具有高GC含量的区域，通常对应于启动子和第一个外显子（如*MSH6*第一个外显子），难以捕获并且覆盖范围很差。如果无法通过改进靶向设计或补充Sanger测序解决问题，则会降低灵敏度[38]。

与Sanger测序不同，NGS可以从序列数据中检测到拷贝数变异（CNA，也称为大片段重排），在内部归一化后，相对于其他样品中观察到的深度，NGS可识别在预定区域读取深度的变化。许多因素会影响测序深度并降低样品内部和样品之间的均一性，从而降低了检测方法的特异性或敏感性[39, 40]。对断裂点进行测序后，灵敏度会提高，因为可以检测到单个读取或成对读取部分与远处位置对齐。这也可以检测复制中性的结构变异，但是很少在靶向测序中发生，因为仅对基因组的一小部分进行了测序[41-43]。

NGS通常提供的是一些短的DNA片段，所以，对于重复性区域很难拼合校准。这些包括微卫星（短串联重复序列，SRT），长穿插的重复序列（如*Alu*重复元件）和分段重复（如假基因）。所有这些在人类基因组中都很常见，并且会影响基因功能。遗传性结直肠癌诊断最具挑战性的例子是存在多个高度同源的*PMS2*假基因，尽管已描述了解决该问题的策略[44]。

NGS还可以用于分析肿瘤组织中的微卫星不稳定性，利用基因组数据中检测到的或由外显子或大中型基因组合偶然靶向检测不稳定的微卫星标志[45, 46]。

2.4 多基因组合在遗传性CRC综合征基因检测中的应用

随着第一个台式NGS平台的开发，许多涉及使用NGS解决不同遗传性疾病的基因检测问题的论文被发表。学术实验室和商业公司设计了首批NGS检测方法，根据临床表型分析单个或少量基因。主要目的是提高Sanger测序的效价比，而又不会失去对过程的质量控制[48]。这些技术的发展日新月异，使得以相同的价格和周期同时研究数十个基因成为可能。因此，开启了用大的多基因组合进行基因检测的时代。表16.3总结了使用不同的商业或临时组合对CRC患者进行分子诊断的最新文献。

表16.3 用于CRC患者的多基因组合的主要结果

第一作者 引文编号	患者 例数	临床病例选择	多基因组合说明	主要结果
Susswein[49]	10 000	遗传性肿瘤患者	GeneDx, 29基因，多基因组合	9% PAT；检出率最高 LS/CRC 14.8%; 34.7% VUS
LaDuca[50]	2 079	遗传性肿瘤患者	Ambry (14–22基因)	8.3% 总体PAT, 9.2% ColoNext
Yurgelun[51]	1 260	林奇综合征患者	Myriad myRisk (25基因)	9%林奇综合征相关基因PAT, 5.6% 其他遗传性肿瘤的基因，38% VUS

（续表）

第一作者 引文编号	患者 例数	临床病例选择	多基因组合说明	主要结果
Yurgelun[52]	1 058	连续的CRC患者	Myriad myRisk (25基因)	9.9% PAT, 31.2% VUS
Chubb[53]	626	早发性CRC	外显子测序，分析9个CRC基因	14.2% PAT (10.9%错配修复基因), 10% VUS
Cragun[54]	586	CRC患者	ColoNext ambry (14基因)	10.4% PAT, 20.1% VSD
Ricker[55]	475	遗传性肿瘤患者	不同的多基因组合	15.6% PAT, 43.2% VUS
Pearlman[56]	450	小于50岁的CRC患者	Myriad myRisk(25基因)	16% PAT; 32.2% VUS
Slavin[57]	348	遗传性肿瘤患者	不同的多基因组合	17% PAT, 42% VUS
Hermel[58]	227	遗传性肿瘤患者	不同的多基因组合	12.3% PAT; 19.4% VUS
Howarth[59]	92	遗传性乳腺癌和卵巢癌+遗传性非息肉病性结直肠癌	Myriad myRisk/ambry BRCAplus	10% PAT, 43% VUS
Rohlin[60]	91	6种结直肠癌重叠表型	19个CRC基因	17.6% PAT/PPAT; 33%VUS

注：PAT：致病性变异；VUS：临床意义不明的变异；PPAT：疑似致病性变异。

　　上述所有组合在理论上都是有效的，只要保持质量控制并满足上一部分中所述的最低要求，尽管对于临床医师和分子遗传学家而言，就针对其特定临床环境的最合适测试达成共识至关重要。目前没有一个统一的解决方案，必须考虑几个因素：每年要分析的样本数量，在临床和实验室环境中研究的不同临床状况的数量，所需的周转时间，实验室的NGS基础设施，生物信息学支持的可用性等。对于实验室和临床医师来说，充分理解和披露他们提供的测试的范围和局限性尤其重要。

　　为了简洁和平衡起见，本节讨论了4篇不同文献的主要结论，每个研究分析了1 000多名患者，其中包括从使用NGS多基因组合进行遗传性结直肠癌分子诊断中获得的大部分知识。此外，表16.3简要总结了其他研究的主要贡献。

2.4.1　多基因组合中的基因组成

　　学术实验室和商业公司已经开发的各种可归类的遗传性肿瘤基因组合如下：① 基于临床表型的多基因组合（Ambry[50]、GeneDx[49]等）；② 风险分型的多基因组合，其倾向于包括高和中等风险基因（例如，Myriad[51]的包括25基因的myRisk组合或包含29个基因的GeneDx[49]）；③ 综合多基因组合，遗传性肿瘤综合征突变基因的一个广泛的无偏倚列表（TruSight肿瘤[61, 62]、I2HCP[63]，表16.4）。这三种类型的多基因组合提供了互补的遗传信息，对于由临床和学术人员组成的综合委员会来说，重要的是要明确在特定机构中使用特定的多基因组合。该协议在公共卫生系统中尤其重要，以便在临床应用和科学证据转化之间取得平衡。

2.4.2 不同类型肿瘤的致病性突变的频率和检出率

根据临床患者的选择和所用的基因组合不同，鉴定出的致病性突变数会有所不同。例如，Yurgelun 等[51] 使用 25 个基因的多基因组合，在临床怀疑林奇综合征的患者队列中鉴定出 14.4% 的致病性胚系基因突变。有趣的是，大约 9% 的患者具有 LS 突变，而 5.6% 的患者携带非 LS 突变。如果仅筛选 LS 基因，这些突变将丢失。迄今为止发表的最大样本的研究，使用包含 29 个基因的多基因组合分析了 10 000 例临床怀疑为遗传性肿瘤的样本[49]，总体突变率为 9.0%，而结肠癌/胃癌患者的突变率最高（14.8%）。尽管大多数突变来自已知的结肠癌基因，但仍有 28.2% 的基因属于非经典胃肠道肿瘤基因，其中 1/3 为 *BRCA1* 和 *BRCA2*，其余为 *CHEK2*、*ATM*、*PALB2*、*BRIP1* 和 *RAD51D*。值得注意的是，在这项综合性研究中，整个遗传性肿瘤队列中的致病性突变几乎均等地分布在已知的成熟基因［如 LS 基因，*BRCA1/2* 和其他高风险基因（51.8%）］和最近描述的中等或未知风险（48.2%）基因之间。对于子宫内膜癌，突变检出率为 11.9%，其中 LS 基因的突变（主要是 *MSH6*）存在于 61.1% 的携带者患者中；在超过 10% 的患者中，*CHEK2* 和 *BRCA1/2* 也同样发生了突变。

2.4.3 临床意义不明的突变（VUS）的发生率

文献中报道的 VUS 数量不同，这与患者的表型无关，而与基因组合中包含的基因数量有关。在最大的组合上观察到了最高的 VUS 频率，是由于分析包含了较大的 DNA 序列。此外，较大的基因组合包含少量的经过深入研究的基因或新近鉴定的基因，对于这些基因或家族中错义变异进行的功能分析或研究很少，并且包括中度或低度外显的基因，这些在分离分析或病例对照研究统计效能不足。另外，VUS 频率与人种有关，在 Susswein 的研究中，与亚裔或非裔美国人血统（约 37%）相比，西班牙裔和白人血统的 VUS 发生率最低（约 20%）。分子遗传学家和临床专家之间就是否应该报道 VUS 进行了讨论，因为可能导致患者和非特定专业的医师错误解读 VUS[64]，对于突变出现相互矛盾的解读也有报道[65]。因此，在进行基因组合的成本分析时，应仔细考虑由于报道 VUS 而给患者带来的潜在压力。

2.4.4 多重突变（MINAS）的识别

在 Susswein 研究的 901 位突变患者中，有 28 位患者存在 1 个以上的致病性突变（3.1%），占所有分析患者突变总数的 0.3%（28/10 030）。这些患者中有 6 例报道了多种原发性肿瘤[49]。最近有人提出将多种肿瘤基因的致病性胚系突变作为临床疾病，建议用它的英文全称的首字母命名（多基因/位点突变遗传性肿瘤综合征，MINAS）[66]。Whitworth 和他的同事描述报道了 5 例新病例，并通过系统性文献回顾收集了 82 例病例，主要结论是，有害变异在许多情况下似乎是独立起作用的，但作用是否一致无法确定。表 16.3 中显示的几篇论文报道了具有多个致病性突变（2% ～ 3%）的患者比例

表16.4　某些用于遗传性癌症诊断的基因芯片的靶基因

ColoNext Ambry	MyRisk Myriad	CRC GeneDx	CRC Invitae	TruSight Cancer Illumina[59]			I2HCP Castellanos 等[60]			
APC	APC	APC	APC	AIP	FANCC	RAD51C	A2ML1[a]	ERCC8	MSH2	RB1
BMPR1	ATM	ATM	AXIN2	ALK	FANCD2	RAD51D	AIP	EXO1	MSH3	RET
CDH1	BARD1	AXIN2	BMPR1	APC	FANCE	RB1	ALK	EXT1	MSH6	RIT1[a]
CHEK2	BMPR1	BMPR1	CDH1	ATM	FANCF	RECQL4	APC	EXT2	MUTYH	RNASEL
EPCAM	BRCA1	CDH1	CHEK2	BAP1	FANCG	RET	ARAF	FAN1[a]	NBN	RRAS[a]
GREM1	BRCA2	CHEK2	EPCAM	BLM	FANCI	RHBDF2	ATM	FANCA	NF1	SBDS
MLH1	BRIP1	EPCAM	GREM1	BMPR1	FANCL	RUNX1	BAP1	FANCB	NF2	SDHAF2
MSH2	CDH1	GREM1	MLH1	BRCA1	FANCM	SBDS	BARD1	FANCC	NRAS	SDHB
MSH6	CDK4	MLH1	MSH2	BRCA2	FH	SDHAF2	BLM	FANCD	NTHL1[a]	SDHC
MUTYH	CDKN2	MSH2	MSH6	BRIP1	FLCN	SDHB	BMPR1	FANCE	PALB2	SDHD
PMS2	CHEK2	MSH6	PMS2	BUB1B	GATA2	SDHC	BRAF	FANCF	PDGFB	SHOC2
POLD1	EPCAM	MUTYH	POLD1	CDC73	GPC3	SDHD	BRCA1	FANCG	PDGFRA	SLX4
POLE	GREM1	PMS2	POLE	CDH1	HNF1A	SLX4	BRCA2	FANCI	PHOX2B	SMAD4
PTEN	MLH1	POLD1	PTEN	CDK4	HRAS	SMAD4	BRIP1	FANCL	PIK3CA[a]	SMARCA4
SMAD4	MSH2	POLE	SMAD4	CDKN1	KIT	SMARCB	BUB1B	FANCM	PMS1	SMARCB1
STK11	MSH6	PTEN	STK11	CDKN2	MAX	STK11	CBL	FH	PMS2	SMARCE1
TP53	MUTYH	SMAD4	TP53	CEBPA	MEN1	SUFU	CDC73	FLCN	POLD1	SOS1
	NBN	STK11		CEP57	MET	TMEM12	CDH1	GPC3	POLE	SOS2[a]
	PALB2	TP53		CHEK2	MLH1	TP53	CDK4	GRB2[a]	POLH	SPRED1
	PMS2			CYLD	MSH2	TSC1	CDKN1	HNF1A	POT1[a]	STK11
	POLD1			DDB2	MSH6	TSC2	CDKN2	HRAS	PPM1D	SUFU
	POLE			DICER1	MUTYH	VHL	CHEK2	KIT	PRKAR1	TGFBR2
	PTEN			DIS3L2	NBN	WRN	CYLD	KLLN	PRSS1	TMEM127
	RAD51C			EGFR	NF1	WT1	DDB1	KRAS	PTCH1	TP53
	RAD51D			EPCAM	NF2	XPA	DDB2	LZTR1[a]	PTEN	TSC1
	SMAD4			ERCC2	NSD1	XPC	DICER1	MAP2K1	PTPN11	TSC2
	STK11			ERCC4	PALB2		ELAC2	MAP2K2	RAD50	TSHR
	TP53			ERCC5	PHOX2B		EPCAM	MAX	RAD51	VHL
				EXT1	PMS1		ERCC2	MEN1	RAD51B[a]	WRN
				EXT2	PMS2		ERCC3	MET	RAD51C	WT1
				EZH2	PRF1		ERCC4	MLH1	RAD51D	XPA
				FANCA	PRKAR1		ERCC5	MLH3	RAF1	XPC
				FANCB	PTCH1		ERCC6	MN1	RASA1	XRCC2
					PTEN			MRE11A	RASA2[a]	

注：存在于多个多基因组合中的基因用粗体字表示，深色阴影表示存在于更多的基因组合中。所有六个多基因组合中都存在的基因用白色文字表示。
a 这些基因在已经公布的多基因组合版本中不存在，它们对应于I2HCP v2.2。

相似，但迄今为止，尚无明确的基因型与表型相关性描述。为了增加在该领域的了解，Whitworth 及其同事建议使用 Leiden 开放变异数据库（LOVD）平台创建公共 MINAS 数据库。

虽然不能认为结构性错配修复缺陷综合征（CMMRD）是多位点综合征，但值得一提的是，它是在遗传性 CRC 领域中被充分描述的临床疾病：CMMRD，其中双等位错配修复基因突变导致特征性更明显的表型，多种早发性恶性肿瘤和类似于神经纤维瘤病 1 型的表型（Wimmer 等综述）[67]。

2.4.5　意外的发现

根据患者/家族的临床特征，在更大的基因组合检测中可能会发现一些意外的突变。与临床相关的是鉴定高外显率基因的突变，尤其是与肿瘤高风险相关的基因，如 TP53 和 CDH1，其管理选择包括预防性手术和/或更全的随访监测，虽然这些措施不一定总能提供指南要求的精准度（NCCN 指南）。在 Susswein 研究中，18 例具有致病性 TP53 突变的患者中有 6 例不符合任何 Li-Fraumeni（李法美尼综合征）或类似 Li-Fraumeni 的标准，而 4 例有致病性 CDH1 突变的患者中有 2 例也不符合国际胃癌标准。尽管其中某些病例中出现新的突变，但需要更多的研究探索，对于这些意外发现的分子检测结果，应当更加谨慎对待。

2.4.6 中度风险基因

如上所述，大多数基因检测组合可在中度风险或未知风险基因中检测到几乎一半的致病性突变。这也反映了临床中的难题，因为不确定的风险影响了是否参照当前指南对患者进行医学随访监测，并且很难确定这些突变是否为该患者/家族中导致肿瘤的唯一原因。这些基因突变的临床应用仍存在争议，因此临床医师应计划好如何在基因检测前的咨询中将这些推断的结果提供给患者，并在检测后出现阳性结果时，在咨询中为患者提供明确的建议。

2.4.7 多基因组合在非选择性连续 CRC 患者中的应用

最近的一篇论文采用遗传性肿瘤风险相关的 25 基因组合检测了 1 058 例 CRC 病例的基因突变情况，这些病例没有预先选择诊断年龄、个人史、家族史或 MSI/MMR 结果[52]。在 9.9%（105/1 058）的患者中鉴定出一种或多种突变；33 例患者具有 LS 突变，74 例具有非 LS 突变。在非 LS 突变亚组中，有 23 例患者出现了高外显率基因突变，而其中 15 例患者没有可以提示基因突变的临床病史；38 例患者具有中度外显率 CRC 风险基因突变。这些结果表明，当推荐行肿瘤的一级或二级预防时，多基因组合可以从未经临床筛选的 CRC 患者中识别致病性胚系基因突变。有趣的是，*APC* 和双等位基因 *MUTYH* 突变存在于 0.8% 的患者中，并且这些先证者中有一半无弥漫性结直肠息肉病，这表明息肉数目并不能很好地反映胚系基因突变。另外，所有患者中有 1% 的 *BRCA* 突变，这比 FAP 和 MAP 累计都高。这项研究的主要结论是，CRC 确诊的先证者年龄，CRC 或其他肿瘤家族史或个人病史都不能显著预测非 LS 基因中胚系突变的存在。此外，Pearlman 及其同事分析了 450 例年龄小于 50 岁的 CRC 患者，发现 1/3 的突变阳性患者不符合相关基因现行的筛选标准[56]。这些结果开启了关于 CRC 多基因胚系检测的讨论，不论表型如何，基于基因组合检测成本的下降，以及对大多数肿瘤风险基因更为准确深入的认识，让这种检测成为可能。最近的一项研究指出，对于怀疑患有遗传性 CRC 综合征的患者，多基因组合检测作为一线检测有较高的效价比[68]。

2.5 全外显子组测序

外显子组是所有蛋白质编码区（外显子）的集合，约占人类基因组的 1%（30 Mb）[69]。然而，据信它包含 85% 的致病性突变[70]，这使其在许多临床情况下都成为一种经济高效的测序选择[71]。全外显子组测序（WES）是对所有编码蛋白质的外显子进行测序，同时还试图对其内含子-外显子交界区进行测序，在许多情况下，还可以对功能非蛋白质编码元素［如 microRNA，长基因间非编码 RNA 和非翻译区（UTR）］进行测序。主要的 NGS 公司生产具有不同设计和特征的外显子组捕获试剂盒，Warr 等对此进行了综述[72]，Chilamakuri 等[73] 和 Meienberg 等已对其性能进行了全面评估[74]。

在候选基因方法不可行或已被证明不成功的情况下[70, 75-77]，WES 已成功用于鉴定导致几种疾病的基因。外显子组测序的诊断结果在很大程度上取决于疾病的类型。两个大宗的连续案例系列[78,79]提示其诊断结果阳性率为9%～41%，平均为25%。WES同时也用于将PALB2与家族性胰腺癌相关联[80]，以及借助连锁分析、肿瘤分析和功能研究，鉴定新的遗传性结直肠癌易感基因RPS20[81]。 Chubb等在一项研究中证明了WES在遗传性CRC诊断中的应用，在来自英国国家注册中心的626例早发性家族性CRC病例中，对测序数据进行了候选基因 *MLH1*、*MSH2*、*MSH6*、*PMS2*、*APC*、*MUTYH*、*SMAD4*、*BMPR1A*、*POLD1* 和 *POLE* 的筛选，在14.2%的病例中发现了致病性或可能致病性变异[53]。那么，关于将WES用于遗传性肿瘤诊断的主要问题不是是否可行，而是是否具有较好的成本效益。如果将WES平台与多基因组合以相同的方式使用，可能并不值得，不仅成本较高，而且覆盖范围广导致灵敏度通常较低[38,50]。但是，当常规多基因组合结果为阴性时，都应该考虑使用WES方法对其他基因进行分析，尤其是新的基因在该疾病中达到临床应用，或者在研究当中。

2.6　全基因组测序

识别潜在致病性变异的最全面方法是对构成人类二倍体基因组的30亿个碱基对进行两次重测序。尽管Sanger测序进行人类第一个基因组测序大约用了11年时间，花费了27亿美元。但自2014年以来，NGS技术可以在3天半的时间内以30倍的覆盖率对基因组进行重测序，花费约1 000美元。全基因组测序（WGS）已鉴定出许多疾病等位基因[82-84]和肿瘤风险癌基因，如家族性黑色素瘤的MITF[85]、胰腺癌的ATM[86]、家族性嗜铬细胞瘤的MAX[87]、卵巢癌的 *BRIP1*[88] 和结直肠癌中的 *POLE* 和 *POLD1*[89]。这些研究通常涉及几轮变异过滤筛选，将通常从WGS28列表中的4 000 000个变异（与WES中的20 000个变异相比较）[69]减少到可以进行功能验证的少量变异。

全基因组测序不需要富集步骤，这可以简化文库的制备过程，并确保以均等或略低的平均覆盖率，达到更均一的覆盖范围和更准确的变异[90-92]。尽管外显子组靶向试剂盒不断改进，测序成本却在降低，对于相同的编码区，WGS以相同的敏感性检测最终的成本可能不超过WES，为非编码区域和结构变异体提供的额外信息是其优势，但是较大的数据量和较长的计算时间以及缺乏有关大多数非编码变异体的临床意义的信息，使得WGS对于常规实验室分析的吸引力降低。

2.7　二代测序方法的优缺点

本章回顾了遗传性CRC分子诊断的发展历程。 表16.5总结了每种方法的主要利弊。

表16.5突出强调了解基因测试不同技术的局限性的重要性，以便充分了解可能的结果、成本、时间和其他发现。实验室供应商与临床医师之间的良好沟通至关重要，专业的测试前和测试后随访也是如此。必须为患者提供清晰无偏倚的信息，并且应在同意书中予以反映。

表16.5　不同基因检测方法的利弊

	Sanger 特异性基因	结直肠癌的多基因组合	遗传性肿瘤的多基因组合	全外显子组	全基因组
找到的 VUS 数量	+	++	+++	+++++	+++++++
镶嵌现象的检出	如果小于 5%～10%，则比较困难	可能，取决于覆盖范围	可能，取决于覆盖范围	很难达到成本效益	很难达到成本效益
CNV 检测	MLPA 或类似	阵列 CGH 或 NGS 算法[a]	阵列 CGH 或 NGS 算法[a]	NGS 算法[a]	NGS 算法[a]
周转时间	+（仅一个基因），++++（许多基因）	+	++	+++	++++
生物信息数据量	+	++	+++	++++	++++++
非编码突变	否	否	否	否	是
意外突变	否	否	是，但和肿瘤不相关	是，和肿瘤相关或不相关	是，和肿瘤相关或不相关
纳入新的风险基因	技术设置后	如果是订制的组合，则在进行技术设置后；如果是商用，则取决于公司	如果是订制的组合，则在进行技术设置后；如果是商用，则取决于公司	立即，甚至可回顾性分析	立即，甚至可回顾性分析
阳性结果的临床管理	明确的指南	大多数基因有明确指南	大多数基因有明确指南	大量基因的指南不明确	大量基因的指南不明确
相对成本	+	+	++	+++	++++

注：[a] 未完全证实。

3　结论

可以看出，NGS 在遗传性肿瘤诊断的应用中仍然存在许多技术和分析方面的问题。此外，针对特定基因状态新的靶向治疗的引入正在改变基因检测的现状。当前有几个临床实验室提供用于治疗目的的肿瘤基因检测，在这些情况下，对胚系和肿瘤 DNA 进行序列匹配，对于正确识别体系突变和胚系突变非常重要，在检测前应仔细告知患者识别胚系变异的可能性[93]。新技术的引入使我们对一些 CRC 案例的理解更加透彻，同时也凸显了我们当前知识的局限性。

　　将来在更大的患者队列中进行全基因组研究，将有可能建立更准确的基因型-表型相关性，并最终建立对CRC患者及其亲属的精准和个性化管理。同时，科学家和临床医师应建立沟通桥梁，并建立多学科委员会来解读基因突变和基因组检测的结果，并将其转化为良好的实验室规范和临床指南。

第17章
林奇综合征的肿瘤普查

Universal Tumor Screening for Lynch Syndrome

Heather Hampel, Rachel Pearlman, Deborah Cragun

高显华，隋金珂，张　卫　译

  摘　要

　　据估计，全世界每279个人当中就有1个人患林奇综合征。但是，有95%的患者并不清楚他们得了林奇综合征。因此，我们应尽一切可能的努力来诊断林奇综合征患者，这一点非常重要。肿瘤普查是一种成功的方法，可以帮助识别可能没有被转诊进行遗传学评估的患者。肿瘤普查包括检测结直肠癌或子宫内膜癌患者的石蜡包埋的肿瘤组织是否具有错配修复缺陷的特征，包括微卫星不稳定性（MSI）和/或免疫组化（IHC）染色提示4种错配修复蛋白（*MLH1*、*MSH2*、*MSH6*和*PMS2*）中的任何一种表达缺失。一些专业组织建议在诊断时对所有新诊断的结直肠癌患者进行肿瘤组织的普查。提出此建议的原因是，其肿瘤表现出微卫星不稳定性的患者（无论是通过MSI检测证实，还是通过异常的IHC结果推断）具有更好的预后，治疗方法可能与没有微卫星不稳定性的患者不同，并且更有可能患有林奇综合征。肿瘤表现为MSI或IHC结果异常而无*MLH1*甲基化的患者应当怀疑为林奇综合征，并建议进行遗传咨询和胚系基因突变检测。目前，已经摸索出了实施肿瘤普查的最佳实践方案。

   关　键　词

遗传性；结直肠癌；肿瘤普查；微卫星不稳定性；免疫组织化学染色；错配修复蛋白

H. Hampel (✉) · R. Pearlman
Division of Human Genetics, Department of Internal Medicine, The Ohio State University
Comprehensive Cancer Center, Columbus, OH, USA
e-mail: Heather.Hampel@osumc.edu

D. Cragun
Department of Global Health, College of Public Health, University of South Florida,
Tampa, FL, USA

1　前言

据估计，全世界每279个人中就有1人患林奇综合征[1]。根据美国癌症协会预测，仅在美国2017年将诊断出135 430例新发的结直肠癌病例[2]。预计这些患者中有4 063人（占3%）患有林奇综合征，另外其家庭成员中还有12 189人患有林奇综合征[3, 4]。但是，据估计有95%的林奇综合征患者不知道他们的诊断[5]。因此，最为重要的是，我们应尽一切可能来诊断林奇综合征患者。肿瘤普查是一种成功的方法，可以帮助识别那些可能没有被转诊进行遗传学评估的患者。肿瘤普查包括检测结直肠癌或子宫内膜癌患者石蜡包埋的肿瘤组织是否具有错配修复缺陷（dMMR）的特征，包括微卫星不稳定性（MSI：在患有林奇综合征个体的77%～89%的肿瘤中发现的特征）和/或使用免疫组织化学（IHC）染色发现四种错配修复蛋白（*MLH1*、*MSH2*、*MSH6*和*PMS2*）中的任何一种表达缺失（在林奇综合征患者83%的肿瘤中，存在一种或多种这些蛋白的表达缺失）[6]。提出此建议的原因是，其肿瘤表现为MSI的患者（无论是通过MSI检测证实还是通过异常的IHC结果推断）：① 预后较好[7]；② 可能需要与无微卫星不稳定性的患者不同的治疗方法[8, 9]；③ 更有可能患林奇综合征[3, 4]（表17.1）。对于具有高度微卫星不稳定（MSI-H）的肿瘤或*MLH1*和*PMS2*蛋白表达缺失的肿瘤的病例，接下来还需要进行其他检测，以确定这是不是由获得性的*MLH1*启动子甲基化引起的。可以通过检测*MLH1*启动子的甲基化水平直接评估，也可以通过检测体细胞*BRAF* V600E突变间接评估。如果发现*MLH1*启动子甲基化或*BRAF* V600E突变，则患者通常不需要其他随访。其余患者的肿瘤表现为MSI或IHC染色结果异常而没有*MLH1*启动子甲基化，这些患者可能患有林奇综合征，建议进行遗传咨询和胚系基因突变检测。一些专业组织建议在诊断时对所有新诊断的结直肠癌患者进行肿瘤组织的普查[10-13]。已经探索了实施肿瘤普查的最佳实践方案。对于所有新诊断的CRC患者，实施肿瘤普查可能有许多的障碍，但是最重要的问题之一是，许多癌症中心没有专门的癌症遗传学专业人员来为具有错配修复缺陷（dMMR）的癌症患者提供遗传咨询和后续的基因检测。

表17.1　进行林奇综合征的肿瘤普查的理由

林奇综合征很常见：约3%的结直肠癌患者
降低发病率和死亡率
多个专业组织推荐
高性价比
符合公共健康筛查方案的标准
成为诊疗标准
识别出更多的林奇综合征患者[37-40]。肿瘤普查可识别出超过95%的林奇综合征患者。相反，临床标准（贝塞斯达标准或阿姆斯特丹标准）未能识别出大部分林奇综合征患者，并且这些标准的应用水平不一致

（续表）

将筛查结果异常的患者转诊以进行遗传咨询和MMR基因的胚系突变检测，从而可以确诊患者，并为家庭成员进行准确的检测

鉴定患有林奇综合征的结直肠癌患者会影响将来对结直肠癌和其他林奇综合征相关恶性肿瘤的筛查

证据表明林奇综合征的诊断可能会影响手术和化疗方案的制定

本章将针对林奇综合征肿瘤普查的所有相关问题进行讨论。

2　林奇综合征的肿瘤普查

肿瘤筛查的方法

有许多方法可用于林奇综合征的肿瘤筛查。所有这些都涉及肿瘤组织的检测。

MSI　77%～89%的林奇综合征患者的结肠肿瘤表现出微卫星不稳定性（MSI），而仅约15%的散发性结肠肿瘤表现出这种分子特征。因此，MSI检测可用于识别可能患有林奇综合征的患者。

IHC　林奇综合征患者的肿瘤很可能表现为错配修复蛋白表达缺失。观察到的蛋白质缺失模式可以提供有关哪个基因无法正常发挥功能的信息。因此，免疫组织化学（IHC）检测不仅能提供有关林奇综合征可能性的信息，还能将胚系基因突变检测限定到特定基因上。

***MLH1*启动子甲基化**　大多数MSI-H或*MLH1*和*PMS2*蛋白表达缺失的肿瘤都是由*MLH1*启动子甲基化引起的。这可以通过检测*MLH1*启动子甲基化来直接评估。这对于肿瘤普查方案非常重要，因为它减少了需要后续遗传咨询和基因检测的人数。那些具有*MLH1*启动子甲基化的人通常不需要进行胚系基因突变检测。

***BRAF* V600E体细胞突变检测**　体细胞*BRAF* V600E突变可用作结直肠癌（而非子宫内膜癌）中*MLH1*启动子甲基化检测的替代物。该突变在68%*MLH1*启动子甲基化的结直肠癌中发现，因此它可以识别大多数甲基化病例，但不是全部。需要注意的是，没有*BRAF* V600E突变的病例可能仍具有*MLH1*启动子甲基化[6]。目前，已针对许多癌症中*BRAF* V600E突变的治疗进行了研究。因此，与开展仅用于肿瘤普查的*MLH1*启动子甲基化检测相比，医院通常更倾向于增加这项多用途的检测。

MSI、IHC或两者同时进行，哪种才是林奇综合征的理想筛查工具，目前尚无共识。免疫组织化学最初被证明具有更高的成本效益，因为它可以通过鉴定最可能突变的1～2个基因来减少需要测序的基因数量。但是，随着多基因组合二代测序的到来，不管所含基因的数量如何，基因检测的成本现在通常是相同的，而这将使MSI和IHC的成本效益更加等同。两种检测都有局限性。例如，仅MSI可能无法检测到所有具有*MSH6*突变的患者，因为并非所有与*MSH6*相关的肿瘤都具有MSI。另一方面，仅IHC可能无法检测到所有的

林奇综合征患者，因为某些突变仍会产生全长蛋白质，因此即使蛋白质功能失调（如致病性错义突变），该蛋白质仍会存在于IHC中。一些中心同时或先后进行两种检测，以提供尽可能多的信息，但这不是最具成本效益的方法。大多数中心出于便利的目的而将IHC用作筛查方法，因为它不需要分子实验室和*BRAF*突变检测作为后续检测，来排除IHC时*MLH1*和*PMS2*表达缺失的肿瘤的*MLH1*甲基化病例（图17.1）。

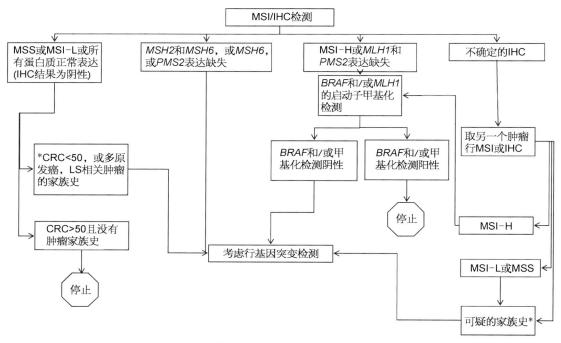

图17.1　林奇综合征肿瘤普查方案的流程图

3　肿瘤普查在林奇综合征中的应用：筛查所有肿瘤，还是仅对部分肿瘤进行筛查

首次提出肿瘤普查时，多个小组考虑了如何通过年龄界限或基于组织学特征的评分系统，将筛查试验限制在尽可能少的患者中。但是，很明显，将肿瘤筛查限制在一部分病例中会导致林奇综合征患者的漏诊，因此必须权衡降低敏感性和降低成本。在结直肠癌中对林奇综合征进行肿瘤普查的最大的Meta分析推荐了两种普查的方法。首先，无论诊断年龄如何，中心都可以选择筛查所有结直肠癌病例。这是最敏感的方法，但花费最大，而且在年龄最大的组中，阳性病例与所有筛查病例的比率变得很低。作为一种节省成本的措施，他们还建议各中心可以选择筛查所有70岁以下诊断的结直肠癌病例，和符合贝塞斯达标准的70岁以上诊断的病例。虽然这样做可以省钱，但由于病理科医师不太可能知道患者的既往癌症病史或家族病史，因此无法确定谁符合和不符合贝塞斯达标准，因此这将

导致对70岁及以上的患者无须进行任何检查。此外，大多数病理学家都认为，采取一项筛查所有结直肠癌病例的策略要容易得多，这样可以减少漏诊的可能性，因为结直肠癌的病例数量巨大。

4 成本效益

大多数文章证明了肿瘤普查方案具有较高的成本效益[14-24]，包括一项来自综合医疗机构的数据[18]。对于在结直肠癌中进行肿瘤普查，所有研究都认为筛查年龄≤70岁是符合成本效益的（基于美国的医疗保健系统）[5,6]，并且许多研究都支持没有年龄限制的真正的肿瘤普查[16,17,19]。结果和结论因筛查方案（以及相关费用）、社会价值判断（每生命年节省50 000美元），受检测高危亲属的数量以及必须作出的其他假设的不同而有所不同。在广泛使用多基因组合的基因检测之前，最具成本效益的策略是首先进行IHC检测，然后对 MLH1 染色缺失的患者进行 BRAF 基因突变检测，然后对染色缺失的患者行MMR基因测序和大片段缺失分析（仅对那些其他蛋白质表达缺失，以及没有 BRAF 突变的MLH1蛋白质表达缺失的患者进行基因检测）。与基于年龄的筛查方案相比，每生命年节省的成本效益比不到40 000美元[16,17,19]。在高危亲属中进行级联检测是影响林奇综合征肿瘤普查的成本效益的关键因素之一，进行遗传咨询和检测的亲属越多，筛查越具有具成本效益[16,17,19]。另外，如前所述，在多基因组合的二代测序问世之前，基因检测要求一次只能对一个基因进行Sanger测序。因为IHC预测了突变可能发生在哪个基因上，所以IHC更具成本效益。现在，使用二代测序技术可以一次同时检测所有的林奇综合征基因，其成本与使用Sanger测序检测一个基因的成本相同。因此，MSI的成本效益可能与IHC更为相似（除外这一点，MSI需要在所有MSI-H的病例中进行 BRAF 突变检测或 MLH1 甲基化检测，而IHC只需要在那些 MLH1 和 PMS2 表达缺失的病例中进行 BRAF 突变检测或 MLH1 甲基化检测）。

5 专业组织认可肿瘤普查

多个专业组织建议对所有新诊断的结直肠癌进行林奇综合征的筛查（表17.2），这是"2020人群健康"的目标。它已经在全国100多家医院和全球众多医院中进行（www.lynchscreening.net）。推荐对林奇综合征进行肿瘤普查的第一个组织是疾病控制中心（CDC）的"基因组应用的实践和预防评估"（Evaluation of Genomic Applications in Practice and Prevention, EGAPP）组。2009年，EGAPP工作组发现了足够的证据，建议对所有新诊断的结直肠癌患者进行林奇综合征的普查，理由是它可以降低亲属的发病率和死亡率。他们没有指定要使用哪种筛查检测，因为他们发现两者几乎一样有效。由于阿姆斯特丹和贝塞斯达标准的临床应用难以推广，EGAPP工作组不建议使用家族史来排除个人的筛查。2013年，美国国家综合癌症网络（NCCN）指南建议对所有70岁之前诊断的，和70岁及以上诊断的且符合贝塞斯达标准的结直肠癌患者，以及所有50岁以下的子宫内膜癌患者进行林奇综合征的肿瘤筛查。该指南还解决了林奇综合征的诊断标准和管理问题，并绘制了一个有用的跟踪肿瘤检测结果的流程图。美国结直肠癌多协会工作组2014年发布了关于林奇综合征遗传评估和管理的共识声明指南[11]。全国遗传咨询师协会（NSGC）和美洲遗传性结直肠癌合作组织（CGA-ICC）指南[25]没有具体建议对林奇综合征进行普查。但是，基于当时的成本考虑实施针对林奇综合征的普查时，它确实认可了IHC作为首选的筛查方法。在IHC结果提示*MLH1*和*PMS2*表达缺失之后，没有建议使用*MLH1*启动子甲基化检测和/或*BRAF*突变检测。该指南还提供了有关林奇综合征文献（重点是肿瘤组织的分析和检测）的评论。

美国临床肿瘤学会（the American Society of Clinical Oncology, ASCO）[26]、英国国家健康与护理卓越研究所（National Institute for Health and Care Excellence, NICE）[27]、欧洲肿瘤医学会（the European Society for Medical Oncology, ESMO）[28]和美国胃肠病学会（the American College of Gastroenterology, ACG）[13]也推荐对林奇综合征进行肿瘤普查。

表17.2　推荐对结直肠癌患者进行肿瘤普查筛查林奇综合征的各专业组织

筛查的肿瘤组织	专 业 机 构	推荐发布的年份
结直肠癌	实践与预防基因组应用评估[10]（CDC）	2009
	2020人群健康	2010
	美国国家综合癌症网络	2013
	European Society of Medical Oncology[29]	2013
	US Multi-society Task Force on Colorectal Cancer[11]	2014
	American College of Gastroenterology[13]	2015
	American Society of Clinical Oncology[27]	2015
	National Institute for Health and Care Excellence[28]（英国）	2017

6　林奇综合征肿瘤普查的应用情况

林奇综合征的肿瘤普查越来越多地被采用。在2012年评估采用率时[29]，71%的NCI综合癌症中心正在进行针对林奇综合征的肿瘤普查。但是，当时只有36%的美国外科医师协会认证的社区医院综合癌症计划和15%的社区医院癌症计划正在进行肿瘤普查。

7 免疫疗法对微卫星不稳定性肿瘤的影响

MSI-H肿瘤患者似乎对免疫疗法反应良好[30]。一项Ⅱ期临床试验表明，MSI-H的转移性结直肠癌患者可受益于派姆单抗（pembrolizumab，一种抗PD-1的免疫检查点抑制剂）[30]。错配修复缺陷（dMMR）结直肠癌患者的免疫相关客观应答率为40%（4/10）；经过先前的标准化疗后病情进展的患者的免疫相关无进展生存率为78%（7/9）[30]。因此，鉴定患有MSI-H或dMMR肿瘤患者的好处不仅限于筛查林奇综合征。有关更多的信息，请参见本书的第16章、23章和24章中的基因诊断和临床管理部分。

8 对林奇综合征实施肿瘤筛查

由于需要参与该过程的利益相关者众多（例如，来自各个专业的医疗保健提供者、患者、管理人员），因此要实施肿瘤筛查计划可能也比较困难，需要考虑多种方法，采取多个步骤，进行充分协调，以确保患者及其亲属真正受益于肿瘤筛查计划。作者编写了一份指南，汇总于表17.3中，以帮助机构在考虑质量问题的同时，顺利通过制订实施计划的复杂过程。本指南基于我们自己的研究[31,32]以及实施研究合并框架（CFIR）过程域，其中包括来自各种实施理论和/或研究的概念，这些概念表明了它们与采用率或基于证据的建议的实施效率之间的关系[33]。

无论选择哪种系统的筛查或检测方法，都有许多不同的因素会影响实施成功和预期结果的可能性。我们已经利用我们自己的实施研究和实践经验中的数据来确定一些建议，这些建议可能会增加成功实施的可能性，并增加患者对遗传咨询和胚系基因突变检测的接受度[31,32]。这些建议根据下方的表17.4中的CFIR构造进行了总结。

一旦实施，最大的障碍就是如何使肿瘤筛查异常的患者接受遗传咨询和基因突变检测。这些患者与传统遗传咨询模型中的患者不同，因为他们没有因为担心自己的个人史或家族史而寻找遗传学咨询，年龄从18岁到89岁以上，可能对林奇综合征或遗传性肿瘤知之甚少，并正在处理自己新诊断的癌症。已经显示，在筛查阳性结果之后对患者进行遗传咨询和检测等后续随访水平高的机构，都利用遗传咨询师向患者披露筛查阳性结果，而遗传咨询师要么可以帮助医师转诊至遗传学专家，或通过与外科主治医师和肿瘤科医师达成一致，排除了转诊的需要[31]。体细胞*BRAF*突变检测或*MLH1*启动子甲基化检测，在识别不需要后续遗传咨询和基因突变检测的获得性*MLH1*启动子甲基化的患者时也很重要。

随着新技术的采用，对林奇综合征的肿瘤筛查可能会随着时间而改变。但是，我们通过实施常规肿瘤筛查所学到的许多挑战和教训很可能适用于其他基因组技术。因此，对于参与遗传性癌症综合征诊断的利益相关者来说，熟悉与实施科学相关的概念，并将我们在此所做的相似方式应用到实践当中去，这样可能是有价值的。

表17.3　根据实施研究合并框架（CFIR）的过程域制定常规实施林奇综合征肿瘤筛查方案时需要考虑的因素

参与其中的利益相关者

谁是利益相关者?	成功实施肿瘤筛查的中心往往会在计划初期就召集几个关键利益相关者团体的代表。这些利益相关者可能包括： ● 外科医师 ● 病理科医师 ● 肿瘤科医师 ● 胃肠病学医师 ● 遗传学医师 ● 妇科医师 ● 患者 ● 家属 ● 医院管理人员
我们如何才能使利益相关者参与?	在所有关键利益相关者的前期支持和投入下，启动和维护成功的筛查流程更加容易，而且更有可能取得成功。吸引利益相关者的一些方法包括： ● 从每个利益相关者群体中寻找拥护者，因为医疗保健提供者和其他人通常更有可能倾听他们自己专业或群体中的某人的建议 ● 评估利益相关者的兴趣和动机 ● 召开会议（肿瘤董事会） ● 进行论证（提供支持证据和成本效益数据，列出已经采用该方法的机构，展示对患者和家庭的影响，提供各种专业组织的支持指南） ● 提出和消除障碍

计划：肿瘤筛查方案

哪些患者需要筛查?	如前所述，我们赞成对所有新诊断的结直肠癌患者进行肿瘤筛查。根据各种不同的筛查标准的限制性筛查估计漏诊掉25%～75%的患者。当使用复杂的筛选标准时，必须花费额外的时间和资源来收集和检查数据，并且使过程自动化或常规化比较困难。病理学家通常无法获得完整的家族史来执行Bethesda标准，并且可能会错过符合标准的患者
选择哪种肿瘤标本进行筛查（活检标本，还是手术切除标本）?	● 用活检标本进行筛查有助于手术决策（次全结肠切除术还是节段性切除术） ● 直肠肿瘤尚未接受新辅助化疗和放疗，因此这些活检组织中的IHC比新辅助化疗后更可靠 ● 活检标本通常没有足够的肿瘤组织或正常组织来进行MSI ● 筛查可以进行两次（活检标本一次，手术切除标本一次），但是这将降低成本效益 ● 如果患者没有进行手术或在其他地方进行过手术，则可能会失访
是否要明确知情同意呢?	在肿瘤筛查的早期采用者中，几个中心的知情同意问题延缓了实施。考虑到这些机构的争论，尽早规避对肿瘤筛查知情同意的担忧： ● 伦理委员会已确定不需要明确的知情同意进行筛查，并且如果肿瘤筛查提示林奇综合征，则需要征得患者同意方可进行胚系突变检测 ● 大多数中心未获取筛查的知情同意 ● 一些中心给患者提供了有关筛查的信息和/或在术前同意书中包含一般性声明
谁来下达筛查的指令?	为每个患者要求单独的指令或将其留给每个医疗保健提供者来进行筛查，会增加漏诊病例和患者接受不到充分诊治的机会。由于这些原因，我们认为最好的方法是采用常规指令或自动化程序，以允许病理学家自动筛查所有肿瘤

（续表）

应该使用什么方法筛查肿瘤（如MSI、IHC和两者同时进行）？或者，机构是否应该直接进行多基因的胚系突变检测？	• 将IHC或MSI用作第一个筛查方法可能具有成本效益，但同时进行这两种方法不具有成本效益 • IHC和MSI之间的敏感性和特异性相当（假设病理学家对IHC有丰富的经验） • 大多数机构已经实施了IHC，可能是因为它最初更具成本效益。但是，随着二代测序和同时以较低成本对多基因组合测序的出现，IHC不一定比MSI更具成本效益 • 大概是由于担忧与该诊断检测需要知情同意，因此大多数中心尚未实施多基因组合的胚系突变检测作为一线检测。但是，鉴于有更多的机会来识别除林奇综合征以外的遗传性癌症综合征，因此应谨慎进行此类检查（至少对发病年轻的那些患者进行检查，即使肿瘤筛查没有发现错配修复缺陷的证据，也应转诊接受遗传咨询）[41] • 一旦成本下降，肿瘤测序可能会成为首选方法，因为它将简化筛选方案，减少对后续检测的需要（如下所述），并可能提供其他预后或治疗信息。此外，可以在没有明确知情同意的情况下进行肿瘤检测，因为如果肿瘤检测提示林奇综合征，患者随后还需要知情同意才能进行胚系突变检测
我们是否应该执行自动后续检测以帮助确定那些不太可能因为林奇综合征而出现错配修复缺陷的患者？	大约15%的散发性肿瘤通常由于*MLH1*启动子超甲基化而表现出错配修复缺陷。如果使用MSI，对所有具有微卫星不稳定性的肿瘤进行附加检测，或者如果使用IHC，对*MLH1*和*PMS2*表达缺失的肿瘤进行附加检测，可以确定哪些病例可能是散发性的。后续检测（使用*MLH1*甲基化或*BRAF*突变检测）可以合理化您的操作流程，并减少与遗传学评估有关的时间、成本和患者焦虑感。此外，我们假设减少了最终没有患有林奇综合征而接受遗传咨询的患者的数量，使得提供者或患者仅认为阳性筛查是由于*MLH1*启动子过度甲基化引起的可能性就降低了，因此，对于那些没有超甲基化证据的病例，产生了更多的紧迫性去进行胚系突变检测
我们应该使用哪种方法进行后续检测（即：MLH1甲基化检测，还是BRAF V600E突变检测）？	BRAF检测只能检测到约2/3的超甲基化的结直肠癌[6]。但是，超甲基化可能会错误地去除具有胚系PMS2突变或MLH1突变且以超甲基化为第二打击的林奇综合征患者（目前尚不清楚这种情况有多常见）。所选择的后续检测的类型似乎很大程度上取决于某些机构提供的检测。许多中心可以进行BRAF突变检测，并且不希望将样本送出进行超甲基化检测（注意：BRAF检测不适用于子宫内膜肿瘤，因为这些肿瘤中很少有因BRAF突变引起的超甲基化）

计划：结果跟踪

阳性筛查的结果将流向何处和到达谁那里（即那些显示MSI-H或者IHC染色发现蛋白表达缺失）？	筛查阳性结果应输入病理报告中，并在电子病历中标记出来，以便外科医师和为患者工作的其他医师知道该结果。这很重要，因为有错配修复缺陷证据的患者（即MSI-H肿瘤或IHC显示蛋白表达缺失）比其他结直肠癌患者的预后更好，并且可能有不同的治疗选择
谁负责向患者告知阳性结果？	• 所有参与筛查的个人都需要了解通过遗传咨询和胚系基因突变检测进行患者随访的重要性。如果没有随访，患者及其家属将无法从肿瘤筛查计划中受益，并且该计划将不会具有成本效益 • 角色和责任应明确定义，包括指定谁负责跟进所有筛查结果。在没有后续行动和追踪机制的情况下，一些中心报告说，肿瘤筛查结果在医疗记录中已经丢失。通常没有记录是否为患者提供遗传咨询和胚系基因突变检测，从而引发了对法律责任的担忧

（续表）

谁负责向患者告知阳性结果？	• 多个机构发现由一个人（与一个备用人）来负责所有结果的披露或跟进是有帮助的 • 进行遗传咨询师随访对一些机构很有帮助，因为他们已经了解林奇综合征，并可以例行处理。另外，这减轻了医师的负担，这些医师还有许多其他竞争需求，并且可能无法优先考虑花费时间讨论遗传问题 • 一些成功进行肿瘤筛查的机构表示，遗传顾问在透露筛查结果时，表示他们正在与＿＿＿＿医师（患者的治疗医师）合作 • 不幸的是，这些策略在某些机构中不是可行的选择，这会给患者提供咨询/胚系基因突变检测的后续服务更具挑战性。但是，当负责治疗的医师与遗传咨询师进行日常交流时，一些中心相对成功，遗传咨询师提醒他们哪些患者需要随访，而医师随后向患者强调随访的重要性
如何将阳性筛查结果告知患者？	几家机构报告说，与患者的联系很困难，为了克服这种困难，可以在术后随访中，与他们会面以进行简短的检测前咨询以促进胚系突变检测。OSU和克利夫兰诊所的经验提供了数据来支持这种方法的价值[42,43] 　　无论是通过电话告知患者，还是在术后预约中告知患者，确定并实施方法以确保患者接受适当的咨询和随访都很重要（请参见下文） 　　信件随访可能很有用，尤其是在难以联系患者的情况下。林奇综合征筛查网络（LSSN）网站（www.lynchscreening.net）的实施部分中包含针对筛查阳性和筛查阴性患者的样本信函，并根据使用的是IHC还是MSI量身定制。网站中还包括其他有用的信息，如样本报告
筛查结果阳性的患者将如何接受适当的咨询？	筛查呈阳性的患者将需要有关胚系突变检测的信息，以便做出明智的决定并从中受益。患者既可以接受完整的基因检测前的遗传咨询会议，也可以接受较短的知情同意书，并在获得胚系突变检测结果之后，进行完整的遗传学咨询会议
您可以采取哪些步骤来促进患者进行遗传咨询和随访，并减少患者的障碍？	• 消除了将患者转诊给遗传学家的需求，或者使转诊和安排流程自动化 • 安排遗传咨询随访，以配合另一次随访 • 让遗传服务提供者在随访中与患者会面 • 让所有参与患者诊治的医疗服务提供者都强调随访的重要性 • 使患者了解用于满足某些资格的未投保患者的胚系突变检测的可用资金，或任何其他可用于确保患者可以进行胚系突变检测的资金 • 如果患者没有参加随访，因为他们的竞争需求较少或在治疗完成后感到不堪重负，请再次随访 • 如果在一段时间后仍未随访成功，请给患者写信 • 给治疗医师写信，提醒他们跟进患者和/或转诊（包括在LSSN网站的实施部分中） • 在肿瘤董事会期间进行交流，以提醒治疗医师患者何时仍需要遗传学跟进 • 放置电子提醒系统
阴性筛查结果将流向何方、何人？	结果应记录在图表中 　　此外，如果您的中心有足够的时间和资源，那么采用主动的跟踪机制或由他人来检查有关阴性结果患者的基本信息，将有助于确定适合进行遗传学转诊的其他人。这提高了护理质量，并促进了其他遗传性癌症综合征的诊断
如何以及通过哪些人将阴性结果告知患者？	一些中心制作了标准化的信件，告知患者其肿瘤已被筛查。如果将来有人问到这个问题，这很有用，它还提供了一个机会来解释可能是遗传性癌症的其他原因，并鼓励患者与他们的医师交谈，和/或预约他们注意是否出现提示需要进行遗传咨询的"危险信号"

（续表）

如何以及通过哪些人将阴性结果告知患者？	其他中心可能会让医师向患者提及结果，并检查是否由于其他原因（如息肉病、强烈的家族史、多原发、诊断年龄过早）需要进行遗传学咨询 将结果简单地放在图表中意味着可能失去抓住其他遗传性癌症综合征高危患者的机会

执行计划

您会记录计划是如何执行的吗？	进行筛查的方式可以对患者的随访产生积极或消极的影响（例如，谁披露和跟踪结果，过程是否自动化，结果披露和跟踪的及时性）。记录是否按计划执行很重要，因为偏差可能会使肿瘤筛查或多或少取得成功。评估结果时，保持记录的更改情况（以及更改日期）至关重要。无论您计划多少，都不可能预期到所有事情。为了改善患者的随访效果，可能有必要偏离原计划。与我们交谈过的大多数机构都调整了计划

反思与评估

阳性筛查后如何以及由谁来记录和跟踪患者是否随访？	跟踪并验证是否按预期筛查了患者肿瘤对于保证质量至关重要。几个中心发现，随着提供者和人员的变化，即使将其常规化或自动化，这些过程也可能会中断。开发一个跟踪系统以定期监控结果，并在必要时对计划进行更改。随着时间的推移，大多数成功的筛查流程都进行了更改
有人会监视和跟踪任何阴性结果吗？	尽管到目前为止，几乎没有阴性结果的报道，但是跟踪任何可感知的阴性结果对于将来改进或避免问题至关重要。例如，在跟踪监狱囚犯的肿瘤筛查结果方面，一些站点面临挑战
利益相关者将在什么情况下以什么间隔思考实施过程？	• 通过讨论肿瘤筛查过程并讨论似乎可行和不可行的方法，几个中心已经开发出简化或改善其过程的方法 • 应该定期进行此操作，并且只要关键人员发生任何变化，患者跟进工作遇到挑战或出现任何不良后果时都应进行
您如何知道自己是否成功？	• 除了通过遗传咨询和胚系突变检测对患者进行随访，还在几个不同的机构对其他实施结果进行了评估，并且这些数据相对容易收集，并且可以跟预期结果（基于那些进行了多年筛查的大型中心的数据）进行比较 • 已创建LSSN网站上提供的excel电子表格，您可以在其中跟踪预期的筛查阳性患者数量，需要进行咨询和胚系突变检测的人数（取决于您的筛查方案）以及可能患有林奇综合征的患者数量。如果实际数量与预期数量差别很大，则可将其用于质量控制（尽管如果数量很少，则仅由于偶然原因，数量可能与预期的数量有所不同）（注意：当你准备开始筛查程序时，此Excel电子表格也可以用作预测咨询量的有用工具）

表17.4 根据实施研究合并框架（CFIR）的四个附加域组织实施林奇综合征的肿瘤筛查的建议

域	CFIR 结构	相关经验和建议
干预特征	干预源 利益相关者对肿瘤筛查是内部还是外部开发以及来源是否合法的看法	肿瘤筛查应由多个不同的利益相关者共同开发，以提高接受度和合法性

（续表）

域	CFIR 结构	相关经验和建议
干预特征	证据强度和质量 利益相关者对肿瘤筛查将达到预期结果的证据质量和有效性的认识	已经确定了肿瘤筛查的有效性（假设实施良好）。认识到证据并不总是某些利益相关者做出决策的最重要因素
	相对优势 与常规筛查或其他鉴定林奇综合征的方法相比，常规筛查有益处的信念	仅家族史不足且难以常规收集，而常规肿瘤筛查可提高诊断林奇综合征的能力 规划时，应考虑不同方法的优缺点（表17.3）
	适应性 轻松进行肿瘤筛查，以满足机构的需求	初始方案并不总是有效。随着时间的推移，程序已更改其协议，以提高效率或有效性。虑到各自的结构或局限性，每种肿瘤筛查程序看起来都不同。了解您的患者人群，并根据其他机构的经验找到最佳的筛查方案，但要认识到可能需要进行调整以适合您的机构和可用资源
	可检测性 在完全采用之前可以进行小规模肿瘤筛查的能力	一些面临抵抗的中心已经首先进行了一部分肿瘤（如所有年龄小于50岁的人）的筛查而成功开展了工作，然后对所有肿瘤进行了常规筛查 一些中心首先筛查子宫内膜癌或结直肠癌，然后筛查其他类型的肿瘤
	复杂性 制定肿瘤筛查程序的难度	程序的复杂性将降低了实现的成功率 简化方案并尽可能使步骤自动化或常规化。筛选所有肿瘤要比根据复杂标准（需要引起并回顾肿瘤病理学和/或详细的临床和家族史）进行筛选容易 减少患者和提供者在阳性筛查中必须采取的后续措施，对于成功至关重要
	成本 实施和运行肿瘤筛查方案的成本	我们与之交谈过的大多数机构的提供者都缺乏有关肿瘤筛查报销的信息 计费策略存在混淆。临床医师通常不了解筛查费用的报销问题 在进行外科手术切除时，Medicare患者无需为肿瘤筛查付费，因为报销属于诊断相关组（DRG）的一部分 如果对活检进行筛查，则可以单独计费 我们知道有几例报道的病例，除非满足某些临床和/或家族史标准，否则Medicare不会为后续胚系遗传检测或高甲基化检测付费（其中一些涉及子宫内膜肿瘤筛查，但至少一个是结直肠癌的筛查）
外部设置	患者需求和资源 准确评估并持续解决癌症患者需求的程度	通过安排对患者方便的时间（例如，可能的话在术后随访中与患者见面）来促进患者的随访 *MLH1*甲基化过高或*BRAF*检测在排除林奇综合征的筛查方案中很重要。在方案中添加*BRAF*检测或*MLH1*甲基化检测可能会防止对患者的伤害，因为它消除了可能没有林奇综合征的几名患者进行遗传咨询或担心林奇综合征或后续检测的可能性

（续表）

域	CFIR 结构	相关经验和建议
外部设置	世界主义 组织与外部组织建立网络的程度（他们可以从中获得知识/资源）	林奇综合征筛查网络（LSSN）的资源和有关启动筛查程序的信息可能对我们有所帮助（www.lynchscreening.net）。加入 LSSN 名单列表可以使人们与已经在实施林奇综合征筛查和检测多年的中心工作的其他人建立联系并寻求建议
	同辈压力 已建立肿瘤筛查的其他组织带来的实施肿瘤筛查的压力	提请注意当前正在执行肿瘤筛查的其他机构（尤其是您所在地区的竞争医院）可能是实施的巨大动力。LSSN 维护了一份正在实施例行肿瘤筛查的成员机构名单
	外部政策和激励措施 外部组织影响采用肿瘤筛查的策略或政策和建议	EGAPP、国家综合癌症中心（NCCN）和其他专业组织提出的指导原则，以支持实施（如前所述）
内部设置	结构特点 社会结构和机构规模对肿瘤筛查的影响	拥有多名医疗服务提供者的大型机构可能会面临挑战，突出了确保每个人都了解情况的重要性。有时，与少量人员集中跟进责任可以帮助克服这一结构性挑战
	网络与通信 参与肿瘤筛查和结果随访的人员之间的沟通质量和程度	与关键利益相关者的沟通对于成功实施至关重要。成功的方案具有定期在临床医师、遗传学家和病理学家之间进行的交流。肿瘤董事会是保持沟通渠道畅通的好方法。在一些机构中，指派一名或两名遗传顾问将筛查结果告知患者并促进患者的随访一直很有帮助。在一个中心内，给医师写信和提醒进行后续咨询的工作相对较好，但可能很耗时
	实施环境 组织内部变更和支持肿瘤筛查的能力 • 变革的张力 • 相容性 • 相对优先 • 组织奖励/奖励 • 目标和反馈 • 学习氛围	拥有一支重视肿瘤筛查的积极的关键利益相关者团队以及一些将其作为优先重点的关键个人，对于成功至关重要 设定目标并跟踪患者结果。与临床医师分享您中心的结果，这样他们就可以看到没有通过当前实践中的方法被诊断出的患者和家属。实施后，共享有关已识别患者的信息，但如果没有进行筛查或患者未进行胚系检测，则可能会遗漏
	准备实施 • 领导参与 • 可用资源 • 获得信息和知识	通过访问 LSSN 网站 www.lynchscreening.net 以获得有关筛选的有用信息，可以增加准备工作。列出可用资源。确定您是否有后续计划，因为如果没有通过胚系检测实际识别出患者和家属，则无法开始筛查肿瘤
个人特征	知识和信念，自我效能感，个人对组织的认同	医师的知识水平和态度会影响患者是否接受遗传咨询和检测。如果医师要公开结果，并且要通过遗传咨询和检测鼓励患者随访，那么医师之间的知识和态度就显得尤为重要 通过肿瘤董事会提供有关林奇综合征筛查的信息或有关筛查方案的教育概况，可以提高医师的认知度

9　级联检测

在受控的研究环境中，已显示可以为每位患有林奇综合征的结直肠癌患者检测6位高危亲戚，其中3位亲戚呈阳性[3,4]。由于此检测是在研究环境中进行的，因此遗传咨询和检测是免费的，并且遗传咨询员是在本地家庭住所、教堂或医师办公室内提供服务。然而，在研究范围之外，似乎每个林奇综合征患者只有3.6个甚至更少的亲属接受了基因突变检测[34]。人口统计学因素（年龄<50岁、女性、父母、教育程度、就业情况、参加医学研究），心理因素（无抑郁症状）和可能的家族史（罹患癌症的亲属数量更多）与基因检测的接受度呈正相关。另一项研究发现，林奇综合征患者乐于和一级亲戚（父母、子女和兄弟姐妹）分享他们的结果，但与远房亲戚分享他们的结果的可能性大大降低了[35]。提高已知的林奇综合征家族中的级联检测率非常重要。实际上，这是影响对林奇综合征进行肿瘤普查的成本效益的关键因素，随着接受遗传咨询和基因检测的亲属人数的增加，筛查将变得更具成本效益[16,17,19]。

一旦在家庭中诊断出林奇综合征患者，就要努力促进处于危险中的亲属进行级联检测，这将适用于所有成人发病的遗传疾病（如遗传性乳腺癌-卵巢癌综合征、家族性高胆固醇血症），因为潜在的好处是巨大的。研究人员开始探索通过使用安全的网站共享结果（Kintalk.org）来提高级联检测率。可以用发送给亲戚视频来解释遗传咨询和检测林奇综合征的重要性，以及与林奇综合征的直接联系，通过临床医师直接接触高风险的亲属，帮助减轻了原本患有林奇综合征的家庭成员的负担，他们可能正在处理自己所患的癌症。两项针对家族性高胆固醇血症的全国性级联检测计划的结果已经发布。荷兰的计划非常成功，每个先证者检测了25.7个亲属，而挪威每个先证者仅检测了4.5个亲属[36]。荷兰的计划涉及一名遗传学现场工作者与处于危险中的家庭成员直接接触，后者安排从家中的家庭成员中抽取血液样本进行检测，并对发现患有家族性高胆固醇血症的患者进行治疗，然后由当地专科诊所进行协调。挪威的计划依靠先证者和遗传顾问与亲戚联系，并要求由初级保健医师协调后续检查，这需要预约。将来，如果美国考虑针对成人发病的遗传性疾病在全国范围内进行级联检测计划，需要考虑某种形式的协调努力，则公共政策可能会发挥更好的作用。早期检测已被证明可以改善治疗效果，并且检测已被证明具有成本效益。

10　结论

随着免疫疗法在治疗MSI-H癌中的重要性日益提高，我们相信，针对林奇综合征的肿瘤普查将在未来几年内真正成为"通用"方法。随着技术的变化，检测也在不断改进，因此将来可能使用不同的技术来完成检测，但是需要识别所有的MSI结直肠癌（和其他癌症）以进行治疗，这将有助于推动这种方法的继续采用。因此，我们现在必须专注于优化肿瘤普查的方法，以使所有筛查异常的病例都可以接受遗传咨询和后续的基因突变检测。此外，一旦做出林奇综合征的诊断，我们必须努力改进家庭内部的级联检测工作。为了真正获得肿瘤普查的好处，我们必须确保尽可能多地诊断尚未发病的高危亲属。可以想象有一天，我们将不再需要进行肿瘤普查来筛查林奇综合征（即使为了治疗目的总是需要识别 MSI-H 的患者），因为大多数患有林奇综合征的家庭和个人已经被诊断出来了。

第 18 章
遗传变异的分类

Classification of Genetic Variants

Maurizio Genuardi, Elke Holinski-Feder, Andreas Laner, Alexandra Martins

颜宏利，王　瑶　译

近年来，用于研究和诊断的全基因组测序的广泛开展为我们揭示了包括结直肠癌遗传易感性相关基因在内的大量人类基因组基因的遗传变异，但这些基因变异的功能和临床意义往往难以预测。因此，对基因变异临床解释标准化，进而使得分子检测的临床效用最大化是目前亟须解决的问题。在本章中，我们将讨论变异分类方法，特别是与遗传性结直肠癌相关的基因，以及用于临床解释的基因功能和临床证据。

mRNA 功能研究；选择性剪接；无意义介导的 mRNA 衰减；体外蛋白质研究；计算机模拟预测工具；多因素贝叶斯分析；临床意义不明的变异（VUS）

M. Genuardi (✉)
Institute of Genomic Medicine, Catholic University of the Sacred Heart, Rome, Italy
Fondazione Policlinico Universitario "A. Gemelli", Rome, Italy
e-mail: maurizio.genuardi@unicatt.it

E. Holinski-Feder
Medizinische Klinik und Poliklinik IV, Campus Innenstadt, Klinikum der Universität
München, Munich, Germany
MGZ-Medizinisch Genetisches Zentrum, Munich, Germany

A. Laner
MGZ-Medizinisch Genetisches Zentrum, Munich, Germany

A. Martins
Inserm-U1245−IRIB, Normandy Centre for Genomic and Personalized Medicine,
University of Rouen, Rouen, France

1　总体原则

高通量遗传技术揭示了人类DNA序列变异的程度。例如，虽然两个人的编码序列平均每1 000个碱基相差1个核苷酸，但实际差异可能涉及整个基因组的0.5%[1]。

如此巨大的遗传变异的功能意义在很大程度上是未知的。因此，对整个基因组、外显子或大型多基因组合进行测序可产生大量意义不明的数据。在当前医学实践中，特定的多基因组合分子诊断通常比全外显子测序或全基因组测序更受欢迎。前者通常专注于特定基因的功能相关区域（主要是外显子及外显子-内含子边界，偶尔还包括5′和3′端的调控序列，或其他区域，具体取决于拟检测疾病已知的潜在分子机制）。尽管与全基因组相比，我们对于这些特定序列的组织和功能了解的更多，但鉴于对被测个体及其家系的遗传咨询的意义，仍须极其仔细地鉴定DNA变异的影响。因此，临床医师和遗传咨询师对DNA变异进行临床解释时，必须综合考虑支持及反对致病性的各种证据，采用明确定义的诊断流程。

对于遗传性结直肠癌的基因筛查，可用于变异解释的数据涉及三个方面（表18.1）：① DNA序列固有特征；② 涵盖病理和分子肿瘤研究内容的患者及其家属的临床信息；③ 来源于对RNA合成/加工或变异等位基因编码的蛋白质功能分析的数据。

表 18.1　用于 DNA 变异分类的证据类型

证据类型		
DNA 序列	临　　床	功　　能
变异体的位置（即编码、非编码、突变热点、功能域）	表型（癌症类型、肿瘤特征、发病年龄）	mRNA剪接水平，等位基因特异性表达和剪接模式（体外和体内测定）
预测的效果（即截断、剪接、错义、同义、内含子）	与表型共分离	定量mRNA表达
对于错义突变：涉及先前受致病性氨基酸替代影响的密码子	遗传类型（对于半显性和隐性疾病：如果与已知的致病性变异同时发生，则与表型相关） 人群中的频率 具有阴性家族史的新变异体 肿瘤分子研究［即微卫星不稳定性（MSI），特定突变特征］	蛋白质表达水平、定位和功能（体外和体内测定） 计算机预测（RNA、蛋白质）

2　DNA序列特征

DNA序列变异的类型和位置是首先需要考虑的因素。重要的是，对于大多数变异体这些信息都是已知的，但值得我们注意的是一些较大的重排（倒位、扩增）的临床和/或功能数据可能无法获得。

某些类型变异的先验致病性可能性很高。肿瘤抑制基因或增变基因［如与大肠癌（CRC）易感性有关的基因］囊括了绝大多数变异体，会导致未成熟终止密码子（如无义、移码和某些剪接位点突变）。其中有例外值得我们特别注意，即一些无法预测的改变会破坏重要蛋白质功能域，如在基因的3′端引入终止密码子或小的框内改变。

其他变异体（如深度内含子和同义突变）破坏基因功能的可能性较低。但是，由于它们有时会对RNA加工产生影响，因此在缺乏其他类型证据的情况下无法确定其临床效应。

通常，临床评估中最不确定的变异体是引起潜在错义变化的核苷酸替换。它们的作用取决于许多因素：① 受影响氨基酸功能相关性。这也可以通过对其他物种同等位置的同源序列上氨基酸的比较来间接评估。尽管这并不自动暗示该位置的任何取代都是致病的，但先前相同密码子参与致病性错义改变提示了野生型氨基酸的相关作用。② 氨基酸取代的类型（即基于野生型和变异氨基酸的化学和物理特征的保守与非保守变化）。③ 最后，但也非常重要的一点是RNA翻译可能导致核苷酸改变进而引起剪接改变；在这种情况下mRNA的改变并不会引发氨基酸变化，而氨基酸的变化或仅与变异的等位基因产生的转录片段相关。核苷酸变异对RNA以及蛋白质完整性/功能的影响可以通过体外和/或体内实验来评估。

从理论上来说，5′和3′端调节区的变化可对RNA加工和稳定性产生影响，这可以通过对RNA的研究来确定。

3　临床证据：表型信息

有关患者/家庭表型的信息应由医师提供。（几乎）全外显的基因往往与高度特征性表型相关，如在健康个体或没有典型表现的个体（即没有多个腺瘤的晚发CRC）检测出*APC*变异是其非致病性的线索。另一方面，*APC*变异与多个无关家系的经典腺瘤性息肉病的持续相关提示其致病性。

这同样适用于与较低表型特异性相关的遗传性CRC综合征，例如林奇综合征（LS）。然而，在这种情况下，临床信息的价值相对较低，必须同时考虑外显率和可变表型表达。

传统贝叶斯连锁分析的原理对于评估变异体的致病性非常有效。如果有多个家族成员可用于分析，则可以研究该变异体与基因特异性表型表现的共分离，并可以确定因果关系的优势比[2]。必须考虑基因特异性的外显率值，因为与*MLH1*和*MSH2*相比，*MSH6*和*PMS2*与疾病发生风险的关联显著降低[3,4]。对于外显率低的疾病，获得有关受癌症影响的家庭成员的信息尤为重要，因为未受影响的个体有相对较高的概率成为携带者，因此信息量较少。

当在具有真正致病性变异体的个体中发现目标变异体时，如果相关疾病是常染色体隐性遗传或常染色体显性遗传且显示半显性（即与简单杂合子相比，致病性变异的复合杂合子或纯合子的个体具有更严重的表型），分离分析对于验证阶段也很重要。在遗传性CRC

疾病中，后一种现象在LS中有很好的记录。在LS中，错配修复（MMR）基因座的双等位结构失活与以早期发作的儿科癌症和神经纤维瘤病1型的表现为特征的疾病有关[5]。预期在同一MMR基因中两个致病性变异体的反式共存会导致这种表型，即结构性错配修复缺陷（CMMRD），这比LS更为严重。另一方面，如果两个变异体是顺式的，则不能通过检查来推断序列变化，因为表型可能仅由相关的致病性改变引起。因此，如果在CMMRD患者中检测到两种变异体，一种是致病性的，另一种是意义未明的，并且分离研究表明两个变异体分别源于父亲和母亲，这就被认为是有致病性的有效依据。相反，对诊断为LS且可以排除CMMRD的个体进行回溯性分析检测提供了变异的非致病性证据[6]。同样的原理构成了常染色体隐性遗传病致病基因突变解释共现分析的基础[7]，例如，MUTYH相关性息肉病（MAP），在对患有轻型或典型大肠息肉病的患者回溯研究发现一种致病性变异体和未分类的MUTHY变异体，这支持了后者为致病变异的诊断。

尽管并不严格遵从临床情况，但从质控样本或存储在公共遗传数据库（如gnom AD[8]）中分析得出的等位基因群体频率是变异体解释的重要信息来源。原则上，变异等位基因的频率越高，其为致病变异的可能性就越低。但是，由于建立者效应，某些致病的等位基因可能在一些特定的族群中达到多态或接近多态的频率。此外，等位基因导致的常染色体隐性遗传病，如MAP，往往比显性疾病等位基因导致的频率更高。因此，当使用等位基因频率数据作为变异体解释的依据时，应同时考虑遗传类型和疾病患病率，并应设定疾病特异性阈值[7]。

4　临床证据：肿瘤病理学

与遗传性癌症综合征有关的肿瘤通常具有相应的非遗传性癌症综合征中不常见的特征。例如，髓样或三阴性乳腺导管癌在*BRCA1*致病性变异的携带者中更常见[9,10]。在遗传性息肉病综合征中，肠息肉的组织学类型是非常重要的诊断线索：幼年型或Peutz-Jegher型的错构瘤性息肉分别是幼年性息肉病和Peutz-Jehgers综合征的特征[11]。在LS患者中，CRC在右半结肠中多见，并且通常是黏液性的，具有显著淋巴细胞浸润。

有关LS最有用的信息来自分子研究。分子检测通常用于鉴定LS标记，微卫星不稳定性（MSI）和MMR蛋白的免疫组织化学（IHC），两者可以等同于一种体内功能检测[12]。肿瘤组织的高度微卫星不稳定（MSI-H）或缺乏一种或多种MMR蛋白表明MMR缺陷（dMMR）。因此，MMR基因变异与MSI-H和/或与变异体等位基因编码的蛋白质的缺失之间的一致性关联，是其致病性的证据。相反，如果肿瘤是微卫星稳定（MSS）或由变异基因及其异二聚体伴侣编码的蛋白质正常表达，则致病可能性较低。

发生于其他类型遗传性CRC易感性受试者中的肿瘤，尤其是那些由DNA修复基因受损引起的肿瘤，通常与特定的分子改变有关。碱基切除修复（BER）蛋白MUTYH参与了氧化损伤的修复，致8-氧代鸟嘌呤产生，而后者与腺嘌呤错配。因此，与非MAP CRC相比，在与MAP相关的肿瘤中，驱动基因如KRAS和APC的体细胞G>T转化更为频繁[13]。

同样，来自 *NTHL1* 致病性变异的双等位基因携带者的肿瘤中最常见的突变类型是 C>T 转换[14]，*NTHL1* 是另一个具有不同修复特异性的 BER 基因。最后，来自 PPAP（聚合酶校对相关息肉病）患者的 CRC 倾向于具有超突变表型，这通常与 MMR 系统失活有关[15-17]。原则上，这些分子标记可用于对 *MUTYH*、*NTHL1*、*POLD1* 和 *POLE* 中发现的序列变异体进行临床解释，为了将这些分子标记纳入分类算法，还需要扩大样本量进一步研究。

原则上，临床上有用的信息也可以从对抑癌基因或基因组完整性维持基因（如 *APC* 和 *MMR* 基因）中寻找二次打击位点的分子肿瘤研究中获得。虽然杂合缺失并不是 MMR 基因致病性的有效标志[18]，但是通过肿瘤 DNA 测序确定的 MMR 基因体系突变的价值尚未确定。

5　RNA研究的作用

现已广泛接受的是，通过直接改变目的基因的转录水平（如启动子或增强子序列的修饰）、mRNA 成熟（例如剪接或多聚腺苷酸化信号的破坏）以及 mRNA 的稳定性，每个核苷酸变异体都可以潜在地影响 RNA 表达。

影响前 mRNA 剪接的突变是遗传性疾病的主要原因，包括遗传性 CRC[19]。因此，对序列变异的生物学和临床解释应始终考虑对 RNA 剪接的潜在影响。核苷酸变异体可以部分（渗漏变异）或全部（参考全长转录本完全丢失）改变它们所映射的基因的剪接模式。这些改变可能是由于简单事件导致单个异常转录本，或者较少的是由于复杂异常致产生多个异常 RNA 所引发[20-22]。如图 18.1 所示，简单事件包括：① 外显子跳读；② 外显子部分删除；③ 连续内含子片段的保留；④ 整个内含子的保留（无剪接）；⑤ 位于与参考外显子不相邻的区域中的内含子片段的外显子化（如包含所谓的假外显子）。复杂异常通常是由于同时发生的不同简单事件的组合造成的。此外，某些 RNA 剪接的改变不一定会导致异常 RNA 类型，但会导致正常替代转录本比例发生变化[23,24]。

在大多数情况下，变异诱导的剪接缺陷是由于顺式作用信号的修饰而产生的，这对正常的 RNA 剪接至关重要（图 18.2）。最广为人知的信号包括直接定义剪接位点的序列，即剪接位点本身（供体位点和受体位点）和分支位点，以及一些可以识别剪接位点并帮助调节本构外显子和替代外显子剪接模式的序列[21]。后者通常被称为剪接调控元件（SRE），可以是外显子或内含子（对于外显子或内含子的剪接调控子 ESR 或 ISR），并且每一个都在外显子列入（exon inclusion）中具有增强或沉默的作用（分别为 ESE 和 ISR 或者是 ESS 和 ISS）。使用计算工具可以相对容易地预测出变异诱导的剪接位点的改变，最近的研究虽然强调了新型 ESR 专用的计算机化工具的巨大价值，但仍然难以预测那些可能影响 SRE 的改变[25-30]。除上述提及的主要剪接信号外，其他序列特征也可影响 RNA 剪接模式，如染色质构象、启动子强度及和 RNA 二级结构。重要的是，目前估计，剪接改变可能占所描述的所有致病性变异的至少 15% 至 50% ～ 70%[19,30-33]。

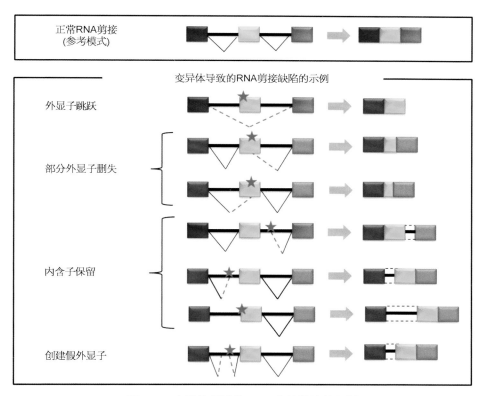

图18.1 变异体导致的RNA剪接缺陷的示例

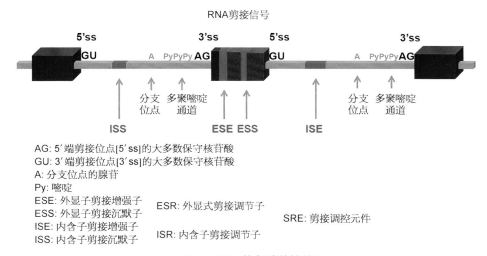

图18.2 RNA的各种剪接信号

迄今为止，已经报道了映射到遗传性结直肠癌（CRC）基因的核苷酸变异引起的剪接改变的几种情况，包括*APC*、*MLH1*、*MSH2*、*MSH3*、*MSH6*、*MUTYH*、*PMS2*、*POLE*、*PTEN*和*STK11*中的变异体。表18.2中描述了一些例子，其中可以找到在外显子体内或内含子深处的外显子-内含子连接处的核苷酸变异体。如图所示，剪接缺陷可以包括非编码变异体，还可以被认为是错义、无义或甚至是翻译性沉默（同义）的变异体。这些例子阐明了为什么应研究任何核苷酸变异体对 RNA 剪接的最终影响，而不论其位置或编码潜力如何，同样地，CRC 相关变异体也不例外。

与 RNA 剪接突变相反，目前尚缺乏有关易受 CRC 相关基因转录水平影响的变异体信息。在 MMR 基因的最小启动子中鉴定出的大多数变异体仍未纳入研究，只有少数被归类为非致病性（1类）、可能非致病性（2类）或意义不明（3类）。 MSH2 c.-78_-77del 是一个例外，在林奇综合征的背景下，现在被认为可能是致病的（4类）启动子变异[59,60]。启动子区域基因组缺失导致临床上相应基因表达水平降低的另一个例子是 APC 基因中启动子 1B 的缺失，这已在几个家族性息肉病家庭中被检测到[61,62]。还需要进一步的研究来评估变异体映射到 CRC 基因启动子区域的功能影响，例如，通过检测内源性等位基因特异性表达，进行萤光素酶报告基因分析以及确定转录因子结合的改变[59]。而且，必须铭记的是启动子功能也可能受到远距离变化的影响，如林奇综合征患者在 EPCAM 基因 3′ 端的胚系缺失。这些缺失导致了 EPCAM 读出转录，进而引发下游 MSH2 启动子沉默[63]。

最后，已证明改变 mRNA 的稳定性和转化的变异可调节癌症基因表达水平，并与肿瘤发生有关。这些变异可能影响 5′ 或 3′ 端非翻译区、miRNA 结合位点或多聚腺苷酸化位点的二级结构[64]。有趣的是，即使 DNA 或 RNA 分析不能识别出致病性变异，对于功能影响（例如 MMR 基因表达显著降低）的确认可能仍需要特殊的临床建议。

表 18.2　由遗传性大肠癌相关基因中鉴定出的变异导致的 RNA 剪接异常示例

RNA 拼接异常			
基　　因	变　异　体	RNA 数据	参考文献
外显子跳跃			
APC	c.423G>T	跳过外显子 4	[34]
MLH1	c.793C>T	跳过外显子 10	[30]
MSH2	c.942+3A>T	跳过外显子 5	[35]
MSH3	c.2319-1G>A	跳过外显子 17	[36]
MSH6	c.3991C>T	跳过外显子 9	[37]
MUTYH	c.690G>A	跳过外显子 8	[38]
MUTYH	c.933+3A>C	跳过外显子 10	[39]
PMS2	c.989-2A>G	跳过外显子 10	[40]
POLE	c.4444+3A>G	跳过外显子 34	[41]
PTEN	c.209+5G>A	跳过外显子 3	[42]

（续表）

RNA 拼接异常			
基　因	变　异　体	RNA 数据	参考文献
PTEN	c.511C>T	跳过外显子6	［43］
STK11	c.597+1G>A	跳过外显子4	［44］
单个外显子的部分删失			
APC	c.1409−1G>A	删除外显子11的第1个核苷酸	［34］
APC	c.1959−2A>G	删除外显子15的前12个核苷酸	［34］
MLH1	c.589−2A>G	删除外显子8的前4个核苷酸	［45］
MSH2	c.1915C>T	删除外显子12的前92个核苷酸	［35］
PMS2	c.164−2A>G	删除外显子3的前8个核苷酸	［40］
PMS2	c.825A>G	删除外显子8的前22个核苷酸	［45］
PTEN	c.164+1G>A	删除外显子2的前5个核苷酸	［46］
PTEN	c.334C>G	删除外显子5的前159个核苷酸	［47］
保留相邻的内含子片段			
APC	c.532−8G>A	保留内含子4的后6个核苷酸	［48］
MLH1	c.1667G>T	保留内含子14的前88个核苷酸	［49］
MSH2	c.646−3T>G	保留内含子3的后24个核苷酸	［50］
MSH2	c.1387−9T>A	保留内含子3的后7个核苷酸	［51］
PTEN	c.801+1G>A	保留内含子7的前75个核苷酸	［52］
保留整个内含子			
MUTYH	c.9342A>G	保留整个内含子10	［53］
STK11	c.597+31_598−32	保留整个内含子4	［54］
纳入假外显子			
APC	c.［532−941G>A(;) c.532−845A>G］	167个核苷酸的假基因（内含子4）	［55］
APC	c.646−1806T>G	127个核苷酸的假基因（内含子5）	［56］
APC	c.1408+729A>G	83个核苷酸的假基因（内含子10）	［56］
APC	c.1408+735A>T	83个核苷酸的假基因（内含子10）	［55］
MSH2	c.212−478T>G	75个核苷酸的假基因（内含子1）	［57］

（续表）

RNA 拼接异常			
基　　因	变　异　体	RNA 数据	参考文献
复杂的剪接异常			
PMS2		跳过外显子6，部分删除外显子8的前49个核苷酸	[36]
PMS2		跳过外显子10，部分删除外显子10的前27个核苷酸	[58]

注：*APC* (NM_001127510.2)，*MLH1* (NM_000249.2)，*MSH2* (NM_000251.2)，*MSH3* (NM_002439.4)，*MSH6* (NM_000179.1)，*MUTYH* (NM_001128425.1)，*PMS2* (NM_000535.5)，*POLE* (NM_006231.2)，*PTEN* (NM_000314.4)，*STK11* (NM_00455)。

6　RNA分析策略

在诸多情况下，变异诱导的剪接异常通常由前期生物信息学分析提示，进而在实验研究中发现并证实的。显然，大多数分子诊断实验室都依赖于患者RNA样本以及常规的基因特异性RT-PCR方法来进行RNA剪接分析。这种方法可以识别与遗传性CRC相关基因中的大量剪接突变，如表18.1中描述的大多数基因，暗示了对这些目的基因正常/替代剪接模式的深入了解，以及与几个对照个体平行进行的患者RNA分析[65, 66]。此外，在对患者的RNA研究时需要考虑到，在没有共生外显子变异体的情况下，很难追踪内含子剪接突变，特别是如果产生异常移码转录本并通过无意义介导的衰变（NMD）降解。用NMD抑制剂（如嘌呤霉素或环己酰亚胺）处理细胞培养可克服这一局限性[30, 35, 66]。补充策略包括：① 基于微基因的使用在细胞膜质分析中的功能；② 大规模平行高通量RNA测序（RNA-seq），但每种方法都有其优点和局限性[18-20, 30, 35, 45, 56, 66-68]。例如，基于小基因的分析既可以避免对患者RNA样本的需求，也可以建立直接的因果关系，但根据构建体的类型，可能会错过涉及多个外显子的复杂剪接异常。RNA-seq分析的优势是可以并行且高分辨率地查询多个转录本，但相对于常规诊断应用而言仍然昂贵[68, 69]。

迄今为止，对怀疑患有遗传性CRC的患者的RNA样品进行RT-PCR分析对于以下方面的鉴定非常有用：① 有害的剪接突变（例如，请参见表18.1和参考文献[6]）；② 基因倒位[70]；③ 不平衡等位基因表达（RT-PCR与焦磷酸测序，SNuPE或SNaPshot等其他技术的结合）[18, 56, 71-75]；④ 从那些映射到*PMS2*假基因中鉴别出*PMS2*变异体[76, 77]。Sjursen及其同事报道的RNA剪接分析可能有助于阐明基因型与表型的相关性，他们描述了对纯合性*PMS2*剪接突变（*PMS2* c.989-1G>T）的Turcot综合征患者的鉴定，但其表型比预期的要轻[58]。RT-PCR分析显示，PMS2 c.989-1G>T导致产生两个异常的转录本，一个转录本缺少156个核苷酸长的外显子10，另一个则缺少其前27个核苷酸（判断为有害程度较低，这为非典型表型提供了合理的解释）。

预计将来，完整的或靶向的RNA-seq在分子诊断实验室中将成为现实，尤其是随着新方法的实施，该方法可进行长测序读取和单细胞分析[68,69]。然而，在生物信息学领域仍要做出重大努力，以改善RNA剪接预测以及RNA-seq数据处理和分析（包括这些方法的定性和定量方面）。同时，需要进一步的研究来确定不同的RNA剪接专用方法的敏感性和特异性。其他悬而未决的问题涉及在不同组织或暴露于不同外部刺激的同一组织中可变剪接模式的特征，替代同工型的生物学作用以及选择最相关的组织进行分析以检测引起疾病的RNA剪接缺陷，如那些增加CRC遗传易感性的缺陷。原则上可以从细胞培养物、血液（肝素、柠檬酸盐或乙二胺四乙酸抗凝）或组织样品中直接提取足够的RNA，前提是这些样品需要在生理条件下保存并在同一天进行处理。如果实验室设置或其他情况阻止了淋巴细胞的长期或短期培养，则建议使用RNA稳定剂或商业试剂盒，如RNAlater（QIAGEN）或PAXgene（PreAnalytiX）。尽管这些方法不像细胞培养那样昂贵或耗时，但是由称为NMD的复杂细胞质量控制机制引起的带有过早终止密码子（PTC）的mRNA转录的降解可能会掩盖结果。简而言之，具有PTC特性的转录物在"翻译前轮"过程中被识别并随后被降解，这有助于防止显性负效应，例如，将错折叠的蛋白掺入多蛋白复合物中或获得功能效应。

即使这种细胞监视机制在识别所有PTC上都不是完美的，但绝大多数PTC携带的转录物都被降解，因此在患者来源的RNA中无法检测到。因此，NMD可能是错误的主要来源，这一事实取决于所使用的策略，在分析RNA时必须予以考虑。

外周血单个核细胞长期或短期培养虽然比较费时费力，但与从组织样品中直接制备RNA相比具有许多技术优势。短期淋巴细胞培养和对来自EB病毒永生化的白细胞的长期细胞培养可以得到相同的结果；但是，由于法规限制和所涉及的运营费用，后者可能仅被发现于少数的几个实验室。与从新鲜血液或组织中取样相比，来自细胞培养物的RNA的数量和质量通常更高，并且可以进行NMD抑制。原则上，已证明有两种同等效果的物质能可靠地阻断细胞培养物中的NMD：环己酰亚胺和嘌呤霉素。这两种抗生素都抑制真核生物核糖体的翻译，包括翻译前轮，并且对NMD有影响[78]。

在分析来自新鲜血液、培养的白细胞的RNA、在细胞系中瞬时表达的微基因结构涉及与CRC综合征相关的基因时，人们想知道它们是否概括了在受疾病影响的组织中产生的作用。由于它们在DNA修复、细胞周期控制、细胞分化和基因组维护中起着不可或缺的作用，因此与CRC综合征相关的大多数基因普遍存在，尤其是在快速分裂组织（如白细胞）中。在这方面，外周血单核细胞（PBMC）非常适合于这些基因的RNA研究。但是，必须牢记的是，这仅对本构外显子上的剪接事件有效，在这种情况下，剪接机制主要由剪接位点的共有DNA模体引导和调节[20]；通常期望这些外显子在所有组织中均等地剪接。

相反，受可变剪接影响的外显子（即某些特定亚型中跳过的盒式外显子）受到组织特异性剪接因子和剪接调节蛋白（如上述外显子或内含子剪接增强子和沉默子）的微调系统的严格调节。在不同细胞系或组织中进行RNA研究的情况下，剪接模式的组织特异性差异已得到充分证明，但这些差异主要影响可变剪接的外显子。因此，这些研究表明结果的整体一致性很高，这主要是通过联合检测主要异常转录本来确定的[26, 67, 79]。细胞系、患者来源的RNA和微基因结构之间观察到的差异主要影响其他替代/异常转录本或不同替代剪接产物之间强度的变化。欧洲错配修复工作组目前正在就有关cDNA分析和MMR变异体对RNA剪接的影响进行研究的标准化协议制定共识性建议。

专家组已经提出了有关LS相关基因（国际胃肠肿瘤学会，InSiGHT）[6]和两个乳腺癌易感基因BRCA1和BRCA2［解读种系突变位点（ENIGMA）组合的循证网络］的序列变异体的解释和分类的建议，提倡对所有可疑剪接变异体进行标准化RNA检测，以明确评估其致病作用性质。

许多实验室通常从PAXgene管（PAXgene RNA）中收集的新鲜血液或淋巴细胞培养物中运用逆转录（RT）PCR扩增的cDNA片段来评估mRNA表达水平并检测剪接畸变。通过琼脂糖凝胶对RT-PCR产物鉴定，以确定剪接模式并估计mRNA表达水平。随后对替代转录本进行克隆和测序可以验证剪接畸变。这是用于确认或排除致病性剪接缺陷的便捷方法。如果发现所测试的变异等位基因仅产生带有PTC或框内缺失的转录本，从而破坏已验证的重要生理结构域，则可以将该变异归为致病性变异[6, 7, 65]。

我们猜测破坏调控元件（如转录因子结合位点）的启动子变异体可以通过定量逆转录PCR（RT-qPCR）或等位基因特异性表达（ASE；请参见下段）可靠地进行分析。RT-qPCR能够可靠地检测和定量测量在PCR过程的每个循环中产生的产物，并且是评估基因表达水平的有价值的工具。

报告基因分析测定启动子的活性，通常在转录水平研究基因表达。通常，将野生型（WT）启动子序列和含有目的变异体的相应序列克隆到表达载体中，然后在细胞培养物中瞬时表达。启动子的活性可以通过测量报告基因的表达（通常是萤光素酶）来评估[80, 81]。

等位基因特异性表达（ASE）的确定是评估可疑致病性等位基因相关性的有力工具，可以使用从新鲜血液中分离的RNA、PAX RNA或培养的淋巴细胞进行测定。这种方法无需事先了解致病作用的根本原因就很有效，例如：由于深度内含子定位、启动子甲基化、基因组倒位、易位等原因，DNA检测未鉴定出致病变异的情况。

在单核苷酸延伸检测方法（如SNuPE、SNaPshot、焦磷酸测序以及MALDI-ToF质谱）中，ASE分析利用先前检测到的胚系外显子单核苷酸变异体（SNV）作为等位基因表达的代替物。该方法可以确定与WT参考样品相比，两个等位基因是均等表达还是不同表达。

微基因结构是离体系统，所含的变异体在即使没有患者RNA的情况下也可以单等位基因方式对其进行功能测试。这涉及患者DNA的PCR扩增，或者通过定点诱变从头构建基因，该基因组片段包含目标变异体（最好是整个外显子）以及侧翼内含子序列，然后将其克隆到微基因结构中。这些载体在细胞培养物中瞬时表达后，WT转录本和源于携带该变异体载体的转录本之间的剪接模式可能存在差异，这可以通过RT-PCR和测序[30, 67, 73, 79, 82]进行评估。尽管可能易于受到在相应细胞系中表达的组织特异性剪接因子的影响，微基因分析显示出与患者来源的RNA分析极好的一致性[45]。在可变剪接的外显子中观察到微小差异不会影响到总的翻译。

7 体外蛋白质功能测定

理想情况下，证明由变异等位基因编码的蛋白质维持或丧失 WT 同种型的功能特性应是其临床解释的有力证据。但现实情况是，对于遗传性 CRC，并没有标准化功能测定方法。此外，大多数与 CRC 易感性有关的基因具有多个功能结构域，并涉及不同的细胞途径，而其中的一些可能与肿瘤发生无关。

现已开发出 DNA 修复基因的体外检测方法，即那些参与 MMR 和碱基切除修复（BER）的基因，最初在原核生物中开展，随后在不同的真核生物中进行检测。

有许多不同的 MMR 检测方法可检测修复活性、蛋白质稳定性、与伴侣蛋白的相互作用、细胞定位、烷基化试剂抗性以及 MMR 机械单个组件特有的其他功能。这些测试中的一些使用不同的人工底物和重组 MMR 蛋白，并且可以在不同的细胞类型中进行，包括酿酒酵母、人类细胞和无细胞系统中[6, 83, 84]。它们仅在高度专业的实验室中可用，目前尚未纳入常规诊疗。此外，它们的产量是规模定量的（即与野生型相比修复的百分比），并且在相同性质检测分析结果中存在室间差异[6]。

关于 BER 和聚合酶校对活性的体外测定的准确性知之甚少。尽管已针对 *MUTYH* 开发了测试，但仅用于有限数量的变异体。像 MMR 基因一样，在不同的实验室中可以进行多种测定，并可研究不同的功能特性（表 18.3）。

表 18.3　错配修复和碱基切除修复蛋白的功能分析

功 能 分 析 方 法	参考文献
错配修复（*MLH1*、*MSH2*、*MSH6*、*PMS2*）	
对人造底物修复活性的补充：a. 在酵母中；b. 在哺乳动物细胞	[85-90]
无细胞系统中的修复活性	[91]
修复活动的补充，用于测量细胞系中内源性基因座位的突变率（HPRT；微卫星）	[92]
细胞对甲基化剂的耐受性	[93-95]
蛋白质表达和稳定性	[96-102]
细胞定位	[97, 102-105]
蛋白质间相互作用	[106-108]
蛋白质与 DNA 的结合	[109, 110]
ATP 酶的活性，ATP/ADP 循环，ATP 诱导的构象变化	[111, 112]

（续表）

功　能　分　析　方　法	参考文献
碱基切除修复（*MUTYH*）	
修复活动的补充：① 在大肠埃希菌中；② 在哺乳动物细胞中	［113–115］
体外DNA糖基化酶活性	［114–117］
蛋白质表达	［113，116］
细胞定位	［113，116］
对氧化损伤的敏感性	［113］

因此，目前尚无单一的检测方法用于对于遗传性CRC易感性的遗传变异的临床解释。总的来说，相对于酵母菌和细菌系统，更倾向于对哺乳动物系统的实验，因为其与人体细胞内发生环境更为相似。建议当两个独立实验室评估MMR基因的同一功能获得一致结果时，将测定方法作为变异体分类的依据。此外，必须检查多个属性：例如，一种不稳定蛋白质当表达水平远高于体内水平时能够在体外修复错配[6]。因此，为研究高度变异体，必须为其所有不同功能特性获得与WT范围相对应的值。

8　计算机作为预测工具

在过去的二十年中，已经开发出了许多预测功能结果的工具，以协助对DNA变异的生物学和临床意义进行解释[7]。在本节中，我们指的是评估氨基酸替代潜在影响的程序。重要的是，与一组明确的对照（即已确定的致病性或中性变异体）相比，测试组的准确率估计在65%～80%[118]，并且特异性特别低，导致假阳性过多（即中性错义突变预测为致病性突变）[119]。

由于这些警告，当使用其他数据进行分类时，应将它们视为临床解释的辅助证据来源。此外，由于这些工具在相同变异体上的作用可能不同，具体取决于基因和蛋白质序列，因此建议使用多个程序，并将不同程序结果作为单个依据：两个或多个软件得到的致病性或中立性一致的结果可以用作支持信息，而不一致的结果不能作为参考[7,120]。

如下所述，计算机模拟的预测结果可以并入多因素贝叶斯模型中。

9　多因素分析

所有上述特性为变异体解释提供了定性线索。当已用一组可靠的具有既定意义的参考变异体对它们的特异性和敏感性进行了校准时，也可以将它们纳入多因素贝叶斯算法中。这些算法基于似然比（LR）的估计值，这些似然比是针对每种成分将观察到的数据的概率进行比较，并相比于非致病性假设，假定该变异体具有致病性（即对于MSI-H状态：致病性变异携带者的肿瘤中MSI-H的发生率/非致病性变异携带者肿瘤中MSI-H的发生率）。然后累加从每个证据点得出的LR，并计算出致病性的后验概率。

这种方法最初是针对 *BRCA1* 和 *BRCA2* 基因开发的[2]，随后经过适当的修改应用于MMR基因。MMR多功能模型运用源于对潜在错义改变的MAPP[121]和PolyPhen-2.1[122]预测程序以及 *BRCA1/BRCA2* 内含子替换所得值计算出的先验概率。而后针对分离分析、家族史和肿瘤分子病理学数据，特别是MSI、IHC和 *BRAF* 突变状态进行LR计算[51]。

多因素分析的优点在于提供了可以轻松用于临床决策的定量估计。尽管这对临床医师非常有用，但是该模型仍需要改进，以获取对已包含的组件和来自当前未包括的其他数据集（如功能研究）的LR的更准确评估。

10 变异体分类系统

以上定性和定量证据用于对基因变异体进行分类以用于临床。目前有两种主要的分类系统：一种是由国际癌症研究机构（IARC）的工作组专门为癌症易感基因设计的[123]；另一个是由美国医学遗传学和基因组学学院（ACMG）和分子病理学协会（AMP）共同开发的通用系统[7]。两者都使用五个类别，仅由ACMG/AMP的定性术语定义，或者由IARC的数字定义，范围从致病性（IARC 5级）到良性/非致病性（IARC 1级）。中间包括以下3个类别：可能致病性（类别4），不确定显著性变异（VUS；类别3）以及可能良性/非致病性（类别2）。对于类别4和类别2的变异体，临床建议分别与类别5和类别1的相同。类别3包含的变异体可获得的信息不足以建立其临床相关性，因此不可用于临床。

分类既可以通过定性数据的组合，也可以通过多因素分析来实现。后者是最可靠的方法，但是到目前为止，仅针对数量非常有限的基因建立了定量模型。在遗传性CRC领域，仅针对MMR基因开发了一种贝叶斯算法。 在ACMG/AMP系统中，定性成分根据证据的强度进行细分：独立、非常强、强、中等或支持（强度递减）。唯一的独立标准是等位基因群体频率>5%，允许分类为良性。

IARC系统不提供定性标准，而是参考特定基因的建议，如InSiGHT变异解释委员会（VIC）提出的建议[6]。InSiGHT MMR规则要求提供与分类的临床和功能成分有关的一致证据，以便将变异体归于临床上可行的类别（5、4、2或1）。 基于序列的信息可用作具有极高的致病性先验概率（即无义替换，具有上述"DNA序列的特征"中所述的警告）的变异体的独立标准。

MMR基因的InSiGHT标准由国际多学科专家小组开发，并且会根据新发现定期进行修订，这可能会使解释规则得到完善。因此，强烈建议将其用于MMR变异体的分类。

在没有特定标准的情况下，ACMG/AMP建议可用于其他遗传性CRC基因，但要记住的是由于这些基因非特异且不那么可靠，因此错误分类的可能性可能更高。

从实践角度出发，想要获得有关DNA序列变异的临床意义信息的卫生专业人员可以查阅在线数据库。InSiGHT网站包含有关遗传性CRC基因的信息，包括>2 400个

MMR基因变异体分类以及每个变异体的深层依据（https://www.insight-group.org/variants/databases/）。由国家生物技术信息中心（https://www.ncbi.nlm.nih.gov/clinvar/）管理的ClinVar数据库是不同复杂性分类报告的公共档案库，涵盖了等位基因的描述、解释及专家小组的分类，包括InSiGHT MMR VIC。它对任何基因进行解释存档，但是它并不收集提交的信息，也不解释。因此，所提交信息必须经过严格评估，当同一变异体收集到多份信息内容时必须核对它们是否一致，并验证证据水平（即没有临床信息或专家组分类的单个变异体）。

第 19 章
林奇综合征的预测模型

Prediction Models for Lynch Syndrome

Fay Kastrinos, Gregory Idos, Giovanni Parmigiani

孙　婧，朱蔚友，邱天竹　译

　　目前许多策略可用于识别林奇综合征的个人和家族，并且随着时间的推移而不断改进。林奇综合征的预测模型可以量化患者携带错配修复基因的胚系突变的风险，并帮助临床医生决定谁应该接受进一步的遗传风险评估和/或基因突变检测。在本章中，我们将回顾为识别林奇综合征患者而开发的主要预测模型，重点关注他们各自的特征，及其在多项验证性研究中表现出来的预测效能，并与其他诊断林奇综合征的临床和分子策略进行比较，还介绍了它们在临床实践中的应用现状和潜在用途。此外，我们还将介绍一种新的预测模型，该模型可综合分析文献，为具有MMR基因突变患者估计癌症风险。最后，还探讨了未来使用临床预测模型需要考虑的因素，包括二代测序技术的影响以及遗传性癌症易感性相关的多基因组合检测的应用。

F. Kastrinos (✉)
Herbert Irving Comprehensive Cancer Center, Columbia University Medical Center,
New York, NY, USA
Division of Digestive and Liver Diseases, Columbia University Medical Center,
New York, NY, USA
e-mail: fk18@columbia.edu

G. Idos
Department of Medicine, Division of Gastrointestinal and Liver Disease,
University of Southern California, Los Angeles, CA, USA
Norris Comprehensive Cancer Center, University of Southern California,
Los Angeles, CA, USA

G. Parmigiani
Department of Biostatistics and Computational Biology, Dana-Farber Cancer Institute,
Boston, MA, USA
Department of Biostatistics, Harvard Medical School, Boston, MA, USA

关·键·词

林奇综合征预测模型；MMRPredict；MMRPro；PREMM5；PREMM；Ask2me；区别；校准；决策曲线分析；临床应用价值；肿瘤分子检测；预测模型的实施

1　前言

林奇综合征是最常见的遗传性结直肠癌综合征，并且与四个错配修复（MMR）基因（*MLH1*、*MSH2*、*MSH6* 和 *PMS2*）或 EPCAM（启动 *MSH2* 基因读取的启动子）中的胚系突变相关。在一般人群中，林奇综合征的患病率估计约为 1/300 [1]。林奇综合征患者不仅罹患结直肠癌的风险增加 20%～80%，而且容易发生子宫、卵巢、胃、小肠、胰腺、泌尿道、脑和皮脂腺等其他部位的癌症 [2-8]。反过来说，早期识别具有 MMR 基因的致病性突变的患者也很重要，因为它可以指导我们实施癌症预防策略，例如加强筛查和监测、降低癌症风险的手术或化学预防措施 [9-14]。

识别林奇综合征的患者及其家族成员的方法很多，并且随着时间的推移已经有了很大的发展。选择患者进行 MMR 基因的胚系突变检测的基本策略，是根据早发性结直肠癌和/或与林奇综合征相关的其他恶性肿瘤的个人史和家族史，看是否符合有关的临床标准，然后确定是否需要进一步检测。这些标准包括阿姆斯特丹标准和贝塞斯达标准 [15-17]。随后，推荐对肿瘤进行分子检测，即检测微卫星不稳定性（MSI）和/或通过免疫组化（IHC）检测 MMR 蛋白的表达缺失情况，作为评估结直肠癌患者是否为林奇综合征的更有效方法，与临床标准相比，它具有更高的敏感性和特异性 [2-4]。当前的指南包括一种通用的分子检测方法（林奇综合征的肿瘤普查），即在所有结直肠癌中均进行 MSI 和/或 IHC 检测，而不管诊断时的年龄或有无家族史，然后对肿瘤检测结果异常的人进行胚系基因突变检测 [2-4]。临床预测模型可以根据个人史和家族史，量化林奇综合征相关基因突变的风险，并帮助临床医师确定谁应该接受进一步的遗传风险评估和/或基因检测 [18-21]。

在本章中，我们将回顾为识别林奇综合征患者而开发的主要预测模型，重点关注他们各自的特征及其在多项验证性研究中表现出来的预测效能，并与其他诊断林奇综合征的临床和分子策略进行比较，还介绍了它们在临床实践中的应用现状和潜在用途。我们还将介绍一种新的预测模型，该模型可综合分析文献，为具有 MMR 基因突变患者估计癌症风险。最后，探讨了未来使用临床预测模型需要考虑的因素，包括二代测序技术的影响以及遗传性癌症易感性相关的多基因组合检测的应用。

2　林奇综合征患者的识别和预测模型的基本原理

虽然有多种方法可用于识别林奇综合征的患者和家族，但最佳方案仍存在争议，如何筛选出林奇综合征高危风险个体进行遗传评估，仍然是一个挑战。即使在已知致病性 MMR 基因突变的家族中，未受癌症影响的高危亲属的级联检测率仍然很低[22]。实施何种有效的策略对于是否能够最大限度地诊断林奇综合征携带者至关重要，特别是那些年轻且未受癌症影响的携带者，因为他们从林奇综合征的早期诊断中受益最大。

阿姆斯特丹标准是最早用于识别遗传性结直肠癌高危患者的方法。它最初是基于专家共识而制定的，用于识别那些怀疑为遗传性非息肉病性结直肠癌的家族，并确定 MMR 基因突变的发生率。贝塞斯达标准随后被开发出来，它也是用于识别那些应该进行肿瘤 MSI 检测的患者，该标准比阿姆斯特丹标准更松。后来又出现了修订版的贝塞斯达标准，以便包含林奇综合征相关的结直肠外恶性肿瘤，推迟了癌症诊断的年龄，并增加了肿瘤的组织病理学特征。这些临床标准的应用在常规临床实践中非常复杂，癌症的个人史和家族史在阿姆斯特丹标准和贝塞斯达标准中都占有很重要的比重。但是，这些临床标准对识别林奇综合征的个体敏感性很低：阿姆斯特丹标准可能会错过高达 50% 的突变携带者，而贝塞斯达标准可能会错过高达 30% 的突变携带者[23-25]。与通过阿姆斯特丹标准和修订的贝塞斯达标准相比，基于对癌症个人史和家族史的更准确风险评估的需求，推动了定量预测模型的发展。研究表明，各种健康管理的专业人员对家族癌症史和遗传学转诊的评估均不够理想[26,27]。因此，另一个目的是为医疗保健提供者提供有效和可以广泛使用的工具，使他们可以对遗传学转诊和测试候选人进行全面的评估[18-21]。

由于临床标准存在缺陷，而且林奇综合征相关肿瘤均有 MSI 特征，目前有足够的证据表明，应该对所有新诊断的结直肠癌进行肿瘤检测，即行 MSI 检测和/或通过 IHC 检测相关 MMR 蛋白质的表达情况。后者的结果还可以指导基因特异性的胚系突变检测[2-4]。从临床角度来看，识别异二聚体伴侣 MSH2-MSH6 和 MLH1-PMS2 有助于通过 IHC 识别林奇综合征的突变基因。但是，约有 15% 的散发性结直肠癌病例也会表现出 MSI，这主要是由于体细胞的 MLH1 启动子高甲基化引起。需要对肿瘤组织进一步行 BRAF 突变和 MLH1 启动子甲基化检测，以减少不必要的遗传学评估[4,28]。尽管建议在新诊断的结直肠癌病例中进行林奇综合征的肿瘤普查，但一项基于美国癌症中心的调研指出实施范围仍然有限和/或差别很大[29]。影响其实施的原因，可能与遗传咨询的便利性和接受度、相关的费用、保险未覆盖肿瘤分子检测，以及缺乏处理、解读和分析结果的基础措施有关。

由于上述评估林奇综合征风险的临床和临床病理方法存在局限性，而预测模型将林奇综合征的患病风险进行量化，为林奇综合征的风险评估提供了一种替代或补充的手段。预测模型提供的数值有助于评估患者和高危亲属携带致病性 MMR 基因突变的风险及癌症风险。此外，与现有的临床或临床病理方法相比，预测模型具有更广泛的应用价值，因为大多数林奇综合征的高危个体并未发生癌症。

3　预测模型的发展

历史的视角：Leiden 和 Amsterdam-Plus 模型

Leiden 模型于 1998 年开发，是第一个用于识别 *MLH1* 和 *MSH2* 基因突变携带者的林奇综合征风险预测工具[30]。该多变量 logistic 回归模型是基于 184 个无关的遗传性结直肠癌高危家族建立的，具有 47 例突变携带者（*MLH1* 突变 28 例、*MSH2* 突变 19 例）。风险评估基于阿姆斯特丹标准、家族中存在子宫内膜癌，以及结直肠癌诊断的平均年龄。2004 年，Amsterdam-plus 模型问世。它基于家族性癌症登记处的 250 个家族，其中 34 个（14%）家族拥有 *MMR* 基因的胚系突变（*MLH1*［*n*=25］，*MSH2*［*n*=8］，*MSH6*［*n*=1］)[31]。除阿姆斯特丹标准外，该模型还包含以下五个变量：患有结直肠癌和子宫内膜癌的亲属数量，患有结直肠多原发癌的亲属数量，受累亲属中诊断结直肠癌和子宫内膜癌的平均年龄，患有五个或以上腺瘤的亲属数量。两种模型都是使用相对较小的，选自高危家族性癌症登记处的人群开发的，并且未经外部验证，这限制了它们在其他情况下的推广，以及广泛应用于临床实践。

4　当前推荐的林奇综合征预测模型

2006 年，引入了三种预测模型来量化个人携带林奇综合征相关 *MMR* 基因突变的可能性。这些模型分别是 MMRPredict、MMRPro 和 PREMM（预测错配修复基因 *MLH1* 和 *MLH2* 的突变)[20, 21, 32]。最后一个模型经历了两个后续扩展，包括对 *MSH6* 基因突变的预测（PREMM$_{1, 2, 6}$)[19]，以及最近的 PMS2 和 EPCAM（更新为 PREMM$_5$），从而解释了与林奇综合征相关的所有五个胚系突变[18]。PREMM$_5$ 将替代之前所有的 PREMM 模型。尽管开发这些模型的总体目的是相同的，但是仍然存在重要的差异，包括所考虑的基因，对其进行训练的人群（尤其是基因突变携带者的总数）以及所使用的统计方法。表 19.1 比较了最近常用的几种林奇综合征预测模型。

4.1　MMRPro

开发 MMRPro 模型是为了评估个人携带 *MLH1*、*MSH2* 和/或 *MSH6* 基因突变的可能性，并使用已公布的 *MMR* 基因突变的发生率和外显率来计算预测的风险[21]。与 MMRPredict 和 PREMM 不同，风险预测是基于贝叶斯方法和孟德尔遗传定律的。由参与其开发的研究人员进行了外部验证，该研究是基于家族性结直肠癌登记处的 279 例林奇综合征患者得出的，其中 *MMR* 基因的突变发生率为 43%（121/279），包括 51 个 *MLH1*、63 个 *MSH2* 和 7 个 *MSH6* 基因突变携带者。该模型纳入了被评估个体的数据，以及每个一级亲属（FDR）和二级亲属（SDR）的数据，这些数据包括结直肠癌和/或子宫内膜癌的存在、诊断年龄以及未受这些癌症影响的患者当前或最后随访年龄。随后可以扩展到处理任意大小的家族。未受癌症影响亲属的数据也被用于提高风险预测的准确性。MMRPro 模型

表19.1 鉴定错配修复基因突变携带者的预测模型

预测模型	模型的建立方法和验证	检测人数	结果	方法	是否包括分子检测	预测因子	优势	局限性/特殊考虑
MMRPredict[20]	衍生：基于人群（仅限于55岁以下的CRC患者） 验证：基于人群（仅限于<45岁的CRC患者）	870 155	总体估算MLH1、MSH2和MSH6的突变概率	分两阶段进行评估：多变量logistic回归分析和MSI/IHC数据完善携带者的预测	是	先证者：年龄、性别、CRC肿瘤位置、大肠多原发癌；亲属：CRC年龄（以50岁为界分为2组）、一级亲属的子宫内膜癌	基于人群的队列；利用肿瘤分子检测数据对MMR基因的预测进行完善的总体估计；预测风险≥5%时进行遗传学评估/检测	在年轻CRC人群中开发和验证；不包括子宫内膜癌以外的结肠外癌相关肿瘤；大型验证研究证实LS相关肿瘤了其高区分度和校准较差[31]
MMRPro[21]	衍生：基于诊所和临床 验证：基于诊所	N/A 279	分别估算MLH1、MSH2和MSH6基因的突变概率	孟德尔和贝叶斯分析；分析家族的大小和未受累个体	是	先证者和亲属：CRC和子宫内膜癌的状况、诊断癌年龄、与先证者的关系、当前年龄或最后一次随访时的年龄，包括MSI/IHC数据，基于胚系基因突变检测结果的事后风险评估	提供测序前和测序后的基因特异性突变风险评估；考虑了未受患亲属和家族大小；考虑肿瘤分子检测数据；预测风险≥5%时进行遗传学评估/检测；提供未受累个体罹患癌症的预测；http://bayesmendel.dfci.harvard.edu	绘制家系图非常耗时；不包括子宫内膜癌以外的结肠外癌相关肿瘤；大规模验证研究证明其风险分度和校准良好[33]

（续表）

预测模型	模型的建立方法和验证	检测人数	结果	方法	是否包括分子检测	预测因子	优势	局限性/特殊考虑
PREMM$_{1,2,6}$ [19]	衍生：基于诊所 验证：基于人群和诊所	4 538 1 827	分别估算MLH1、MSH2和MSH6基因的突变概率	logistic回归分析	否	先证者：性别，CRC数目，其他LS相关症状，癌症诊断时最小年龄 亲属：患有CRC和其他LS相关肿瘤的一级和二级亲属的年龄和人数	提供基因特异性的突变风险估计和个体化的风险预测；预测风险≥5%时进行遗传学评估或检测；提供不同临界值的临床适用性；易于使用	未纳入肿瘤分子检测数据；在高风险人群中建立的模型；未考虑家族规模和受累个体；大规模验证研究证明其区分度和校准很好[33]
PREMM$_5$ [18]	衍生：基于诊所 验证：未分选的CRC案例	18 734 1 058	总体估算MLH1、MSH2/EPCAM、MSH6和PMS2的突变概率	logistic回归分析	否	先证者：进行基因检测时的年龄，性别，CRC数目，其他LS相关肿瘤，癌症诊断时最小年龄 亲属：患有CRC和其他LS相关肿瘤的一级和二级亲属的年龄和人数	提供PMS2和EPCAM预测；预测风险≥2.5%时进行遗传学评估；建立模型的队列最大；易于使用；http://premm.dfci.harvard.edu/	建模队列中有40%的个体未发生癌症；未纳入肿瘤分子检测数据；未考虑家族规模

注：CRC：结直肠癌；IHC：免疫组化；MSI：微卫星不稳定性；N/A：不适用。

未考虑先证者中结直肠多原发癌的存在。在与林奇综合征相关的结肠外癌症中，仅考虑了子宫内膜癌。MMRPro模型具有许多独到之处，包括：① 纳入包括MSI和IHC检测在内的肿瘤分子检测结果；② 可以计算肿瘤分子检测结果为阴性的基因突变发现率；③ 提供了未受累个体（包括已知的突变携带者）、未行突变检测的个体以及未发现突变的个体，未来患结直肠癌和子宫内膜癌的风险评估。自模型引入以来，有关MMR基因的发生率和外显率的新数据不断涌现，研究人员目前正在对模型进行更新，以继续改善风险预测。可从http://bayesmendel.dfci.harvard.edu来访问MMRPro模型。

4.2 MMRPredict

MMRPredict模型是根据870例年龄在55岁以下的基于未分选人群的结直肠癌病例的数据开发的，并使用logistics回归方法，类似于PREMM模型[20]。突变发生率为4%，其中包括MLH1（n=15）、MSH2（n=16）和MSH6（n=7）的突变。该模型提供了携带MLH1、MSH2或MSH6突变的总体可能性，但未提供每个基因的风险估值。MMRPredict的估算是从两个阶段获得的信息中得出的。第一阶段涉及先证者的临床数据，如性别、诊断结直肠癌的年龄、结直肠癌的位置（近端与远端）、大肠多原发癌（同时性或异时性）和仅限于一级亲属（FDRs）的家族史，以及结直肠癌和/或子宫内膜癌诊断存在与否和年龄。为了完善基于患者及其家族成员癌症史的风险评估，第二阶段结合了肿瘤分子诊断信息，包括MSI和IHC检测结果。MMRPredict不包括结肠外肿瘤的病史，也没有考虑受结直肠癌或子宫内膜癌影响的亲属的数量，并且将家族病史限制在一级亲属（FDRs）范围内。该模型在45岁前发病的结直肠癌患者的回顾性研究中得到了验证。由于MMRPredict是分别在55岁和45岁之前诊断的患者中开发和验证的，因此其对于年纪更大的结直肠癌的患者的普遍性尚不明确。最后，它无法估计未发生结直肠癌先证者的风险，也没有考虑先证者中与结肠外林奇综合征相关癌症（包括子宫内膜癌）的个人病史。

4.3 PREMM$_5$

PREMM$_5$模型于2017年推出，是唯一可为所有五个与林奇综合征相关的基因（包括PMS2和EPCAM）进行风险评估的预测模型[18]。原始模型是PREMM$_{1,2}$，它估计了MLH1和MSH2的携带概率[32]。该模型后来扩展到PREMM$_{1,2,6}$，以包括MSH6携带概率[19]。PREMM$_5$是使用多变量多因素logistics回归分析开发的。训练队列包括来自18 734名个体的基因型和表型数据，这些个体通过商业实验室根据癌症的个人史或家族史进行了基因检测。迄今为止，该队列纳入了数量最多的无血缘关系的基因突变携带者用于模型开发。306例MLH1、354例MSH2、177例MSH6、141例PMS2和22例EPCAM携带者的突变发生率为5%（1 000/18 734）。纳入的先证者变量包括性别、基因检测时年龄、结直肠癌（包括大肠多原发癌诊断）的诊断年龄和现年龄、子宫内膜癌以及其他LS相关癌症〔尤其是卵巢癌、胃癌、肾癌、输尿管癌、胆管癌、小肠癌、脑癌（多形性胶质母细胞瘤）、胰腺癌或皮脂腺癌〕。与家族成员有关的变量仅限于FDR和SDR的癌症病史，包括患有结直肠癌、子宫内膜癌或其他LS相关癌症的亲属数量，以及亲属中诊断出任意癌症的最小年龄。该模型不包括风险预测中的肿瘤分子检测数据或未受累个体和家族规模的数据。PREMM$_5$模型已在来自单一机构登记的1 058名患有结直肠癌的独立队列中得到了外部验证，这些受试者没有进行LS高风险特征（如诊断时的年龄、癌症的个人/家族病史、肿瘤MSI/MMR缺陷）的预筛选，而且开发队列和验证队列之间的各种观测指标都是类似的。研究人员还使用接受者操作特征曲线、校准和重新分类分析将PREMM$_5$与PREMM$_{1,2,6}$的性能进行了比较，并报告了PREMM$_{1,2,6}$的过高预测。结果，他们建议在临床实践中使用PREMM$_5$代替PREMM$_{1,2,6}$[18]。此外，分析还支持对预期风险评分为2.5%或更高的个人进行遗传评估和/或检测。PREMM$_5$模型可通过一个供医疗保健机构使用的便捷网络工具访问http://premm.dfci.harvard.edu/。图19.1提供了在线PREMM$_5$风险计算器的屏幕截图，包括一个风险估算和建议示例。

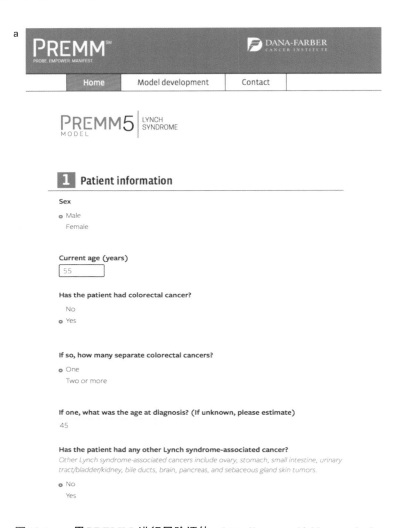

图19.1　a. 用PREMM$_5$进行风险评估：http://premm.dfci.harvard.edu

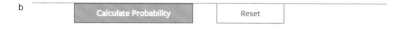

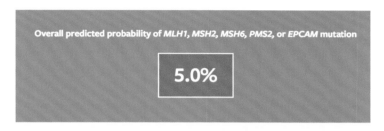

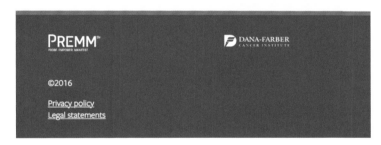

图19.1（续）　b. 用PREMM₅计算总体突变概率：**http://premm.dfci.harvard.edu**

5　临床预测模型的验证

　　许多研究已经比较了LS模型在不同人群中的性能和准确性，其中包括从高危家族性癌症登记处以及结直肠癌患者的人群中得出的模型。主要将原始PREMM₁,₂模型与MMRPredict和MMRPro的性能进行了比较[34-39]，只有两项研究在来自家族性结直肠癌登记处的受试者和未分选的结直肠癌队列提供了外部验证并与PREMM₁,₂,₆模型进行了比较[33,40]。在本章中，我们介绍了来自三个模型的最新比较研究的结果，其中包括PREMM₁,₂,₆模型。随着PREMM₅模型于2017年推出，我们仅在其性能方面进行了研究队列的外部验证[18]，并且在本出版物发行前尚无比较MMRPro、MMRPredict和PREMM₅模型的研究。

　　美国一项针对230位受结直肠癌影响的高危患者的多中心研究中，鉴定出113个基因突变携带者，这三种模型的性能指标相似。MMRPredict的AUC为0.76（95%CI，

0.68 ～ 0.84）, PREMM$_{1,2,6}$的 为 0.78（95%CI, 0.72 ～ 0.84）, MMRPro 为 0.82（95%CI, 0.74 ～ 0.86）[39]。每个模型的性能都在一定范围的敏感性上进行了评估。并且为了获得 90% 的敏感性, 如果将 MMRPredict 的突变测试阈值设为 4%, 则特异性为 29%; 如果将 PREMM$_{1,2,6}$ 阈值设为 6%, 它的特异性为 38%; 如果将 MMRPro 的阈值设为 7%, 则它的特异性为 36%。较早前的验证研究将 PREMM$_{1,2}$ 与 MMRPredict 和 MMRPro 进行比较, 在选定的结直肠癌高危患者中得出了相似的结果[35-37]。

比较这三种模型最大的验证研究, 来自北美、欧洲和澳大利亚的六个基于临床和五个基于人群的结直肠癌患者登记处的数据, 用于计算每个模型的致病性以及 *MLH1*、*MSH2* 或 *MSH6* 基因的突变概率[33]。在基于临床的队列中的 2 304 人（237 例 *MLH1*、251 例 *MSH2*、51 例 *MSH6*）中有 539 人（占 23%）检测到了 *MMR* 基因突变; 在基于人群的队列中的 3 451 人（47 例 *MLH1*、71 例 *MSH2*、32 例 *MSH6*）中有 150 人（占 4.4%）检测到了 *MMR* 基因突变。基于临床和基于人群的数据的区分相似, MMRPredict 的 AUC 分别为 0.76 *vs.* 0.77, MMRPro 的 AUC 分别为 0.82 *vs.* 0.85, PREMM$_{1,2,6}$ 的 AUC 分别为 0.85 *vs.* 0.88。通过观测值与预期值的比值进行测量的校准, 发现这三种模型基本相似。对于临床, MMRPredict 的标定值为 0.38, 对于基于人群的数据, 其标定值为 0.31; 而 MMRPro 的表现更好（分别为 0.62 和 0.36）; PREMM$_{1,2,6}$ 则具有更令人满意的结果（基于临床和人群的数据, 分别为 1.0 和 0.70）。研究人员还报道了一种新的基于决策曲线分析, 被称为临床有效性性能评估预测的模型。这种方法提供了区分和校准的标准性能指标以外的重要信息, 并可以估计每个模型在不同风险阈值上识别出的携带者的净人数, 以选择要进一步检查的病例, 同时对接受不必要检查的患者数量进行删除。识别出的携带者和进行不必要测试的携带者的数量也用于敏感性和特异性计算中, 并被纳入净收益的计算中。MMRPro 和 PREMM$_{1,2,6}$ 的阈值大于或等于 5%, 可用于基于临床的队列研究; 与基于 MMRPro 或 MMRPredict 的更好的校正相比, PREMM$_{1,2,6}$ 在基于人口的队列中具有可观的净收益。尽管所有模型都高估了以人群为基础的病例携带者的可能性, 但它们最常见于偏离 5% 以下的预测, 到目前为止, 其临床意义仍然有限, 因此不建议预测概率在 5% 以下的患者中进行胚系检测。然而, 作者推断, 如果突变分析的成本进一步降低, 或者基于二代测序的多基因组合检测作为临床治疗标准纳入临床实践, 那么将来可以考虑降低门槛。

在一项早期针对年龄在 75 岁之前被诊断的 725 名受试者（18 例 *MMR* 基因突变携带者）的未经筛选的基于人群的结直肠癌队列研究中, 观察到了相似的结果[37], 所有模型均高估了 *MMR* 基因突变携带者状态 2.1 ～ 4.3 倍。研究人员纠正了在 MMRPredict 和 PREMM$_{1,2}$ 上由家族规模和年龄结构引起偏差的预测估计（MMRPro 已在内部进行了解释）, 并且两种模型都注意到了在区分基因突变携带者和非携带者方面的改进。

在唯一涉及 PREMM$_5$ 模型的验证研究中, 在开发（*n*=18 734）和外部验证（*n*= 1 058）队列中, 区分突变携带者与非携带者的判别能力与 AUCs 相似, 分别为 0.81（95%CI: 0.79 ～ 0.82）和 0.83（95%CI: 0.75 ～ 0.92）[18]。多元多变量模型对 *MLH1*（AUC 0.89, 95%CI: 0.87 ～ 0.91）, *MSH2/EPCAM*（AUC 0.84, 95%CI: 0.82 ～ 0.86）和 *MSH6*（AUC 0.76, 95%CI:

0.73～0.79）表现出良好的辨识力，但对于*PMS2*则更少（AUC 0.64，95%CI：0.60～0.68）。结果，PREMM$_5$模型基于多变量logistics回归分析提供了任意胚系突变的整体预测，但同时没有提供基因特异性风险评估。按照目前建议进行基因测试的5%阈值，PREMM$_5$将可识别721/1 000携带者。在2.5%的阈值下，将识别894/1 000携带者，但特异性较低。以5%和2.5%阈值识别出一个携带者所需的人数分别为7和11个，与不使用PREMM$_5$进行测试所需要的19个人相比，显著减少。在2.5%～10%，正确识别为突变阴性个体的NPV是97%～99%。通过决策曲线分析，在阈值≥2.5%的情况下，观察到PREMM$_5$在识别应接受胚系检测的个体中的临床影响优于所有受试者。PREMM$_5$在低于2.5%的阈值时具有最小的临床影响，因为几乎没有人会被排除在基因检测之外，近乎是一个检测所有人的方法。

6 临床标准、肿瘤分子检测和预测模型的性能比较

LS预测模型识别基因突变携带者的能力已与现有临床标准进行了比较。有足够的证据表明，每种模型在敏感性、特异性以及阳性和阴性预测值方面均具有出色的性能特征。这支持使用模型而不是现有的临床指南来诊断和评估LS[20, 21、32, 34-37]。

一项针对由人群和基于临床的家族登记机构组成的国际联盟招募的1 651例结直肠癌患者的研究，将PREMM$_{1, 2, 6}$模型的性能与肿瘤分子检测进行了比较[41]。突变携带者的患病率为14%（239/1 651），PREMM$_{1, 2, 6}$、IHC和MSI的AUC分别为0.90、0.82和0.78。他们发现，最大限度地提高PREMM$_{1, 2, 6}$模型在人群和基于临床病例中的判别能力的策略是增加肿瘤IHC检测，使总体队列和基于人群队列的AUC均提高到了0.94，临床队列的AUC提高到了0.92。但将MSI检测加入PREMM$_{1, 2, 6}$ + IHC的组合中并没有提供额外的识别能力。结直肠癌诊断的初始年龄每增加10年，先证者在结直肠癌诊断中的年龄就会影响每种策略的判别能力。在50岁时诊断的结直肠癌，IHC的性能由AUC为0.85，下降到60岁时的0.84，70岁时的0.82。相反，随着结直肠癌诊断年龄每增加10岁，PREMM$_{1, 2, 6}$的性能就会略有提高：对于50岁、60岁和70岁的诊断，AUC分别为0.87、0.88和0.90。与IHC相似，对于50岁和60岁时，MSI测试的AUC为0.83，到70岁时降低为0.81。

7 预测模型作为识别LS的一线选择

基于上述支持用于识别LS风险个体预测模型的证据，美国国家综合癌症网络（NCCN）和包括结直肠癌多学会工作组在内的许多专业协会把三个LS预测模型作为筛选LS的一线选择[2, 3、42]。推荐当使用MMRPro、MMRPredict和PREMM$_{1, 2, 6}$的预测评分≥5%时，考虑行胚系基因突变检测。当肿瘤分子检测不能获得或无法进行时，使用预测模型进行风险评估也应成为可供选择的策略。

8　LS预测模型的成本-效益分析

大量成本效益分析比较了在结直肠癌患者中鉴定 *MMR* 基因突变携带者的不同策略。这些比较包括预测模型评估[43-45]。马尔可夫模型分析临床标准（阿姆斯特丹标准和贝塞斯达标准）、三种预测模型（MMRPro、MMRPredict 和 PREMM$_{1,2,6}$）、肿瘤分子检测或前期胚系突变检测，然后进行定向筛查和降低风险的手术[43]。当符合临床标准或预测模型评估携带 *MMR* 基因突变的可能性 ≥ 5% 时，可以进行 IHC 检测，然后进行胚系检测，或者直接进行基因的胚系突变检测。假设所有策略都能完美实施，那么肿瘤（分子）检测策略的成本比临床标准和预测模型策略更高。不过，随着临床标准的实际应用率的下降，肿瘤检测变得更具成本效益。在 70 岁之前被诊断为结直肠癌的新诊断患者中，评估 LS 最经济有效的策略是 IHC 检测（如果有 *MLH1* 蛋白表达缺失，则再加上 BRAF 突变检测），然后进行靶向 *MMR* 基因测序。该策略使每延长一年寿命（LYG）增加 36 200 美元的增量成本效果比（ICER）。不过，决定任何策略的成本效益的关键因素在很大程度上取决于每个先证者进行胚系检测的亲属数量，因为这些人都有降低癌症风险的机会。

另一项研究比较了 21 种筛查策略在识别 LS 患者中的有效性和成本效益，并支持将预测模型用作一线策略[44]。在三步循环策略中，最经济的方法是从使用 PREMM$_{1,2,6}$ 模型开始，然后进行 IHC 检测和胚系分析，得到每个 LYG 的 ICER 为 35 000 美元。另一种有利的方法在不预先使用预测模型的情况下直接进行 IHC 检测，每个 LYG 的 ICER 更高，为47 000 美元。该研究假定所提出策略均能完美实施，包括预测模型的普遍应用。研究人员得出的结论是，更广泛地使用预测模型来系统地评估家族癌症病史以筛查 LS，可以节省由肿瘤分子检测而浪费的大量社会资源。但是，在一些特殊情况下（不符合分析中所作的假设），可以将肿瘤 IHC 检测作为一线方法，比如无法获得家族史、家族史不完整或家族规模很小的情况下[44]。

一项成本效益分析评价了在未患癌的普通人群中筛查 LS 的方法[45]。在一个用 PREMM$_{1,2,6}$ 模型来检测 LS 携带者和其高危亲属的仿真分析中，具有多代家族史的结直肠癌和子宫内膜癌整合模型被开发，用来预测 20 个主要筛选模型的健康状况和经济效应（依从性差别很大）。这些策略包括开始风险评估的不同筛查年龄和建议遗传检测的不同风险阈值。对于每种策略，从 20 岁开始就追踪 100 000 名代表美国人口的模拟个体，并将结果与现行方法进行比较。从 25 岁、30 岁或 35 岁开始进行风险评估，然后对 PREMM$_{1,2,6}$ 风险估计超过 5% 的人群进行基因检测，从而使 LS 携带者的结直肠癌和子宫内膜癌发生率分别降低约 12.4% 和 8.8%。值得注意的是，基因测试在 2.5% 的门槛下同样具有经济效应，虽然成本略高，但可挽救更多生命。对于拥有 392 个突变携带者的 100 000 人的人群，此策略将质量调整生命年（QALY）延长了大约 135，平均成本效益比为每年 26 000 美元。从 25 岁、30 岁或 35 岁开始筛查 *MMR* 基因突变的成本效益与目前公认的针对结直肠癌、宫颈癌和乳腺癌的癌症筛查活动相当，并且这些也支持了使用 PREMM$_{1,2,6}$ 对正常人进行基于家族癌症史的 LS 风险评估的结果。

9 模型比较的总结

MMRPro、MMRPredict 和 PREMM₅ 模型都提供了对作为 *MMR* 基因突变携带者的风险的定量评估。决定采用何种模式，可能与被评价的患者人群（例如个体是否受到癌症的影响），以及医疗机构可用来有效和高效地进行与其特定临床环境有关的系统遗传风险评估的资源有关。除了预测性能外，相对于对一项预测模型的偏好，还应考虑实施和成本。验证研究表明，PREMM 和 MMRPro 模型在区分基因突变携带者和非携带者方面具有相似的能力，而 MMRPredict 具有次优的性能。验证模型的人群揭示了其特定特征可能会影响其风险估计的准确性，并帮助医疗保健提供者选择更适合在各自临床环境中使用的模型。

MMRPro 的预测可帮助解释家族规模和正常人在风险分析中包括肿瘤分子数据的可能性以及在胚系检测后预测基因突变携带者的状态。限制 MMRPro 在日常广泛使用的主要原因是需要输入整个家系的信息，这非常耗时。目前，它的最佳用途可能是作为专门的高风险诊所或研究机构的遗传咨询工具。PREMM₅ 的主要优点是易于使用，是唯一包含对 *PMS2* 和 *EPCAM* 基因进行预测的模型，并且包括了基于患者及其家族成员癌症史的风险预测，直至包括了广泛的 LS 相关结肠外癌症的二级亲属。但是，该模型未考虑家族规模，未纳入肿瘤检测结果，也未提供基于基因测序结果的事后风险评估。PREMM₅ 模型使用简便，所以它可能在医疗机构用得最多，其目的主要是确定哪些患者需要接受遗传学评估，并且可能在预测决策过程中最有用。MMRPredict 是针对诊断年龄在 55 岁及以下青年型结直肠癌的患者群开发的，并且仅适用于结直肠癌患者。因此，它的普适性受到限制，并且随着 55 岁以上被诊断出的突变携带者患病率的增加，MMRPredict 用于评估受结直肠癌影响的老年个体和与 LS 相关的癌症家族时，只能提供较低准确度的结果。

10 Ask2me 知识管理和决策支持工具：已确定携带者的相关癌症风险的基因特异性预测

基因测序技术的进步引出许多与遗传性癌症有关的新基因的发现，仅有有限的几个与明确定义的临床综合征有关，如 LS。因此，出现了多基因组合检测，并且越来越多地被医疗机构所使用。多基因组合检测可同时检测多个中度和高度外显的基因来鉴定胚系突变携带者，并能够一次检测 25～300 个癌症易感基因[46]。对遗传易感性结直肠癌的个体进行基因检测的考虑可以扩展到 LS 以外，而且成本要比几年前检测 MMR 基因所需的成本低得多。

与结直肠癌和其他胃肠道癌相关的其他基因的证据相继出现，潜在相关的基因-癌症关联分析也是如此。因此，与特定致病基因突变相关的终生罹患癌症风险可被量化评估，对于被发现携带有害突变的患者，个性化癌症预防策略至关重要。当前，来自商业实验室的基因检测报告包括有关癌症风险的通用信息，例如与一般人群相比的终身风险或相对风险以及临床管理的推荐和/或注意事项。但是，个性化和完善癌症风险预测通常更有助于更好地进一步指导筛查和其他防癌策略。以 LS 为例，在青年时被确认具有致病性 *PMS2* 基因突变的个体，终生罹患结直肠癌的风险约为22%[47]。但是，在70岁时进行评估，此人罹患结直肠癌的机会要小得多，接近5%，因为已观察到该突变组的大多数诊断早于70岁。

所有已知综合征的评估工具（The All Syndromes Known to Man Evaluator），即Ask2me，是一种知识管理和决策支持工具，可为各种商业化基因组合中经常检测的各种基因的胚系突变携带者提供个性化的完全风险评估[48]。目前，在互联网上可到https://ask2me.org免费使用。Ask2me尝试解决遗传性疾病易感性增加的遗传条件下与癌症风险评估和解释相关的多重挑战。该领域的挑战之一是有关风险的信息分散在众多研究之中，研究的质量参差不齐，并且发表的相关结果很少，特别是直接适用于患者诊治的完全风险评估[49]。Ask2me为医疗机构和研究人员提供了一种单一工具，可以直接用于临床决策的模式来访问高质量研究的数据。由于大多数研究并未直接报告外显率风险估计值［而是优势比（OR）、危险比（HR）、相对风险（RR）、标准发生率（SIR）和累积风险（CR）估计值］，Ask2me使用专门为此目的而开发的统计方法来估算这些措施和其他人群来源如SEER（surveillance, epidemiology, and end results）数据库的外显率[50]。Ask2me通过一个允许用户选择基因、性别、年龄、既往的手术和癌症的网络交互界面为医疗机构呈现结果。输入此信息后，将以图表形式向医疗机构提供针对患者的特定风险和一个获得此风险评估研究的链接（图19.2）。对于目前65个基因-癌症关联分析中，每一个风险估计都是根据基因、癌症、被咨询人的性别和年龄来评估后得出的结论。从临床角度来讲，这些曲线提供了完全风险评估，这是决策支持的基础。可以预料，未来的癌症筛查和监测建议将根据除个体年龄外，还考虑基因特异性的外显率变异情况来定制。目前，直到获得更多数据之前，尚不支持根据特定的*MMR*基因突变启动和实施特异性的随访监测，也不支持修改结直肠癌和其他结直肠外癌的监测指南。

Ask2me的体系结构架构包括四个方面：① 结构化的数据库和数据管理方法；② 各个研究的质量评估；③ 风险评估；④ 针对患者直观可视化呈现风险。数据库是使用综述方法组合的，并以可计算的形式存储已发布的结果。

每个条目都要经过质量评估，以便：① 选择一项单一的、足够可靠的研究，用于对特定的基因-癌症关联分析进行风险评估；② 得出结论，认为没有一项研究具有足够的质量和细节来提供风险评估。Ask2me使用排名系统来评估已发表的针对特定基因癌症关联分析的研究质量。除非所选择的研究本身是一项荟萃分析，否则该方法的主要局限性在于它目前尚未整合相关文献中的信息。如果有多个研究具有相似的排名，则Ask2me当前报告的研究具有较大样本量。

Ask2me尚处于早期阶段，并在继续扩展和完善。目前其实施的局限性包括：仅覆盖了相关癌症-基因组合的一小部分；每个癌症-基因组合都使用单一来源；特定基因突变可能对风险具有不同的含义，相关问题尚待解决。

11　用于识别LS的临床风险评估策略和预测模型的实施

鉴于对个体进行LS风险评估的临床环境多种多样，预测模型是一种可行且有用的筛

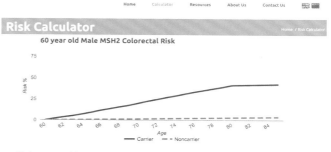

The data supporting risk for carriers in this graph is rated as ▦▦▦ (Sample size over 200 and 5 or more studies done on the association between the gene mutation, but no meta-analysis available) and is from Dowty JG, Win AK, Buchanan DD, Lindor NM, Macrae FA, Clendenning M, Antill YC, Thibodeau SN, Casey G, Gallinger S, Marchand LL. Cancer risks for MLH1 and MSH2 mutation carriers. Hum Mutat. 2013;34(3):490-497.

Continued on the next page

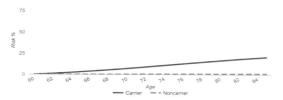

The data supporting risk for carriers in this graph is rated as ▦▦▦ (Sample size over 200 and 5 or more studies done on the association between the gene mutation, but no meta-analysis available) and is from Dowty JG, Win AK, Buchanan DD, Lindor NM, Macrae FA, Clendenning M, Antill YC, Thibodeau SN, Casey G, Gallinger S, Marchand LL. Cancer risks for MLH1 and MSH2 mutation carriers. Hum Mutat. 2013;34(3):490-497.

b Management

Management options and guidelines have been published by 4 groups. This table shows the management suggestions from these groups. We only reproduce here the guidelines as published. We are not making management recommendations. We suggest you use your clinical judgment and your knowledge of the patient in determining the best management strategy.

Intervention	NCCN	Esmo	Tung	Graffeo
Central Nervous System				
Physical/ Neurological Exam	Start at 25- 30, annually	Annually	NA	Start at 25- 30, annually
Colon and Rectum				
Colonoscopy	Start at 20- 25, repeat q 1- 2y (Or 2- 5y prior to earliest colorectal cancer)	Start at 20- 25, annually	NA	Start at 20- 25, annually (Or 2- 5y prior to earliest colorectal cancer)
Reproductive System				
Genetic Testing	At reproductive age. Consider genetic testing of a partner of a mutation carrier to inform reproductive decision making*	NA	NA	NA
Pre-implantation Genetic Diagnosis	At reproductive age. Advise about options, discuss the known risks, limitations and benefits.	NA	NA	NA
Skin				
Dermatological Exam	NA	NA	NA	Annually
Stomach				
EGD with extended duodenoscopy	Start at 30- 35, repeat q 3-5y. Treat H. pylori	NA	NA	Start at 30- 35, repeat q 2- 3y. Treat H. pylori
Urothelium				
Urinalysis	Start at 30- 35, annually	NA	NA	Start at 30- 35, annually

*Biallelic mutations may be associated with rare autosomal recessive conditions. Thus, consideration would be given to carrier testing the partner for mutations in the same gene if it would inform reproductive assessment and management.

图 19.2　**a. 某 60 岁 *MSH2* 致病性胚系基因突变携带者的 Ask2me 终生癌症风险计算结果的展示；b. 某 60 岁的 *MSH2* 致病性胚系基因突变携带者的 Ask2me 管理建议的摘要**

选策略，不论是否患有结直肠癌，结果能最终影响基因突变携带者的临床管理和癌症预防方案。美国国家综合癌症网络（NCCN）和美国结直肠癌多学会工作组支持广泛实施风险预测模型来识别高风险的LS患者，这些患者将从遗传咨询和检测中受益[2, 42]。这种方法可以解决由于时间和资源限制而使医疗机构难以获得准确癌症家族史的困难[26, 51, 52]。研究表明，在常规临床实践中，基于个人和癌症家族史和推荐遗传性结直肠癌综合征遗传评估的系统性遗传风险评估手段利用不足。

除了上述LS预测模型之外，美国国家结直肠癌圆桌会议和结直肠癌多学会工作组推荐的另一种策略是实施一个简单的三问题结直肠癌风险评估工具，用来识别具有遗传易感性潜在高风险的个人，值得对其个人和家族癌症史进行更详细的评估[53]。该风险评估工具在一家大型社区胃肠病诊所的 5 335 名接受门诊结肠镜检查的前瞻性队列中得到了验证，其中20%（$n=1\,069$）被归类为遗传性结直肠癌综合征高风险，该工具达到了77%的总体敏感度。此外，该风险评估工具可准确识别出95%的LS相关 MMR 基因胚系突变的个体。随后的可行性研究将三问题结直肠癌风险评估工具整合到了一个社区私人肠胃病电子健康记录系统中，以筛查所有接受结肠镜检查的患者结直肠癌发展的遗传易感性。在6 031例接受结肠镜检查的患者中，根据结直肠癌风险评估工具，有14%（$n=848$）被确定为高危人群，其中9%（$n=77$）接受了遗传学评估[54]。

在一个三级学术型医疗中心，最近的一项研究将PREMM$_{1, 2, 6}$模型和上述结直肠癌风险评估工具（colorectal cancer risk assessment tool）应用在了门诊结肠镜检查的常规评估中[55]。分两步筛查遗传性结直肠癌风险和LS：① 使用结直肠癌风险评估工具（扩展到五个问题以提高特异性）；② 在第一步中确定的那些受试者使用PREMM$_{1, 2, 6}$预测模型进行了评估。 在使用扩展的结直肠癌风险评估工具和PREMM$_{1, 2, 6}$进行评估的700位个体中，有10%（$n=69$）被确定为高风险且符合遗传评估条件。在这些高风险个体中，有33%（$n=23$）进行了基因突变检测，而10%（$n=7/69$）被确定为与结直肠癌相关基因的胚系突变的携带者。

其他研究表明，将LS风险预测模型整合到社区门诊医疗环境中是可行的。来自具有大量胃肠病和内窥镜检查病例的一项研究中，有3 134个人在寻医就诊或进行结肠镜检查之前完成了PREMM$_{1, 2, 6}$模型的自我管理版本[56]。PREMM$_{1, 2, 6}$评分为5%或更高（$n=177$，5.6%）的个体接受了遗传咨询，而在进行基因检测的人中，发现有2.1%（$n=3/146$）携带能引起LS的MMR基因的胚系突变。患者角度的调查显示，接受检测的患者中有98%明白向他们提供的有关遗传性恶性肿瘤的信息，而有85%的人明白评估对他们的临床治疗产生影响。从医疗机构的角度来看，有82%的医护人员（十位肠胃病学家和一名执业护士）报告说，使用PREMM$_{1, 2, 6}$模型进行遗传性癌症风险评估可改善患者的医疗并在临床上影响其治疗和管理决策，并且有100%的人对将遗传风险评估和基因检测纳入他们的医疗感到满意。

总体而言，这些可行性研究支持在各种临床环境中实施LS的常规风险评估，包括学术型三级医疗中心和大型社区型门诊医疗中心。这些结果表明，实施循证的LS风险预测模型和评估工具可以在可靠性、易用性和集成性之间取得平衡，这是基层医疗机构的重要考虑因素。需要进行额外的研究来评估与LS预测模型性能相关的结果，以及它们对基因突变携带者的识别和临床管理的影响。

12 LS的识别和个性化临床管理的未来考虑因素以及预测模型的作用

随着胚系基因突变检测相关成本的降低和多基因组合检测应用的增加，将遗传性癌症风险评估工具和预测模型优化并整合到常规临床护理中的附加研究对于增强LS患者的识别至关重要。此外，来自多基因组合检测的信息将有助于更好地了解LS相关的癌症谱及其各自的终生风险，最终将影响癌症筛查和监测的规范推荐。根据现有证据，PREMM$_5$和MMRPro模型是识别LS高危人群的有效策略，可以在常规临床工作以及癌症风险评估和预防的各个阶段中应用。

从LS的早期诊断来看，获益最多的是正常人，因为他们可以参与癌症筛查和其他防癌策略来保持没有癌症。目前，在已知具有MMR基因突变的家族中，健康、有风险的亲属的级联检测率很低；LS的诊断通常是在结直肠癌或子宫内膜癌患者身上进行的，这些患者异常的肿瘤分子检测结果提示需要胚系检测，但亲属们并没有参加基因检测，LS无法得到诊断。当存在癌症家族史时，预测模型提供的量化估值可简化风险评估流程，使患者更容易了解风险，并能在结直肠癌和其他LS相关癌症的遗传评估和/或监测策略的决策过程中帮助他们。为了更好地阐明正常人预测模型的性能，正在进行其他的附加研究，并且在预防保健机构中实施这些模型至关重要。鉴于DNA测序技术的飞速发展，以及对恶性肿瘤遗传易感性患者进行个性化癌症治疗的需求，目前仍需要通过使用预测模型来扩展遗传风险评估，进一步完善管理决策工具。

第20章
遗传性结直肠癌综合征的监测指南

Surveillance Guidelines for Hereditary Colorectal Cancer Syndromes

Neda Stjepanovic, Leticia Moreira, Judith Balmaña, Joan Brunet

吴 涛 译

摘 要

　　遗传性结直肠癌综合征的鉴定有助于结直肠癌和相关结肠外癌的预防，并为家庭成员提供遗传咨询的可能。这些综合征的治疗需要多学科的合作，包括遗传咨询、基因检测、筛查建议、预防方案和治疗策略。基因特异性风险评估正在带来针对某些林奇综合征和息肉病患者监测方案的调整。为了增加腺瘤的检出率，诸如染色内镜检查之类的新技术已被联合应用到筛查方案中。本章回顾了最常见的遗传性结直肠癌综合征的监测指南、推荐类型以及推荐的证据质量。

关 键 词

　　监测；预防；筛查；指南

N. Stjepanovic · J. Balmaña (✉)
Department of Medical Oncology, Hospital Universitari Vall d'Hebron, VHIO,
Barcelona, Spain
e-mail: jbalmana@vhio.net

L. Moreira
Department of Gastroenterology, Hospital Clínic, Centro de Investigación Biomédica en Red
en Enfermedades Hepáticas y Digestivas (CIBERehd), Institut de Investigació August Pi I
Sunyer (IDIBAPS), Barcelona, Spain

J. Brunet (✉)
Hereditary Cancer Program, Catalan Institute of Oncology, Centro de Investigación
Biomédica en Red de Cáncer (CIBEROnc), Institut d'Investigació Biomèdica de Girona
(IdIBGi), Girona, Spain
e-mail: jbrunet@iconcologia.net

1　前言

结直肠癌（CRC）是最常见的胃肠道肿瘤，遗传因素约占所有CRC病例的5%。明确遗传综合征有助于结直肠癌和相关结肠外癌的预防，并为家庭成员提供遗传咨询的可能。这些综合征的治疗需要多学科的合作，包括遗传咨询、基因检测、筛查建议、预防方案和治疗策略。

本章的目的是回顾最常见的遗传性CRC综合征的监测指南。表20.1总结了每种综合征的推荐类型和证据质量。

1.1　林奇综合征

林奇综合征（LS）由错配修复基因（*MLH1*、*MSH2*、*MSH6*或*PMS2*）的致病性胚系突变引起，其特征是结直肠、子宫内膜、卵巢、胃、小肠、胰腺、泌尿系统、胆道以及中枢神经系统（通常是胶质母细胞瘤）等发生癌症的风险增加。

通过对LS个体进行主动监测来预防和早期发现相关癌症，可以改善其生活质量并提高生存率[1]。既往监测建议通用于所有LS个体，与基因突变无关。而根据有关LS患者基因型与表型相关性的最新可用信息，可以根据基因突变、突变起源和癌症家族史对监测进行调整。

1.1.1　结直肠监测

事实证明，通过结肠镜检查对LS患者进行定期监测是有效的，可以识别并切除结直肠息肉和早期CRC[2]。

每3年进行一次结肠镜检查的监测表明，CRC发生率降低了62%，而死亡率降低了66%[2-4]。更频繁的筛查与更早期CRC的诊断相关[5-8]，并且CRC死亡率降低高达72%[9]。

由于LS状态下腺瘤-癌的演变加速[10]，有些患者在最后一次结肠镜检查正常后的3年内发现了CRC，而且如果最后一次监测的时间超过2年则所发现的CRC分期偏晚[11-13]。最近的一项前瞻性观察研究报道，每2年进行一次系统性结肠镜检查，CRC的发生率仅为2%[14]。因此，每1～2年进行一次结肠镜检查已成为被广泛接受的针对LS个体的预防策略（表20.2）。

LS个体从30岁开始发生CRC的风险增加，而且与突变的具体基因无关[15]。因此，启动结直肠监测的时间通常为20～25岁，或者从家族中最年轻CRC患者确诊年龄之前10年开始（表20.2）。对于*MLH1*和*MSH2*携带者，70岁时发生CRC的累积风险分别为40%和48%，而且有接近1%的携带者在20多岁时被诊断出CRC[16]。相比之下，在*MSH6*和*PMS2*有害基因突变携带者中，发生CRC的累积风险为10%～22%，而且很少在40岁之前被诊断CRC[1, 15, 17, 18]。因此，除非有癌症早年发作的家族史，*MSH6*和*PMS2*携带者可以考虑进行基因特异性监测，将内镜监测推迟至30岁（表20.2）。这种基因特异性监测的策略存在争议，尚未在临床研究中进行评估。

标准结肠镜检查对于扁平腺瘤的检测存在局限性，扁平腺瘤通常位于近端结肠，并

表 20.1　遗传性结直肠癌综合征的监测：推荐强度和支持证据质量

综　合　征	癌　症　风　险	监　测　指　征	推荐强度/支持证据的质量
林奇综合征[25, 26, 35, 42, 52, 86, 87]	结直肠癌	绝对	强烈推荐/证据质量中等
	子宫内膜/卵巢癌	考虑	有条件的推荐/证据质量低
	胃癌	有条件的推荐（家族史、高发国家）	有条件的弱推荐/证据质量很低
	其他相关的肿瘤（小肠、胰腺、泌尿系统、胆道、皮肤和脑）	不推荐（有家族史者可考虑）	有条件推荐/证据质量低
家族性腺瘤性息肉病[26, 50, 52]	结直肠癌	绝对	强烈推荐/证据质量中等
	胃/十二指肠癌	绝对	强力推荐/证据质量低
	甲状腺癌	考虑	中度推荐/证据质量低
	肝癌（肝母细胞瘤）	有条件的推荐（家族史）	有条件推荐/证据质量极低
	胶质瘤	有条件的推荐（家族史、APC突变位点）	有条件推荐/证据质量低
MUTYH相关性息肉病[26, 50, 52]	结直肠癌	绝对	强烈推荐/证据质量低
	胃/十二指肠癌	考虑	中度推荐/证据质量低
幼年型息肉病[26, 73, 75]	结直肠癌	考虑	强烈推荐/证据质量很低
	胃癌	考虑	强烈推荐/证据质量很低
	小肠癌	考虑	弱推荐/证据质量很低
Peutz-Jeghers综合征[26, 35, 76, 78]	结直肠癌	绝对	强烈推荐/证据质量低
	胃癌	绝对	强烈推荐/证据质量低
	小肠癌	考虑	中度推荐/证据质量低
	胰腺癌	考虑	中度推荐/证据质量很低
	乳腺癌	绝对	强烈推荐/证据质量低
	子宫内膜/宫颈/卵巢癌	考虑	弱推荐/证据质量很低
	睾丸癌	考虑	弱推荐/证据质量很低
锯齿状息肉病综合征[26, 89]	结直肠癌	考虑	有条件推荐/证据质量低
双等位基因错配修复缺失综合征[85, 86]	脑癌	考虑	弱推荐/证据质量低

（续表）

综 合 征	癌 症 风 险	监 测 指 征	推荐强度 / 支持证据的质量
双等位基因错配修复缺失综合征[85, 86]	上消化道癌	考虑	弱推荐/证据质量很低
	下消化道癌	考虑	弱推荐/证据质量低
	非霍奇金淋巴瘤/其他淋巴瘤	考虑	弱推荐/证据质量很低
	白血病	考虑	弱推荐/证据质量很低
	子宫内膜癌	考虑	弱推荐/证据质量很低
	泌尿系统癌	考虑	弱推荐/证据质量很低

且具有高恶性转化风险[19]。为了提高CRC监测的发现率，正在开发各种通过使用喷洒染料提高小的扁平的腺瘤检出率的内镜技术。在标准结肠镜中添加靛蓝胭脂红或亚甲基蓝的染色内镜检查比单纯结肠镜检查更加有效，在LS个体中的腺瘤检出率为41%，而单纯的内镜检查检出率为23%[20]。然而，迄今尚无比较标准结肠镜与染色内镜检查的随机对照试验。

1.1.2　胃癌的监测

LS个体发生胃癌的风险高达13%[21]，因突变类型、种族和居住地不同有明显差异。据报道，*MLH1*或*MSH2*基因突变的个体患胃癌的风险特别高，分别为5% ～ 18%和2% ～ 9%[1, 21, 22]。韩国和日本被认为是高危人群，其LS个体终生罹患胃癌的风险高达30%[23]。目前没有明确的证据支持对所有LS个体进行内镜监测[24]，但是幽门螺杆菌感染的确定和根除得到了广泛支持。有些研究者建议从30 ～ 35岁开始，在胃癌患病率较高的地区或有胃肿瘤史的家庭中每隔1 ～ 3年进行胃镜检查[25]。最近的美国胃肠病学会（ACG）指南甚至建议在30 ～ 35岁时进行基线的内镜检查并获取活检[26]（表20.2）。

1.1.3　小肠癌的监测

小肠癌的发生风险从3% ～ 5%不等，十二指肠癌（43%）和空肠癌（33%）比回肠癌（7%）更为常见[27-29]。在一项针对35名LS患者进行的观察性研究中，仅发现了1例空肠癌和2例空肠腺瘤，占总例数的9%，而另外14%的患者具有不确定的临床相关性图像，需要进一步侵袭性检查[30]。因此，对LS个体进行常规的小肠监测被认为不具有成本效益[31]。

1.1.4　胰腺癌的监测

LS个体70岁时发生胰腺癌的累积风险为4%[32-34]。一个基于胰腺专家意见的国际共识建议：对LS个体和一名一级亲属患有胰腺癌的个体每年行胰腺磁共振和/或超声内镜监测[35]。LS指南中不包含这些建议，在进行常规胰腺癌监测之前需要更多的支持证据（表20.2）。

表20.2　林奇综合征的监测指南

肿瘤部位	检查方法	MALLORCA团队2013[25]		ESMO2013[52]		SEOM2015[88]		ACG2015[26]		NCCN2016[90]	
		年龄（岁）	间隔（年）	年龄（岁）	间隔（年）	年龄（岁）	间隔（年）	年龄（岁）	间隔（年）	年龄（岁）	间隔（年）
结直肠癌	结肠镜检查	20～25	1～2	20～25	1～2	25[a]、40	1～2、1	20～25	1～2	20～25[b]	1～2
子宫内膜癌	TV超声	35～40	1～2	30～35	1	30～35[c]	2～3	30～35	1	医生决定	
	针吸活检	>25	N/A			35～40[d]	2～3			可选	1
卵巢癌	CA-125			30～35	1	30～35	1				
胃癌	UGI内镜检查	30～35[e]	1～2	N/A[e]	1～3	30～35[f]	3～5	30～35[g]	3～5[g]	30～35[h]	3～5
	HP根除			N/A				N/A	N/A	N/A	
泌尿道癌	尿液细胞学	30～35[i]	N/A	30～35[i]	1～2	25～30[j]	1～2			30～35	1
	泌尿系超声					25～30[j]	1～2				
CNS肿瘤	神经系统检查									25～30	1

注：ACG：美国胃肠病学会；CNS：中枢神经系统；ESMO：欧洲肿瘤内科系统；HP：幽门螺杆菌；NCCN：国家综合癌症网络；SEOM：西班牙肿瘤内科学会；TV超声：经阴道超声；UGI：上消化道。[a] 如果诊断小于25岁，则应比最早诊断CRC的时间提前2～5年；[b] 如果诊断小于25岁，则应比最早诊断CRC的时间提前2～5年；[c] 对于MSH6携带者，应在30～35岁开始监测，如果没有早发性CRC的情况下可从35～40岁开始监测；[d] 对于PMS2携带者，在没有早发CRC的情况下提前10年开始监测；[e] 在高发病率国家；[f] 对于PMS2携带者，如果家族有早发癌家族史，在没有早发性CRC的情况下，每3～5年重复一次；[g] 30～35岁进行联合基线内镜检查，如果有胃癌家族史；[h] 亚洲人口（研究）；[i] 如果有泌尿系癌症家族史；[j] MSH2携带者（研究）；有泌尿系癌症家族史。

1.1.5 妇科肿瘤的监测

林奇综合征女性的子宫内膜癌累积风险为 39% ～ 50%[36]。与 CRC 一样，风险因基因突变类型而异，其中 *MLH1/MSH2* 携带者为 54%，*MSH6* 携带者高达 71%，而 *PMS2* 携带者为 15%[26]。

许多观察性研究评估了经阴道超声和子宫内膜活检的监测方法[37-43]。经阴道超声显示在该人群中诊断子宫内膜癌的敏感性和特异性较差[37,40]，而子宫内膜活检可发现子宫内膜癌前病变或者无症状子宫内膜癌患者[38-40]。但是，未能观察到子宫内膜癌监测的生存获益。

几项指南提倡从 30 ～ 35 岁开始进行一年一次的包括经阴道超声和穿刺活检在内的妇科检查（表 20.2）。最近更新的 NCCN 指南建议由医师自行决定是否进行筛查，而且未依据基因状态作出特殊推荐。

LS 患者发生卵巢癌的终生累积风险为 3% ～ 22%[26]。在 LS 个体中，经阴道超声和血清 CA125 检测尚未显示出诊断卵巢癌的敏感性或特异性[41,44,45]。目前为止尚无针对 LS 妇女的卵巢癌筛查有效性的研究。

鉴于子宫内膜癌的高发病率、卵巢癌的中度发病率和监测方法的低特异性，绝经后的 LS 患者和完成了生殖需求的绝经前妇女可以进行预防性手术（即子宫切除术和双侧卵巢切除术）（表 20.2）。

1.1.6 泌尿系统癌症的监测

LS 个体发生泌尿系统癌症的终生累积风险为 1% ～ 7%，其中 *MSH2* 携带者（7%）的风险高于 *MLH1*（3%）和 *MSH6*（2%）携带者[46]。针对 LS 家族进行的尿液细胞学监测在无症状个体中诊断癌症的敏感性较低（29%），而且许多假阳性结果需要进一步的侵袭性诊断技术[47]。尽管如此，考虑到测试的简便性和低成本，2017 年版 NCCN 指南仍旧建议从 30 ～ 35 岁开始行尿液细胞学检查[48]。超声筛查的益处尚不清楚，只有 SEOM 指南赞同对具有泌尿系癌症家族史的个体从 25 ～ 30 岁开始进行监测（表 20.2）。

2 腺瘤性息肉病综合征

大量结直肠腺瘤的存在可能与不同的胃肠道息肉病综合征相关，其中家族性腺瘤性息肉病（FAP）和 *MUTYH* 相关性息肉病（MAP）最为常见。在患有腺瘤性息肉病综合征的患者中，结直肠监测可以预防 CRC 并改善预后[49]（表 20.1）。

2.1 家族性腺瘤性息肉病

APC 基因的胚系突变以常染色体显性方式遗传，并与 FAP 相关。这种疾病的特征是发生大量的结直肠腺瘤，其典型表现为分布在全结肠内超过 100 个的腺瘤，40 岁之前有接近 100% 发生 CRC 的风险；而轻表型 FAP 的腺瘤数目为 10 ～ 100 个，多发于右半结肠而且发病较晚。

FAP与多种结肠外肿瘤相关，包括肝母细胞瘤、十二指肠癌、胰腺癌、甲状腺癌和脑癌。FAP患者中最常见的结肠外病变为上消化道息肉（胃、十二指肠和壶腹周围区域）。也可以是良性的结肠外病变，包括先天性视网膜色素上皮肥大（CHRPE）（70%～80%）、表皮样囊肿（50%）、纤维瘤（25%～50%）、牙齿异常（79%～90%）、骨瘤（50%～90%）和胶质瘤（10%～15%）[50,51]。

推荐对所有突变携带者以及无法鉴定出致病性胚系基因突变的家族的所有成员进行监测。

2.1.1　结直肠监测

结直肠监测的目的是预防CRC[52]。有几项研究表明，监测显著降低CRC的发生和死亡率[49,53,54]。监测措施包括内镜下息肉切除术以及手术。基于20岁之前CRC的风险高达1.5%[50]，应该从10～14岁开始每2年进行一次软式乙状结肠镜或结肠镜检查[50]。一旦检测到腺瘤，应每年进行全结肠镜检查，直到计划进行结肠切除术为止（通常在25岁之前开始，取决于息肉的大小、不典型增生和数量）[50]（表20.3a，表20.3b和表20.3c）。由于存在发展为直肠癌的风险（高达30%的病例），建议手术后每年对残余直肠进行内镜随访；鉴于发生腺瘤和进展期肿瘤的风险较高（高达60%的病例），建议进行储袋的内镜监测[55-57]。

内镜切除是轻表型FAP的常用处理方法，但对于不适合内镜控制的病例可以行手术治疗。对于轻表型FAP（AFAP）病例，建议从18～20岁开始每1～2年进行一次结肠镜检查而不是乙状结肠镜检查。一旦检测到腺瘤，应每年进行结肠镜检查[50]（表20.3a，表20.3b和表20.3c）。

由于常规结肠镜检查发现的息肉数量很多，诸如染色内镜等其他内镜检查技术应用受到限制，尽管这种技术在AFAP患者中有助于发现其他病变，尤其对于规划最佳治疗方案和手术类型有帮助[58]。

2.1.2　小肠癌的监测

多达90%的FAP患者会出现十二指肠腺瘤。十二指肠癌是该病第二大癌症死因，终生累积风险为5%[59]。

十二指肠息肉的治疗和监测方法以Spigelman分期为基础，由息肉的数量、大小、组织学和不典型增生等特征决定（表20.4）[60,61]。Ⅰ期提示轻度十二指肠息肉病，而Ⅲ～Ⅳ期表明严重的十二指肠疾病，后者与十二指肠癌的相关风险高达36%。10%～20%的病例被分类为Ⅳ期。

严重的十二指肠疾病的治疗具有挑战性，腺瘤复发率高（>50%）并伴有多种并发症（如出血、肠穿孔或急性胰腺炎）[62]。因此，一般共识是切除高度不典型增生或大于10 mm的腺瘤。在大多数情况下，十二指肠腺瘤可以通过内镜处理，一些进展期病例可以选择手术治疗（包括采用十二指肠切开的息肉切除术，保留胰腺的十二指肠切除术和胰十二指肠切除术）[59,62]。

建议使用侧视内镜进行额外的内镜评估以正确显示十二指肠乳头，特别是在Spigelman Ⅲ期和Ⅳ期患者，如果病变涉及乳头应进行内镜超声检查来完成局部区域的评

表 20.3a　典型家族性腺瘤性息肉病综合征的监测指南

肿瘤部位	检查方法	ESMO2013[52]		ACG2015[26]		NCCN2016[90]	
		年龄（岁）	间隔（年）	年龄（岁）	间隔（年）	年龄（岁）	间隔（年）
结直肠	乙状结肠镜检查	12～14	2[a]	10～15	1～2	10～15	1
	结肠镜检查	一旦发现息肉	1	10～15	1～2	10～15	1
十二指肠	UGI内镜检查[b]	25～30[c]	1～5[d]	25～30	1～5[d]	20～25	1～5[d]
甲状腺	颈部触诊	25～30	1	青少年后期	1	青少年后期	1
	颈部超声检查						
肝母细胞瘤	腹部超声检查	如有家族病史和APC位点突变		婴儿期[e]	6个月	婴儿期[f]	3～6个月
	血清甲胎蛋白						
硬纤维瘤	CT/MRI			N/A		结肠切除术后	1～3[g]
	腹部触诊			N/A		N/A	1

注：ACG：美国胃肠病学会；ESMO：欧洲肿瘤内科学会；NCCN：美国国家综合癌症网络；UGI：上消化道。[a] 每两年检查一次直到发现腺瘤，然后每年检查一次；[b] 正面观和侧面观；[c] 或者在被诊断结肠息肉的时候；[d] 以Spigelman分期为基础；[e] 直到7岁为止；[f] 结肠切除术后每1～3年一次；[g] 如有家族史每5～10年一次。

表 20.3b　轻表型家族性腺瘤性息肉病综合征的监测指南

肿瘤部位	检查方法	ESMO2013[52]		ACG2015[26]		NCCN2016[90]	
		年龄（岁）	间隔（年）	年龄（岁）	间隔（年）	年龄（岁）	间隔（年）
结直肠癌	结肠镜检查	18~20	1~2[a]	18~20	1~2[a]	青少年后期	2~3
十二指肠癌	UGI内镜检查[b]	25~30[c]	1~5[d]	25~30	1~5[d]	20~25	1~5[d]
甲状腺癌	颈部触诊	25~30	1	25~30	1	青少年后期	1
	颈部超声检查						
肝母细胞瘤	腹部超声检查			婴儿期[e]	6个月		
	血清甲胎蛋白						
硬纤维瘤	CT/MRI	如有家史和某些APC突变位点		N/A	N/A	结肠切除术后	1~3[g]
	腹部触诊				1	N/A	1

注：ACG：美国胃肠病学会；ESMO：欧洲肿瘤内科学会；NCCN：美国国家综合癌症网络；UGI：上消化道。[a] 每两年检查一次直到发现腺瘤，然后每年检查一次；[b] 正面观和侧面观；[c] 或者在被诊断结肠息肉的时候；[d] 以Spigelman分期为基础；[e] 直到7岁；[f] 如有硬纤维瘤家族史；[g] 结肠切除术后每1~3年一次；如有家族史每5~10年一次。

表 20.3c　MUTYH 相关性息肉病综合征的监测指南

肿瘤部位	检查方法	ESMO2013[52]		ACG2015[26]		NCCN2016[90]	
		年龄（岁）	间隔（年）	年龄（岁）	间隔（年）	年龄（岁）	间隔（年）
结直肠癌	结肠镜检查	18~20	1~2[a]	25~30	1~2[a]	青少年后期	2~3
十二指肠癌	UGI内镜检查[b]	25~30[c]	1~5[d]	30~35	1~5[d]	30~35	1~5[d]
甲状腺癌	颈部触诊			25~30	1		
	颈部超声检查						

注：ACG：美国胃肠病学会；ESMO：欧洲肿瘤内科学会；NCCN：美国国家综合癌症网络；UGI：上消化道。[a] 每两年检查一次直到发现腺瘤，然后每年检查一次；[b] 正面观和侧面观；[c] 或者在被诊断结肠息肉的时候；[d] 以Spigelman分期为基础。

估。最近，胶囊内镜在小肠息肉诊断中的可能作用已经受到关注[63]。

至于染色内镜检查，尽管它能够检测到更多的十二指肠病变，但它不会改变明确的 Spigelman 分期，因此也不会改变最终的治疗方法。

表20.4　Spigelman 分类法[60, 61]

十二指肠镜所见	1分	2分	3分
息肉数目	<4	5～20	>20
大小（mm）	<4	5～10	>10
组织学	管状	管状绒毛状	绒毛状
不典型增生	轻度	中度	重度

Spigelman 分期	总分	监测推荐
0	0	每4～5年
I	1～4	每2～3年
II	5～6	每1～3年
III	7～8	每6～12个月
IV	9～12	每3～6个月，外科评估

2.1.3　胃癌的监测

胃息肉通常是良性胃底腺息肉（FGP），在20%～84%的FAP患者中发生[64]，而胃癌很少见（<1%）[65]。胃监测可以作为十二指肠息肉监测的一部分，但活检或息肉切除术仅适用于较大或可疑的病变，尤其是在胃窦[64, 65]。

2.1.4　甲状腺癌的监测

一些FAP患者表现出甲状腺乳头状癌的风险增加（终生风险为2%～6%），女性为主，并且三十多岁为发病高峰。因此，专家共识建议从青少年后期开始每年行甲状腺触诊和颈部超声检查[50]（表20.3a，表20.3b和表20.3c）。

2.1.5　肝母细胞瘤的监测

肝母细胞瘤是一种罕见肿瘤，通常发生在6个月至3岁的FAP儿童中，绝对发病风险不足2%[66]。没有强有力的证据支持对FAP患者进行肝母细胞瘤监测，但由于这种肿瘤的侵袭性，一些专家建议每3～6个月进行一次腹部超声检查和血清甲胎蛋白检测直至5～7岁（表20.3a，表20.3b和表20.3c）。

2.1.6　硬纤维瘤监测

多达15%的FAP患者会出现硬纤维瘤。这些病变与阳性家族史、腹部手术和突变位点（密码子1444）有关，可以发生在腹腔内或腹壁。由于缺乏恶性潜能和较高的复发率，因此手术治疗应仅适用于伴有严重并发症的病例。专家共识建议对具有相关危险因素的病例进行监测，包括每年腹部触诊和腹部CT或MRI，尤其在腹部手术后（表20.3a，表20.3b和表20.3c）。

2.1.7　其他肿瘤

其他不常见的肠外恶性肿瘤（胰腺、脑、肾上腺等）发病率极低，除非存在明确的相关肠外疾病家族史，目前不建议进行监测。

2.2　*MUTYH*相关性息肉病（MAP）

MAP的特征表型是腺瘤性息肉病，与FAP相比具有腺瘤少于100个以及结肠外病变发生风险低的特点。它是由*MUTYH*基因的双等位基因胚系突变引起的常染色体隐性遗传综合征。几项研究支持因地理和种族差异，*MUTYH*突变呈现多样性。高加索人群中最普遍的突变是*Y179C*和*G396D*[67, 68]。多达30%的双等位基因突变携带者发生CRC时没有明显的息肉病表型，通常与没有错配修复（MMR）缺陷的早发性CRC有关[67]。

2.2.1　结直肠癌的监测

结直肠息肉的治疗与针对AFAP患者的策略相似，主要是通过内镜控制息肉（表20.3a、20.3b和20.3c）。如果需要手术（全结肠切除＋回肠直肠吻合术，如果直肠受累需要行全大肠切除＋回肠储袋肛管吻合术），术后推荐每年行内镜监测[50, 52]。

2.2.2　胃和十二指肠癌的监测

MAP发生胃癌的风险为1%，与FAP患者一样，监测通常以十二指肠所见或者胃恶性肿瘤家族史为基础。最近的一项研究报道十二指肠息肉病的发生率为17%，终生患十二指肠癌的风险为4%[69]。

2.2.3　其他肿瘤

其他FAP相关病变的发生率非常低（胃底腺息肉、脂肪瘤、CHRPE、表皮样囊肿、胶质瘤和甲状腺癌）[70]；因此，不建议进行胃肠外癌症的监测。

2.3　聚合酶校对相关性息肉病

最近的研究已经确定了两个与多发性腺瘤和早发性CRC相关的基因（*POLE*和*POLD1*）[71]。至今尚无针对这些患者的具体治疗建议，建议采用介于LS和MAP之间的监测策略进行常规结肠镜检查。

3　错构瘤性息肉病综合征

这些综合征很少见。因此，大多数诊断标准和监测建议均基于专家共识（表20.1）。

3.1　幼年型息肉病综合征

它是最常见的错构瘤性息肉病综合征，每10万例新生儿中就有1例发生[72]，其特点是主要发生在结肠和胃部的多个胃肠道错构瘤性息肉，并增加了胃肠道癌的风险。这是一种常染色体显性遗传综合征，50%的病例与*SMAD4*、*BMPR1A*或*ENG*基因的胚系突变有关[73, 74]。

3.1.1　结直肠癌的监测

治疗包括大息肉的内镜息肉切除术。对于有症状或复杂的息肉（由于严重出血、肠梗阻或套叠）需要手术切除。发生CRC的终生风险为40%～50%。建议从15～18岁开始每1～2年进行一次结肠镜检查[75]（表20.5）。

表20.5　错构瘤性息肉病综合征的监测指南

肿瘤部位	检查方法	ACG2015[26]		NCCN2016[90]	
		年龄（岁）	间隔（年）	年龄（岁）	间隔（年）
幼年性息肉病综合征					
结直肠癌	结肠镜检查	12～15	1～3	15	1～3c
胃癌	UGI内镜检查a	12～15	1～3	15	1～3c
PJ综合征					
结直肠癌	结肠镜检查	8，18b	3	青少年后期	2～3
胃癌	UGI内镜检查	8，18b	3	青少年后期	2～3
小肠癌	视频胶囊内镜	8，18b	3		
	CT或MRI			8，18*	2～3
胰腺癌	MRI或USE	30	1～2	30～35	1～2
乳腺癌	MRI和/或乳腺摄片	25	1	25	1
子宫内膜/卵巢/子宫颈癌	盆腔检查和US	25	1	18～20	1
睾丸癌	体检	从出生到青少年		出生	1

注：ACG：美国胃肠病学会；NCCN：美国国家综合癌症网络；UGI：上消化道；US：超声。a 正面观和侧面观；b 8岁时第一次检查；如有息肉，每3年重复一次；如没有息肉，则在18岁时重新开始且每3年一次；c 如有息肉，每年检查；如无息肉，每2～3年一次。

3.1.2　胃癌的监测

胃癌的累计风险为21%。建议从12～15岁开始每1～3年进行一次胃镜检查[26]（表20.5）。

3.1.3　小肠癌的监测

除上消化道内镜检查外，一些共识建议在25岁以后每1～2年进行胶囊内镜检查或

CT/MRI肠镜检查[75]。

不建议进行胃肠外癌症监测。

3.2　Peutz-Jeghers综合征（黑斑息肉病综合征，PJ综合征）

它是一种遗传性疾病，其特征是在整个消化道中存在错构瘤息肉以及黏膜皮肤色素沉着。息肉样病变的大小不同，并分布在整个消化道中，主要分布在小肠（60% ～ 90%）和结肠（50% ～ 64%）。70岁时患癌症的累积风险为85% ～ 90%。最常见的恶性肿瘤是乳腺癌和CRC，其次是胰腺癌、胃癌、卵巢癌和性索癌[76]。它是一种因STK11基因（也称为LKB1）的胚系突变导致的常染色体显性遗传综合征[77]。

3.2.1　结直肠癌的监测

CRC的终生风险为39%。建议从18岁开始每2 ～ 3年进行一次结肠镜检查[76]（表20.5）。

所有大于1.5 cm的息肉或引起症状的息肉应进行内镜息肉切除术。但是由于存在慢性出血、肠套叠或肠梗阻等相关并发症，有时需要行部分肠切除术。

3.2.2　胃和小肠癌的监测

胃癌的预估风险为30%，诊断时的平均年龄为30 ～ 40岁[78]。小肠癌的终生风险为13%。建议在8岁时进行首次胃肠道检查，行胃十二指肠镜+胶囊内镜（或者CT/MRI消化道成像）等，然后每2 ～ 3年重复一次（表20.5）。

3.2.3　胰腺癌的监测

胰腺癌的累积风险为36%。尽管没有证据支持监测措施，但一些指南建议从30岁开始每1 ～ 2年进行超声内镜检查或MRI检查（表20.5）[35]。

3.2.4　乳腺癌的监测

累积风险为54%。建议从25岁开始每年行乳腺X线或MRI检查[79]（表20.5）。

4　锯齿状息肉病综合征

锯齿状息肉病综合征（SPS）是一种以主要在近端结肠发生锯齿状息肉为特征的综合征，其CRC风险增加。尽管有怀疑，但尚不可能鉴定出致病的胚系基因突变。在少数伴随腺瘤性息肉病的患者中，已发现MUTYH双等位基因的体系突变。

最近，一项研究认为SPS的CRC风险为15%，并且其更高的风险与特定的息肉特征有关，如无蒂锯齿状腺瘤、近端结肠和高级别不典型增生等[80]。建议每1 ～ 2年进行一次结肠镜检查，切除所有大于5 mm的息肉。另外一项近期研究表明，与传统的白光内镜相比，染色内镜检查和窄带成像可以提高息肉的检出率[81,82]（表20.6）。

推荐的临床治疗方法是内镜息肉切除术，对于CRC患者或内镜息肉切除不可行的情况下应选择手术治疗。后续需要每6 ～ 12个月进行一次直肠镜检查以监测残留的直肠。不建议进行结肠外监测[26]。

与普通人群相比，一级亲属患CRC的相对风险增加，基于此推荐结合家族史和内镜检查结果进行个体化的结肠镜监测（表20.6）。

表20.6 锯齿状息肉病综合征的监测

肿瘤部位	检查方法	ACG2015[26]		NCCN2016	
		年龄（岁）	间隔（年）	年龄（岁）	间隔（年）
		诊断	1～3	诊断	1～3
结直肠癌	结肠镜检查，摘除超过5 mm的息肉	一级亲属：根据家族史和内镜检查结果个体化安排		一级亲属： （a）SPS诊断的年龄 （b）早于CRC诊断年龄10年 （c）40岁 根据之前的结肠镜结果，安排后续结肠镜检查。如没有息肉，可隔5年一次	

注：ACG：美国胃肠病学会；NCCN：美国国家综合癌症网络。

5 双等位基因错配修复缺陷综合征

某一MMR基因出现双等位基因突变的患者通常在儿童时期就患有癌症，并且癌症谱与LS的癌症谱不同。CRC、腺瘤性息肉病、小肠肿瘤、血液肿瘤（白血病/淋巴瘤）以及脑肿瘤、子宫内膜癌和泌尿道肿瘤的发病率很高。最近两个不同的专家共识提出了一种监测方法，但该方法缺乏可靠的证据支持，并且需要更多的研究来证实[83, 84]。监测推荐见表20.7。

表20.7 双等位基因错配修复缺陷综合征的监测建议

肿瘤部位	检查方法	欧洲财团 2014[83]		美国结直肠癌多团队工作组 2017[84]	
		年龄（岁）	间隔（年）	年龄（岁）	间隔（年）
脑肿瘤	MRI	2	0.5～1	2	0.5
上消化道癌	上消化道内镜；胶囊内镜	10	1	8	1
下消化道癌	回结肠镜	8	1	6	1
非霍奇金淋巴瘤/其他淋巴瘤	临床体检；可选项：腹部超声	1	0.5	1	0.5
白血病	血液分析	1	0.5	1	0.5

（续表）

肿瘤部位	检查方法	欧洲财团 2014[83]		美国结直肠癌多团队工作组 2017[84]	
		年龄（岁）	间隔（年）	年龄（岁）	间隔（年）
子宫内膜癌	妇科查体；经阴道超声；子宫内膜活检	20	1	20	1
泌尿道癌	尿液细胞学	20	1	10	1

第21章
遗传性结直肠癌综合征的外科治疗

Surgical Management of Hereditary Colorectal Cancer Syndromes

Johannes Dörner, Mahmoud Taghavi Fallahpour, Gabriela Möslein

左志贵，刘连杰，张　卫　译

　　由于腺瘤性息肉病以及非息肉病综合征的分子遗传学诊断的进展，具有遗传易感性的患者及其高危亲属的鉴定在临床实践中变得越来越重要。因此，获取遗传性结直肠癌患者及其高危亲属具体风险状况的知识变得越来越重要，并且需要在临床上采用不同方法来正确地确定预防性和扩大治疗性手术的适应证。本章概述了不同结直肠癌（CRC）综合征的治疗决策和手术技术细节。除了家族性腺瘤性息肉病（FAP）等广为人知的息肉病综合征，外科医师还应能够在临床上区分轻表型和经典型FAP，并且要了解MUTYH基因相关性息肉病（MAP）和最近描述的聚合酶校对相关性息肉病（PPAP）等。外科医师应熟悉下消化道预防性器官切除的具体适应证和手术范围，从而可以熟练地告知患者并使其做出明智的决定。此外，本章讨论了全大肠切除术后的重建方案及直肠切除术中的新技术，如经肛门全直肠系膜切除术（TaTME）。

　　手术时机；回肠储袋肛管吻合术；回肠直肠吻合术；生活质量；硬纤维瘤；预防性手术

J. Dörner
Klinik für Allgemein-und Viszeralchirurgie, HELIOS University Hospital Witten/Herdecke,
Wuppertal, Germany

M. T. Fallahpour
Private University Witten/Herdecke, Witten, Germany

G. Möslein (✉)
Center for Hereditary Tumours, HELIOS University Hospital Witten/Herdecke,
Wuppertal, Germany
e-mail: Gabriela.Moeslein@helios-gesundheit.de

1　息肉病的外科治疗

1.1　前言

由于大多数甚至是几乎所有的家族性腺瘤性息肉病（FAP）患者在其生命中的某个时候会发展成结肠癌或直肠癌，因此手术仍然是唯一预防FAP发展为结直肠癌的正确选择。同时，在息肉发展的早期也应鼓励参加化学预防FAP的研究。然而，到目前为止，尚无证据表明已研究的药物能有效而长期地治疗息肉（癌症）。因此，问题的关键不是需不需要手术，而是应该怎样确定手术的时机和切除范围。由于大多数患者都是年轻患者，需要从事社交活动和职业活动，因此外科手术获得低并发症发生率、良好的社会功能和较高的生活质量是非常重要的目标。在以下部分中，我们将讨论患者咨询中所需要考虑的临床和个人因素，以及手术过程的技术细节。

1.2　家族性腺瘤性息肉病预防性手术的时机

家族性腺瘤性息肉病的预防性手术的最佳时机尚未确定，不过大多数外科医师建议不要在临床上首次出现息肉时就进行预防性全大肠切除术，而应在息肉发生癌变之前进行。为了让手术时机不要太早或者太迟，通常目前的临床决策是基于个人或机构的实践，并且也基于有限的科学证据。最近对303例FAP行结直肠手术患者进行的回顾性研究确定，分别以46岁、31岁和27岁来预测轻表型、散发型和丰富表型FAP患者发生CRC的最优截止年龄[1]。但是，即使基因型和家庭信息有助于对FAP手术时机做出决策，也应考虑患者的临床表现以及其个人喜好。不管息肉多少，一旦FAP患者出现出血、腹泻或肠梗阻等症状可能需要及时治疗。另一方面，育龄妇女的手术可能需要延迟，因为一些有争议的数据表明回肠储袋肛管吻合术（IPAA）后女性患者的生育力会降低[2]。推迟择期手术的其他原因包括：可能有计划减肥的肥胖患者，有硬纤维瘤高风险的患者[3]。在没有肿瘤特异性症状的情况下，观察者根据反复电子结肠镜检查监测的息肉总体数量和进展情况提出手术建议[4]。在一项回顾性研究中，Saint Marks研究团队研究发现结直肠息肉>1 000枚的FAP患者息肉癌变风险会增加2～3倍[5]。然而直到最近仍缺乏类似于Spigelman评分系统对FAP患者的十二指肠息肉进行评分分类并用于指导临床决策的系统[6]。最近，已经提出了一种考虑息肉数量和大小的分期系统，这个系统可以为分期特异性的干预措施提供指导，包括FAP患者何时需要行结肠切除术（表21.1）[7]。一旦这个分期系统在前瞻性研究中得到验证，那么它可能有助于指导该患者群体的临床决策。

最近的证据表明，在中位随访近4～5年的时间内拒绝接受结肠切除术的患者，内镜下息肉治疗可能是可行且安全的[8]；但是，它只能用于延迟手术，不能替代结肠切除术。

1.3　手术适应证和手术技术

1.3.1　回肠直肠吻合术与回肠储袋肛管吻合术的比较

切除靶器官的范围与长度主要取决于FAP的表型。虽然目前基因型与表型的相关性已

表 21.1   **InSiGHT 分期系统分类和结肠息肉病的临床干预措施**[7]

分期[a]	息肉描述	临 床 干 预	评 论
0	<20个息肉，全部<5 mm	A	在2年内重复结肠镜检查	在基线进行活检以确认组织学；酌情切除息肉（未明确指出）
1[b]	20～200个息肉，大部分<5 mm，没有>1 cm	B	在1年内重复结肠镜检查	有些人会考虑行结肠切除术，尤其是当息肉计数多时
2[b]	200～500个息肉，>1 cm的息肉<10个	C	首选息肉切除术，1年内重复结肠镜检查	当推迟手术时，切除大息肉显然是必要的。另一种选择是考虑手术
3[b]	500～1 000个息肉，或10～50个>1 cm的息肉，并且都能够在内镜下切除	D	在6～12个月内复查结肠镜，或考虑结肠切除术	只有在有明确的理由需要延迟手术时，才考虑切除大量的大息肉
4	>1 000个息肉和/或任何息肉生长到汇合，不适合行单纯的息肉切除术的；任何浸润性癌症	E	明确建议在3个月到1年内行结肠切除术或全大肠切除术	任何延迟手术的决定都必须高度个性化，并基于令人信服的情况

注：[a] 无法分配特定阶段的患者（如混合息肉病患者）需要多学科专业团队进行外部讨论；[b] 一旦存在高度不典型增生，患者的分期将上调至第4期。

经描述得很清楚了[9]，但是目前认为具体个体的临床表型对于手术决策至关重要。在轻表型FAP（aFAP）中，因为右侧表型很常见，因此息肉的分布通常是右半结肠息肉常见，而直肠通常少见甚至可以完全幸免。因此，对于aFAP患者（密码子突变为0～200或>1 500），采用回肠-直肠吻合术（IRA）具有较好的功能预后[10]和更高的生活质量[11]，也被认为是最合适的手术方法[12]。在经典型FAP中，直肠、乙状结肠是息肉的始发部位，并逐渐向结肠近端发展，息肉生长以左侧占主导地位，因此采用全大肠切除术和IPAA消化道重建术是首选治疗方法。比较常见的情况是大多数经典型FAP患有的癌变都发生在直肠[13]。一些经典型FAP患者可能在年轻时没有直肠息肉出现，但通常会在以后的生活中发展起来，如果首次手术没有进行全大肠切除术，那么就会有严重的直肠癌发病风险及由于第二次手术而存在更高的并发症发生率。同样，还必须考虑到在进一步手术后出现硬纤维瘤的风险增加。来自芬兰的一项最新研究表明在行结肠切除IRA术后30年内进行二次直肠切除术的累积风险高达53%，二次手术的主要原因是癌症（包括怀疑癌症）或无法控制的直肠息肉病（各占44%）[14]。因此，对经典型FAP患者而言通常行全大肠切除术+IPAA是首选。在FAP患者中推荐行IPAA手术公认的标准是行结肠切除手术时存在20个及以上的直肠息肉。但是，如前所述，预防性手术的时机尚未明确确定，并且差异很大。FAP患者发生直肠癌的预测因素是结肠切除及IRA术中有1 000多个息肉或癌症以及密码子突变发生在 1 250 ～ 1 500[15-17]。在已知或有家族史的硬纤维瘤患者中，由于已明确手术创伤对硬纤维瘤有触发作用，似乎建议在保证安全的前提下尽可能推迟手术[18, 19]。但是，该建议并未考虑药物预防的有益作用，因为它早于临床使用药物预防硬纤维瘤的时间。如果在行 IRA 后必须进行二次直肠切除术，那么患硬纤维瘤的患者很有可能无法成功制作储袋[20]，因为在肠系膜中的硬纤维瘤可能导致肠系膜无法游离和延长。因此，对于这些患者建议在首次行确定性手术中通过采用回肠储袋肛管吻合术作为全大肠切除术后消化道重建的方法来降低二次手术的风险。对于经典型FAP，采用腹腔镜下全大肠切除术+手工吻合术，不进行回肠造口术，或可能采用TaTME技术，可能是最佳选择，这样患者的生活质量与正常人群相当[21]，并消除了直肠癌的风险。表21.2总结了影响手术决策的因素。

表21.2　影响家族性腺瘤性息肉病（FAP）手术选择的因素

疾病因素	APC基因突变的类型（经典型FAP与aFAP/MAP） 疾病表型（息肉的数量和位置，直肠息肉是否存在） 硬纤维瘤的存在或风险 是否癌变
患者因素	年龄 性别 家族史 手术史 生育计划 性功能 随访监测的依从性 身体形态特征，美容需求，能否接受（临时性）造口

注：MAP：MUTYH相关性息肉病。

1.3.2　消化道重建的手术方法选择：永久性回肠造口术或可控性回肠造口术

除了IRA和IPAA以及其他一些消化道重建的手术方法外，在FAP患者中进行全大肠切除术（TPC）+永久性回肠造口术，全直肠切除术后一期可控性回肠造口成形术（在Nils G. Kock描述这种手术式之后，被命名为Kock储袋）[22]，也是可供选择的方案。当癌症累及肛门括约肌或IPAA在技术上不可行的时候（例如，由于硬纤维瘤引起肠系膜缩短导致回肠储袋无法推进下移与肛管吻合），或者少部分不愿意接受肛门括约肌功能降低的患者，可以采用全大肠切除术+永久性回肠造口术。对于那些认为IPAA手术引起大便次数增多，频繁排便，严重影响他们的生活方式，而倾向于永久性回肠造口术的患者，选择行全大肠切除术+永久性回肠造口术也偶尔作为一种主要的手术方式。在大多数上述提到需要行永久性回肠造口的情况下，可控性回肠造口术（Kock储袋）是永久性回肠造口术的可行替代方案。它在回肠末端构造一个腹腔内存储器，该存储器出口被套叠以形成一个阀门，该阀门可以防止粪便和气体以不受控制的方式排出。回肠的一小部分从囊袋到腹部皮肤，通常在右下腹。患者可以通过每天3～5次向囊袋内插管来控制排便，使粪便排泄到厕所中，并且无须戴造口袋。总体而言，可控性回肠造口术（Kock储袋）患者的生活质量（QOL）等于或超过因FAP或者初步诊断溃疡性结肠炎（UC）而行传统布鲁克回肠造口术的患者[23]。FAP患者的可控性回肠造口术总体效果较好。然而，在并发脓毒症或瘘管后功能不佳的回肠储袋患者中，可控性回肠造口术似乎是末端回肠造口术可供推荐的重要替代方法，特别是那些因为出现了急性和慢性肾衰竭等继发性并发症的患者。

1.3.3 腹腔镜与开腹手术比较

腹腔镜手术对良性结直肠疾病手术的好处已获得文献充分证明，但是越来越多的证据表明直肠癌患者也可以安全地进行腹腔镜手术，腹腔镜手术更有利于肠功能的恢复和缩短住院时间[24]。FAP患者行腹腔镜手术有据可查的优势包括美容效果更好，恢复更快，腹腔粘连减少[25]，妊娠成功率提高[26]以及肠道连续性恢复更快[27]。迄今为止，由于招募人数不多，唯一一项比较开腹与腹腔镜全大肠切除术+IPAA的随机对照研究被提前终止[28]。在研究终止之前，有42名患者被随机分组，主要终点失血量无明显差异（腹腔镜手术为261.5 ± 195.4 mL；开腹性手术为228.1 ± 119.5 mL）；次要终点手术时间方面腹腔镜手术时间明显更长（腹腔镜组［313.9 ± 52 min］，开放组［200.2 ± 53.8 min］）。一项比较开腹与腹腔镜全大肠切除+IPAA重建手术的随机试验发现，根据生活质量问卷调查，术后3个月的主要终点术后恢复情况以及术后吗啡需求量，并发症发生率和住院时间等次要结局均无差异[29]。在腹腔镜手术中，手术时机明显更长（210 min 与 133 min，$P<0.001$）。总体而言，FAP患者行腹腔镜下进行全大肠切除术+IPAA重建术是安全的，并且其临床应用百分比明显增加：在日本最近的一系列研究中，每4例FAP患者中就有3例是行腹腔镜下全大肠切除术[30]。因此，我们认为如果不存在腹腔镜手术的禁忌证，那么腹腔镜下全大肠切除术应该成为标准式式。

1.3.4 结肠系膜切除术与全直肠系膜切除术比较

当进行全大肠切除及重建术时，避免盆腔自主神经损伤是至关重要的，特别是对于行预防性手术的年轻患者[31]。当直肠切除术不存在直肠癌时，从肿瘤学角度来看，不仅可以接受有直肠癌情况下的标准全直肠系膜切除术（TME），而且也可以接受近直肠切除术（CRD）。CRD手术平面在直肠系膜脂肪内的直肠固有肌肉，可能会对位于直肠系膜筋膜前外侧的自主神经的损伤更小。然而，这种手术在技术上是乏味的，因为它不是解剖平面，并且易于出血，可能会误导进一步的组织准备，这可以通过在术中使用血管闭合设备来减少出血[32]。此外，保留前外侧直肠系膜的TME手术似乎在性功能方面与CRD有相似的结果[33]。在直接将CRD与TME进行比较的随机临床试验中，初步数据显示CRD组严重的高级别（Clavien-Dindo 3级）外科手术并发症发生率较低（2/28 *vs.* 10/31，$P=0.027$）并在某些生活质量量表评估为CRD提供了更有利的结果[34]。该试验的主要结果（储袋顺应性）尚待报告。在该试验中，直肠切除术的适应证是溃疡性结肠炎（50例）和FAP（仅6例）。对于FAP患者，可能还需要考虑另一个方面：我们确认了几例在直肠系膜中积聚了硬纤维瘤而导致储袋入口问题的患者。由于硬纤维瘤通常起源于肠系膜，因此在硬纤维瘤患者中，CRD可以降低这种并发症的风险。但是，目前尚缺乏对这种作用进行研究的系统研究。另一种创新技术，经肛门全直肠系膜切除术（TaTME）[35]，可以避免使用多个切割闭合器和精确确定吻合水平，以及环形吻合而不是双吻合术，从而提供技术优势。在TaTME手术技术中，经肛门使用单孔腹腔镜端口可以更容易接近低位盆底直肠系膜，与经腹腔手术入路相比，可以改善下端直肠的显露。TaTME手术技术最初是为了提高中、低位直肠癌的TME手术质量而开发的，但该技术已经越来越多地用于包括FAP在内的良性疾病的直肠切除术[36]。一项小型研究表明TaTME手术不仅是安全的，而且与常规腹腔镜低位前切除术治疗直肠癌的结果相比有较好的功能结果[37]，但仍需进行前瞻性随机对照研究以确定长期功能结果。显然，该技术优点是在齿状线高度上进行了环形吻合，避免了小的直肠黏膜残留，而直肠黏膜残留已越来越多地被认为是将来导致肿瘤相关后遗症的重要原因，并导致需要二期干预甚至需要行直肠切除术和回肠造口术。

1.3.5　维护回结肠动脉的血液供应

将回肠储袋充分、无张力地伸入骨盆腔内通常很困难。在文献中已经描述了许多策略可以增加小肠系膜的活动性，包括在肠系膜上动脉的起点处进行回结肠血管结扎[38]。至少在理论上，保持回结肠和肠系膜血管的血液循环都可以改善吻合口的愈合，甚至还具有避免或改善储袋炎症的长期益处。在需要延长肠系膜的情况下，结扎回结肠动脉是安全的。另外，如果肠系膜上动脉（SMA）的回肠分支被分离结扎了，那么保存回结肠血管，则SMA可以通过其维持回肠储袋的灌注。因此，我们建议对回肠和肠系膜血管均进行初步保存，并在术中确定限制储袋长度伸入盆腔的血管从而将该血管分离结扎。需要进行前瞻性研究来确定这种相当简单的策略是否可以改善功能、储袋炎以及早期或晚期手术并发症[39]。

1.3.6　手工缝合与双吻合器吻合术

很长一段时间以来，如Parks和Nicholls于1978年首次描述的那样，在直肠黏膜剥离术和在齿状线水平进行手工缝合进行储袋肛管吻合术[40]。从概念上讲，这种方法可去除直肠的所有黏膜，并应该能消除直肠肿瘤的风险。Heald[41]在1986年描述的双吻合术更容易执行，并有更好的功能结果，但是残留直肠黏膜的风险较高[42]，并具有腺瘤和癌变的可能性[43]。广泛地研究了这两种方法的短期和长期结果，尽管大多数情况是在溃疡性结肠炎（UC）患者中，其余黏膜的炎症（所谓的袖带炎）是重要的问题。因此，由于没有足够随访的前瞻性研究，尚不清楚这两种技术在直肠残留黏膜中发生相关肿瘤的真正长期风险。考虑到最近描述的高腺瘤发生率[44]，对双吻合器吻合技术的普遍偏好仍存一些怀疑。克利夫兰诊所的一项回顾性研究[45]表明，可以按预期对移行区腺瘤进行安全的处理或行黏膜切除术治疗。大多数专家可能都同意，无论采用何种吻合技术，都建议对IPAA术后所有患者在早期可治愈阶段进行密切的随访，每年做一次储袋镜检查在早期阶段以发现早期息肉。同样，将TaTME与手工吻合的环形端端吻合术或双吻合术配合使用，可能会在直肠切除术的范围上带来益处。

1.3.7　储袋的形状和大小

虽然IPAA的最初报告描述的是S型的手工缝制储袋[40]，但Utsunomiya在1980年描述的J型储袋[46] 在今天被认为是回肠储袋是首选形状。使用GIA吻合器可以轻松制作J型储袋[47]，并且不需要插管即可获得良好的功能结果。其他储袋设计可能会在患者亚组中介绍。例如，S型储袋或K储袋（可控储袋）可能对由于硬纤维瘤导致肠系膜缩短的患者有益。Kalady报告说，他在克利夫兰医院（Cleveland Clinic）选择的标准程序是建造一个带2 cm出口的S型储袋[3]。他认为这种构造有助于排空储袋，然而，并没有充分的数据支持。储袋的总尺寸不一定与良好的功能相关，因为较小储袋的性能与较大储袋一样好，甚至可能导致较少的入口问题[48]。一个瑞典团队报告说，在许多患者中，K储袋（可控储袋）的治疗效果优于J型储袋[49]。但是，正如在许多比较其他储袋设计的研究一样，这些大宗病例其中只有一小部分患者被诊断为FAP。对于接受IPAA的FAP患者而言，最佳储袋设计仍存在争议，目前J型储袋被认为是标准设计，但在特殊场合可能会受到其他储袋设计支持者的挑战。尽管手术时储袋的长度是相等的（无论储袋的设计如何），但以后的容量似乎取决于各种无法理解的影响因素，其中一些因素可能与术后并发症如盆腔脓肿或瘘管相关。家族性息肉病患者必须进行明确的前瞻性研究以解决这些重要问题，因为这些问题对于预防性与肿瘤性患者在不同情况下的储袋设计获得不同的生活质量（QOL）至关重要。

1.3.8 保护性回肠造口术（一期 vs. 二期IPAA）

许多机构在IPAA时进行保护性转流性的回肠造口术，以最大程度地减少由于吻合口渗漏引起的盆腔脓毒症和功能受损的风险[3, 50, 51]。但是，许多研究表明采用一期方法进行手术可行，术后并发症与二期手术发生率类似，例如盆腔脓肿和吻合口狭窄，而且住院时间较短[52]。有鉴于溃疡性结肠炎与储袋相关脓毒症并发症（PRSC）的发生率与FAP相比更高，这些观察结果进一步支持在FAP患者行IPAA时不需要行保护性回肠造口术[53]。毫不奇怪，同一研究发现吻合存在张力的患者发生PRSC的风险较高，因此支持在有患者或手术相关的吻合漏高危因素（例如类固醇摄入、营养不良和贫血或术中并发症）的患者采用转流性回肠造口术。如果容易发生硬纤维瘤的患者需要IPAA，建议采用一期手术，因为众所周知，手术创伤会触发硬纤维瘤的形成。我们对自己的行IPAA手术的FAP患者（10/2005～10/2011）进行了回顾性分析，在进行全大肠切除术或回肠造口还纳术后最少随访12个月。外科医生根据术中因素（如吻合口的张力）在术中做出回肠造口术的决定。包括115例患者（男52例，女63例），分别97例患者行保护性回肠转流造口术和18例未进行回肠造口术。所有患者在我们机构进行了密切随访，在治疗期结束时有回肠造口术减少的趋势。97例接受回肠造口术的患者中有21例在回肠造口部位或附近出现了腹壁硬纤维瘤；这些患者中有11个另外还发现了肠系膜硬纤维瘤，而没有回肠造口术的18例患者在观察期间没有一个出现腹部硬纤维瘤。此外，取决于个体的解剖结构，回肠造口术可能导致储袋和储袋肛管吻合处的张力增加。所谓的幽灵或隐性回肠造口术（Ⅵ）可能是外科医生在犹豫是否必要行回肠造口术时的一个省心好选择。在这项最近描述的新技术[54]中，血管弓通过回肠末端，通过腹壁外露并牢固地固定在皮肤上，以便在发生吻合并发症的情况下无需再次开腹而在局麻下易于二次行回肠造口术。在大多数不需要行转流性回肠造口术的患者中，可在床旁轻松取出血管。一项随机对照试验比较了有隐性回肠造口和无回肠造口术的腹腔镜直肠前切除术[55]，结果隐性回肠造口术（Ⅵ）患者的吻合口漏严重程度较低，住院时间较短。但是，需要更多的前瞻性研究比较隐性回肠造口术和常规回肠造口术。

1.3.9　硬纤维瘤的外科治疗

对于已经存在硬纤维瘤或有硬纤维瘤家族史的患者，建议尽可能安全地延迟预防性手术。之所以这样建议是因为现有证据表明外科手术创伤对硬纤维瘤生长的触发作用，而所有FAP患者都有潜在的硬纤维瘤形成风险。但是，一些新的化学预防药物临床应用可能会导致在将来对此建议进行修改。正如我们前面所概述的那样，许多一期行回肠直肠吻合术的患者术后会再形成直肠肿瘤而需要进行二期直肠切除术，而在容易发生这类硬纤维瘤的患者中，二期手术不仅增加了硬纤维瘤生长的风险，而且如果已经存在硬纤维瘤则存在无法构建回肠储袋的巨大风险。因此，我们建议行彻底的全大肠切除术和储袋手术作为初始手术方式[18]。术前约有3%的FAP患者存在无症状的肠系膜硬纤维瘤[56]。它们只会在某些情况下进展，并且因为存在化学预防方案，因此不用过于担心。而切除这些无症状硬纤维瘤几乎总是会促进或触发新的硬纤维瘤的生长，从而影响一段小肠的血运。因此，即使是较大体积的硬纤维瘤，我们也建议在外科手术中忽略这些无症状的硬纤维瘤，并按计划进行回肠成型手术。对于已知有硬纤维瘤家族史的患者，我们提倡在这些患者手术后与患者讨论将低剂量抗雌激素疗法结合舒林酸口服联合作为在这些术后病例中的药物适应证外的化学预防选择。我们已经对本机构中的21例患者进行了前瞻性评估，如果手术后1年的MRI表现为无可见的硬纤维瘤，则应停止药物治疗。采用这种治疗策略的患者中，只有一名来自高危家庭中患者发展为硬纤维瘤，随后通过大剂量药物治疗成功[57]。

1.3.10　FAP的十二指肠疾病手术

当存在Spigelman分期4期十二指肠息肉的情况下，建议进行预防性保留胰腺的十二指肠切除术[58]，因为十二指肠癌是仅次于CRC后FAP患者的第二大死亡原因[59]，而4期十二指肠疾病有36%的风险发展为十二指肠癌[60]。与诸如Whipple手术之类的更彻底的手术相比，保留胰腺头部手术在并发症发病率和长期功能方面具有优势[61, 62]。在最近的一项针对FAP患者的随机双盲研究中，与安慰剂相比，舒林酸（150 mg，每天两次）和厄洛替尼（75 mg）的每天服用与安慰剂相比在6个月后十二指肠息肉负荷明显降低[63]。舒林酸和厄洛替尼联合使用与粉刺样皮疹相关，占87%的患者，而接受安慰剂治疗的患者只有20%，3级不良事件少见（92例中有2例）。需要进行更长时间的随访研究以确定观察到的效果是否会改善患者临床治疗效果。

2　非息肉病综合征的外科治疗

2.1　前言

临床诊断为遗传性非息肉病性结直肠癌（HNPCC）或已确认为林奇综合征（LS）的

CRC患者的外科治疗需要高度个体化。由于已知林奇综合征患者存在发生同时性和异时性多原发癌的风险，因此大多数熟悉HNPCC治疗的外科医生在林奇综合征患者CRC诊断时倾向于扩大切除范围。为了确定每位患者的最佳手术策略，必须考虑诊断年龄、肿瘤分期和位置、合并症、基因和性别以及患者的喜好。最近的一项研究表明基因突变在LS相关CRC患者随后发生癌症的风险确定中起着重要作用[64]。与*MLH1*和*MSH2*这两个基因突变携带者相比，致病性*MSH6*携带者罹患再发性癌症的风险更低。如果知道确切的突变基因，则外科医师可以使用http://lscarisk.org上提供的风险计算器来估计与林奇相关的CRC患者再发癌症的个体风险。为了完全了解潜在疾病的影响并做出最明智的决定，首先应该在进行癌症手术之前对与林奇相关的癌症进行最佳诊断。遗憾的是，如果使用临床标准（阿姆斯特丹和贝塞斯达标准）选择患者，则对已知的某一个错配修复（*MMR*）基因胚系突变引起的林奇综合征诊断不够精准。在其他国家/地区，例如英国，最近（2017年2月）发布了指南以对所有CRC进行反射（系统）检测，不管年龄大小。现在需要使用MMR蛋白的免疫组织化学（IHC）染色或微卫星不稳定性（MSI）检测来筛选疾病[65-67]。越来越多的证据和专家的共识是应该对所有CRC和子宫内膜癌患者进行IHC染色或MSI检测以进行筛查，无论年龄和家族史如何。许多专家甚至坚持认为要对所有或至少在所有年轻的CRC患者中进行扩展的基因组合检测[68,69]。现在，包括英国在内的某些国家/地区指南建议在所有CRC患者中进行MSI筛查，而其他国家/地区也可能会这样跟进。重要的是，从手术的角度来看，这种筛查应在手术前使用肿瘤活检组织进行检测，以使有关个体化手术的知情决策成为可能。这种治疗策略已被证明是可行的，甚至优于对手术切除标本的分析，尤其是在肿瘤已接受新辅助化学和/或放疗的患者中[70,71]。如以上概述的那样，在手术之前对LS相关CRC的诊断可以根据疾病和患者因素确定最佳的手术范围。没有随机研究表明与进行肠段肿瘤切除术的患者相比，接受扩大手术的林奇综合征患者具有生存优势。回顾性研究表明接受扩大手术范围的患者发生异时癌的概率将降低，随后接受CRC的程序也将减少[72]。在女性中，应考虑在进行CRC手术时或者在完成分娩后，进行子宫切除术和双侧输卵管卵巢切除术，进而降低子宫内膜癌和卵巢癌的风险。

图21.1和图21.2显示了基于基因和性别的风险计算示例（www.lscarisk.org）。

2.2 新诊断大肠癌患者的治疗

林奇综合征患者中的大多数新诊断出的CRC均在结肠脾曲近端存在癌症。但是直肠癌和左半结肠癌经常是前哨癌。据报道，在HNPCC（临床标准）和林奇综合征（确定的*MMR*突变）中发生同时性CRC的比例为6%～18%[73]。据报道，各致病基因携带者从40～70岁所有后续癌症的累积发病率分别为：致病性*MLH1*携带者73%，致病性*MSH2*携带者76%，致病性*MSH6*携带者52%，CRC的累积发生率则分别为46%、48%和23%[64]。大肠癌患者的诊断检查应包括完整的治疗前评估，以对肿瘤进行临床分期。如果怀疑是家族性大肠癌，应立即开始使用对肿瘤活检标本行IHC或MSI检查以筛查林奇综

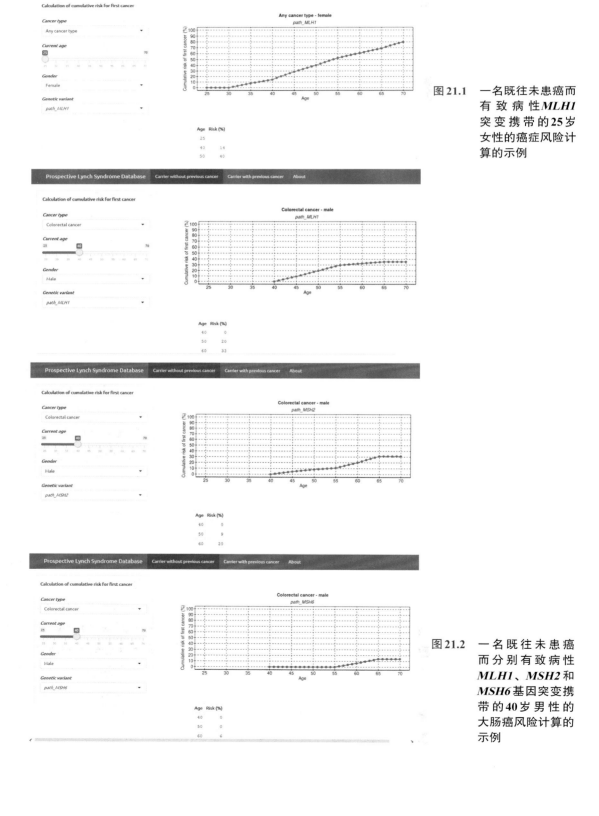

图21.1   一名既往未患癌而有致病性*MLH1*突变携带的25岁女性的癌症风险计算的示例

图21.2   一名既往未患癌而分别有致病性*MLH1*、*MSH2*和*MSH6*基因突变携带的40岁男性的大肠癌风险计算的示例

合征。如果筛选结果为阳性，则应在 *MMR* 基因中进行胚系突变测试，以指导进一步的疾病管理。将来，在所有 CRC 患者中使用针对癌症易感基因的基因组合进行的肿瘤检测可能会帮助发现大约 10% 的未选择 CRC 患者中可以发现相关基因的突变[69]。任何 CRC 的预处理检查都必须包括散发性癌症的所有推荐参数。

2.3 结肠癌

由于林奇综合征患者异时性 CRC 的发生率增加，因此建议在初发结肠癌患者中选择全结肠切除术和回肠直肠吻合术（IRA）。到目前为止，尚缺乏研究表明全结肠切除术与扩大结肠切除术相比具有生存优势[74]。但是，一些回顾性研究表明扩大切除范围可显著降低异时性结肠癌的风险[72, 75]。一些数学模型预测了扩大手术的益处，包括更长的预期寿命，尤其是在年轻患者中[76, 77]。然而在老年患者中预期的益处很小或不存在[78]。因此，必须权衡全结肠切除术的好处和扩大手术的弊端。这些主要包括与排便有关的问题，例如每 24 小时排便次数增加 3 ～ 5 次[79]和社会影响，而接受节段性结肠切除术和全结肠切除术的患者的生活质量相似[80]。大多数患者最终适应了大便习惯的改变。尽管与节段性结肠切除术相比，IRA 是一种更广泛的手术，但是其并发症发病率和死亡率却很低[79]。重要的是在结肠癌手术后的中位随访期 8 ～ 13 年中，IRA 仍有约 8% ～ 18% 的患者发生直肠癌[81-83]。基于这些观察，Cirillo 等提议对具有一级直肠癌家族史的、符合阿姆斯特丹标准的患者行全大肠切除术 +IPAA 术[81]。与那些全结肠切除术后关注功能预后的患者可以讨论的另一种选择是次全结肠切除术 +回肠乙状结肠吻合术（ISA）。该程序结合了扩大结肠切除术的优点和更好的功能结局。缺乏将 IRA 与 ISA 或节段性结肠切除术进行比较的研究。我们最近询问了一组专家（*n*=73），他们假设在 35 岁时接受诊断为 LS 相关突变的 1 或 2 期右半结肠癌的假想事件中会选择哪种手术。32.9% 的人倾向于使用 ISA 进行次全结肠切除术，26% 的人选择进行节段性结肠切除术，24.7% 的人选择全结肠切除术 +IRA，17.4% 选择全大肠切除术 +IPAA。不管进行何种手术，剩余的直肠和结肠还是存在癌变风险，所以患者都要进行结肠镜监测。

2.4 直肠癌

像散发性直肠癌一样，遗传性直肠癌的治疗选择在很大程度上取决于肿瘤的位置及其临床分期。这些选择包括局部切除（很少，并且仅在经过精心选择的患者中），低位前切除术，如果括约肌受累则进行腹会阴联合切除术（APR）即肛门直肠切除和末端结肠造口术。在遗传性疾病的情况下，类似于 FAP，可以讨论采用重建性的全大肠切除术 +IPAA。Habr-Gama[84]报道的散发性直肠癌放疗后病理完全缓解的观察和等待策略的结果尚未公布。在缺乏数据的情况下，对于林奇综合征相关的直肠癌不能推荐这种针对精心挑选患者的有趣策略。理论上，全大肠切除术消除了结肠癌和直肠癌的风险。这种方法在直肠癌中的经验很少。然而，跟 FAP 患者一样，与林奇综合征相关的直肠癌患者术后将需要接受储袋的监测，因为可能会在肛管、储袋肛管吻合处甚至回肠储袋中形成肿瘤，尽管这种情况很少见。据报道，HNPCC 直肠癌术后发生异时性结肠癌的风险为 17%（大肠癌诊断后中位时间为 203 个月；范围为 27～373 个月）[85] 和 15.2%（直肠癌切除术后的平均时间为 6 年；范围 3.5～16 岁）[86]。在接受直肠切除术后中位随访 101.7 个月，来自 Cleveland Clinic 的该系列患者中总共有 51.5% 发生了高危结肠腺瘤或癌症。因此，鉴于在 LS 患者中存在相当大的异时性结肠癌形成的风险，在直肠癌时应讨论全大肠切除术 +IPAA 的选择。但是，在确定遗传性结肠癌的最佳切除范围时，需要考虑其他患者和疾病因素。应当将 IPAA 在 LS 中的功能结果与 FAP、溃疡性结肠炎进行比较，因为较少的储袋炎和瘘管形成，所以功能结果可能会更好。知情的患者必须单独权衡肠蠕动频率增加和其他众所周知的功能限制与肿瘤学结局的益处之间的关系[10, 87]。最后，将建议所有接受节段性肠切除或扩大手术的直肠癌患者，还需要密切进行内镜监测，以便尽早发现新出现的肿瘤。

2.5　无症状的基因突变携带者

2.5.1　采用节段性肠切除术治疗的患者

没有证据支持采用全结肠切除术治疗那些先前已经行节段性结肠切除术的无症状患者。这些患者通常已经接受了有限度的手术，这是因为在手术时还不清楚林奇综合征的诊断，或者是由于患者或医生的偏好。治疗选择包括在某些情况下采用全结肠切除术 + 回肠直肠吻合或回肠乙状结肠吻合术、监测和化学预防。推荐的结肠镜检查间隔时间为每 1～2 年一次[88]。在 CAPP2 试验中，遗传性结直肠癌携带者平均每天口服 600 mg 阿司匹林，平均持续时间为 25 个月，在 55.7 个月后降低了癌症发生率[89]。现正在进行一项后续研究，即 CAPP3 试验，以确定突变携带者中阿司匹林治疗的最佳剂量和持续时间[90]。

2.5.2　既往无 CRC 病史的无症状基因突变携带者

预防性结肠切除术通常不常规进行，但可以提供给结肠镜检查在技术上不可行、拒绝接受定期结肠镜检查或已有许多息肉的突变携带者（见下文）。也可以考虑用于那些担心自己发展为进展性大肠癌而产生焦虑，并在心理上造成严重负面影响的患者。然而，如前所述，患者仍需要继续定期进行内窥镜检查监测。与全结肠镜检查相比，软式乙状结肠镜检查更容易进行且相关风险较小，对肠道准备和检查程序要求不高。

2.5.3　基因突变携带者的腺瘤

在林奇综合征中，与散发性腺瘤相比，腺瘤到癌的过程被认为会加速[91, 92]，即使定期进行结肠镜检查有可能发生癌症[93]。因此，与散发性腺瘤相比，林奇综合征的腺瘤需要更积极的治疗可能是合理的。这些患者可选择的治疗方案包括内窥镜息肉切除术、严密监测和手术切除（类似于 HNPCC 中 CRC 的手术）。考虑并与患者讨论以决定是进行监视还是手术的因素包括：腺瘤的大小和数量以及组织学、复发的频率，即使进行内镜监测、内镜下摘除息肉甚至预防性手术，但仍有发生间期癌的风险。

2.6　子宫内膜癌和卵巢癌

被诊断患有林奇综合征的女性患子宫内膜癌的风险增加，而患卵巢癌的风险则较小。

在各种报道中，HNPCC或林奇综合征的妇女患子宫内膜癌的风险范围为20%～60%[94-96]，在某些研究中，该风险超过了CRC的风险。而卵巢癌的风险则增加到5%～12%。Obermair等报道大约25%的HNPCC妇女将在CRC诊断后的10年内发展为子宫内膜癌[97]。与CRC一样，妇科癌症的风险很大程度上取决于突变的基因。在最近对1 942个既往无癌症病史的突变基因携带者的前瞻性分析中，MLH1、MSH2、MSH6和PMS2突变携带者的子宫内膜癌的累积发生率分别为34%、51%、49%和24%，卵巢癌的累积发生率则分别为11%、5%、0和0[93]。在对CRC患者行结肠切除术中，应讨论同时进行子宫切除术和双侧输卵管卵巢切除术的机会。在没有肿瘤的预防性环境中，如有可能，应将经腹子宫切除术和双侧输卵管窥镜切除术推迟到更年期后或生育完成后的绝经前妇女。需要告知患者更年期的长期影响，包括对心血管和骨骼影响，以及对情绪和性功能的影响[98]。一项研究包括300名患有LS相关胚系突变的妇女，接受预防性手术的妇女未罹患癌症，而未接受预防性手术的妇女中有33%患有子宫内膜癌和5.5%的卵巢癌[99]。然而，由于HNPCC子宫内膜癌的预后良好，其5年生存率为88%[100]，因此，预防性手术可能不会降低死亡率。目前尚无前瞻性研究将HNPCC患者的妇科癌症预防性手术与监测结果进行比较。

2.7　总结

HNPCC和林奇综合征患者的手术治疗需要高度个性化。需要与患者一起考虑和讨论疾病和患者因素，包括致病性的基因突变和诊断时的年龄，最好由专门进行遗传性CRC治疗的团队与患者进行讨论。如果存在CRC，则可采用节段性结肠切除术或扩大的全结肠（全大肠）切除术，但只能在高度选择的情况下才可为无症状患者提供这种手术方式。经腹子宫切除术和双侧输卵管卵巢切除术，作为一种纯粹的预防性手术，仅适用于那些准备接受CRC手术的且已完成生育的妇女，而且要根据突变的基因来定。

第22章
遗传性结直肠癌综合征的化学预防

Chemoprevention in Hereditary Colorectal Cancer Syndromes

Reagan M. Barnett, Ester Borras, N. Jewel Samadder, Eduardo Vilar

袁 瑛，喻林珍 译

摘 要

确诊为遗传性结直肠癌综合征的患者及其亲属具有一个加速的癌症形成过程。在此背景下，筛查措施和预防干预对降低癌症发病率和死亡率，调节癌症风险起着至关重要的作用。本章主要概括了化学预防干预在家族性腺瘤性息肉病和林奇综合征领域发展的临床证据，尤其是该领域研究最多的药物——非甾体类抗炎药（non-steroidal anti-inflammatory drugs, NSAIDs）的运用。最后，我们讨论了在预防遗传性结直肠癌综合征中采用靶向制剂和现代NSAIDs的最新临床试验。

关 键 词

化学预防；遗传性结直肠癌综合征；非甾体类抗炎药；阿司匹林；COX-2 抑制剂；家族性腺瘤性息肉病；林奇综合征

R. M. Barnett · E. Borras · E. Vilar (✉)
Department of Clinical Cancer Prevention, The University of Texas MD Anderson Cancer
Center, Houston, TX, USA
e-mail: EVilar@mdanderson.org

N. Jewel Samadder
Department of Internal Medicine, University of Utah College of Medicine,
Salt Lake City, UT, USA

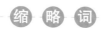

缩 略 词

CIMP	CpG岛甲基子表型	GI	胃肠道
CIN	染色体不稳定	LS	林奇综合征
COX-2	环氧化酶-2	MMR	错配修复
coxib	COX-2抑制剂	MSI	微卫星不稳定
CRC	结直肠癌	NF-κB	核因子-κB
DFMO	二氟甲基鸟氨酸	NSAID	非甾体类抗炎药
FAP	家族性腺瘤性息肉病	PG	前列腺素

1 前言

在美国，结直肠癌（colorectal cancer, CRC）在男性和女性中发病率均位列第三，并且在与癌症相关的死因中排第二位[1]。总体而言，普通人群发展为CRC的终生风险约为6%，确诊时的平均年龄为66岁[2]。鉴于罹患结直肠肿瘤的一级或二级亲属比例，约有15%～30%的CRC患者具有遗传因素。这些病例称为家族性CRC[3]。大约四分之一的家族性CRC病例除具有家族史外，还表现出特定的表型特征，从而得出某个遗传性综合征的诊断。这组患者被称为遗传性CRC，最常见的是家族性腺瘤性息肉病（familial adenomatous polyposis, FAP）和林奇综合征（Lynch syndrome, LS）。其他表现为息肉病的遗传性CRC综合征包括Peutz-Jeghers syndrome（PJ综合征）、幼年性息肉病综合征、Cowden综合征、锯齿状息肉病综合征和遗传性混合性息肉病综合征等。此外，还有不伴息肉病的遗传性CRC综合征，例如家族性结直肠癌X型。虽然目前化学预防干预手段已被评估，但对于这些较为罕见的类型，可用证据等级有限。

尽管遗传性CRC患者仅占所有结直肠肿瘤患者的一小部分，但由于其遗传缺陷影响肠道稳态、DNA修复及其他相关重要通路，肿瘤进展被加速[4]。因此，患者及其亲属终生罹患癌症的风险更高，发病年龄也更早。在这种情况下，通过筛查措施和预防性干预降低癌症的发病率和死亡率，在调节癌症风险中起着至关重要的作用。此外，这些疾病中出现的癌前病变和肿瘤分子特征可作为模型，帮助我们理解癌症发展过程和预防干预的作用，以便外推至散发性结直肠癌，即一般人群中（图22.1）。

本章概述了FAP和LS中化学预防的临床证据，特别是该领域研究最多的药物——非甾体抗炎药（nonsteroidal anti-inflammatory drugs, NSAIDs）的使用。本章节末尾讨论了在预防遗传性CRC综合征背景下开展的靶向制剂和现代NSAIDs的最新临床试验。本章并非对目前所有数据进行系统性综述，而是重点介绍这两种疾病化学预防的最新研究结果及主要成就。

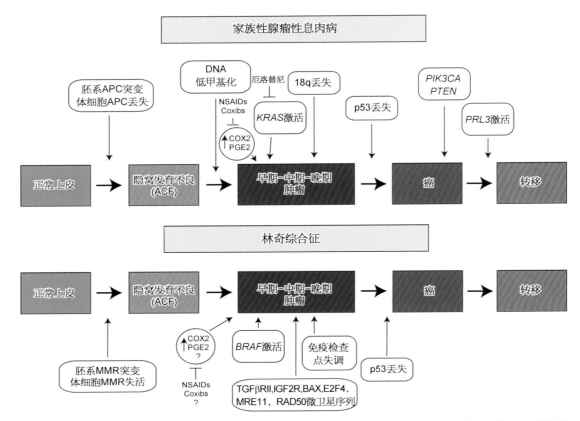

图 22.1　腺瘤-癌发展顺序。图的上部展示了 **FAP** 的癌症发展过程，下部展示了林奇综合征的癌症发展过程。在这些情况下，患者首先丢失其具有胚系突变基因的第二个拷贝（例如 **FAP** 的体细胞中丢失了野生型 *APC* 基因）。然而后续突变的发生方式在 **FAP** 和 **LS** 的肿瘤中是不同的。**COX-2** 已被证实在 **FAP** 肿瘤中存在过表达，而其在 **MMR** 缺陷的 **LS** 肿瘤中的状态仍在研究中。无论如何，**FAP** 和 **LS** 患者均已证实能从 **NSAIDs** 治疗中获益

2　正常上皮-腺瘤-癌的发展过程

　　1976年，Michael Sporn 首次将癌症的化学预防定义为使用天然、合成或生物化学制剂来逆转、抑制或预防癌症的进展[5]。此概念以多领域和多步骤癌变过程为基础。CRC 的发展是一个复杂的过程，涉及从消化道腺瘤形成到癌形成过程中的多条分子通路（图22.1）。这个过程在散发病例中可能需要十年，但在遗传性 CRC 综合征中则快得多。Fearon 和 Vogelstein 在1990年提出了一个模型，在 CRC 进展过程中，由于某些特定的遗传改变引起了一系列病理变化过程[6]。该模型称为腺瘤-癌发展过程，强调了腺瘤作为癌前病变的核心地位（表22.1），并证明了在大部分 CRC 中，基本事件是肠隐窝中干细胞巢的 WNT 通路异常激活[7]。*APC* 失活导致 β-catenin 活化，随后是 *RAS/RAF* 活化以及 *TP53* 丢失[6]。遗传变异在 CRC 癌症发生过程中起着重要作用，癌症相关基因和非编码 RNA 的表

表22.1 腺瘤及其亚型的病理定义

腺瘤的定义：从上皮组织中腺体结构形成的一种良性肿瘤，但可能会发展成恶性	
腺瘤类型	特 征
管状腺瘤	最常见的腺瘤，呈管状结构
绒毛状腺瘤	典型的菜花样无柄结构，更容易发展成恶性
管绒毛状腺瘤	较少见，同时具有管状和绒毛状结构
广基腺瘤	扁平、广基息肉
锯齿状腺瘤	在显微镜下呈锯齿状
增生性息肉	通常是良性的
错构瘤	通常是良性的，包含细胞的异常混合

观遗传变异也促进了恶性进展[8,9]。

在最新修正的CRC进展模型中，线性发展模型被三种不同的通路替代：① 染色体不稳定（chromosomal instability, CIN）；② 微卫星不稳定（microsatellite instability, MSI）；③ CpG岛甲基化表型（CpG island methylator phenotype, CIMP）[10,11]。CIN途径，也称为传统途径，与抑癌基因（*APC*和*TP53*）和癌基因（*KRAS, SMAD4*）的序贯失调有关。此外这些肿瘤还表现出一些染色体增加或丢失的异常核型。这条通路与约80%～85%的散发性CRC以及遗传综合征（如FAP）有关[12]。MSI通路则与90%的LS患者肿瘤和7%～15%的散发性CRC病例相关[13-16]。LS腺瘤和癌中的MSI源自某个MMR基因的获得性体细胞二次打击。这类不稳定性会导致包含编码微卫星的靶基因发生移码突变以及后续编码蛋白的功能失活，从而提供选择性的生长优势。这些肿瘤通常具有较高的组织学等级和黏液腺癌表型，且被诊断的病理学分级比CIN肿瘤低[17]。最后，CpG位点异常甲基化会影响抑癌基因特定调控位点和启动子区域，通过CIMP通路引发肿瘤[18,19]。该表型是否存在仍有争议，关于如何使用标志物来定义它也尚未达成共识。最近，应用全基因组甲基化检测来证实CIMP表型这一独立通路[20,21]。

目前用于预防腺瘤的药物大多通过抑制环氧合酶（cyclooxygenase, COX）行使其功能，后者参与前列腺素、血栓烷素和前列环素的生成。尤其是前列腺素（prostaglandins, PG）已被发现在从正常上皮细胞向腺瘤以及后续向癌的转变中起重要作用[22,23]。COX具有两种异构形式：COX-1和COX-2。COX-1具有组织性表达活性（即在所有组织中均有表达），而COX-2在大多数组织中不表达，在炎症部位可被生长因子和细胞因子诱导。另外，COX-2可通过抑制细胞凋亡、促进细胞增殖和刺激血管生成来诱导肿瘤发生。Eberhart等人首次证明了85%的结直肠肿瘤以及50%的腺瘤中存在COX-2的过表达，使其成为治疗和预防中极具吸引力的靶标[24]。另外，COX-2衍生的前列腺素可能通过细胞自主效应或非自主效应作用于周围细胞以促进肿瘤生长[25]。如塞来昔布和罗非考昔等COX-2抑制剂（COX-2 inhibitors, coxibs）已被研究作为化学预防策略，并在临床前和临床试验中均表现出巨大潜力。由于非甾体抗炎药似乎通过抑制COX-2来发挥其主要的抗肿瘤作用，因此这些药物预防肿瘤的潜在能力也被广泛评估，发现它们比COX-2抑制剂具有更好的安全性。然而其他证据表明，NSAIDs也可能有除抑制COX-2之外的其他抗肿瘤作用[26]。其中一种机制是通过抑制半胱氨酸蛋白酶，导致细胞死亡和促炎细胞因子减少，这标志着非COX依赖的抗炎机制[27]。其次，已有研究表明NSAIDs可下调核因子-κB（nuclear factor-kappa B, NF-κB）[28]。NF-κB是一种广泛参与基因调控的因子，尤其是与免疫应答密切相关。NF-κB被激活后，通过促进细胞存活诱导化疗耐药。具体而言，目前发现NSAIDs可以抑制活化NF-κB的I-κB激酶β酶，从而导致NF-κB下调[29]。其他可能的COX非依赖性机制包括凋亡蛋白改变及继发的外源性和内源性凋亡通路，以及蛋白酶体功能和细胞周期检查点[28]。

3 家族性腺瘤性息肉病的化学预防

由于FAP患者下消化道（GI）和上消化道中形成数百至数千个腺瘤，对于腺瘤未切除的个体来说，终生患CRC的风险很高，因此，预防性手术是对该患者群体的标准建议。但是，结肠切除术后，该综合征的其他表现仍将患者置于癌症的风险之中。实际上，那些选择保留直肠手术的患者仍然会发生腺癌，并有较高风险罹患直肠癌。同样，绝大多数FAP患者会发生十二指肠腺瘤，且发展为浸润性癌的概率高达10%。因此，预防性结直肠手术不能完全消除患癌的风险，仍然需要严密的随访和开展化学预防。此外，通常年轻人接受此类手术治疗，会对他们的身心发展产生严重影响，从而影响他们的生活质量。因此，亟须开展化学预防剂的研究，因为它可能可以延迟行预防性手术的年龄甚至使患者不需要行预防性手术。

3.1 舒林酸的研究

最初，有人建议在患有FAP的家庭中使用NSAIDs作为遗传性CRC综合征患者的化学预防剂。在1983年，第一例病例报告显示用舒林酸治疗后，FAP患者的腺瘤性息肉急剧减少[30]。此后，设计并开展了多个随机对照试验，来检测该药物的临床应用价值[31-33]。1991年Labayle发表了第一个舒林酸对比安慰剂的随机临床试验（表22.2）[33]。在该试验中，将20例曾行结肠切除术和回肠直肠吻合术的患者随机分为两组，每天分别给予安慰剂或舒林酸300 mg，共治疗2个月。6名服用舒林酸的患者观察到直肠息肉完全消退。随后，该团队分别在1993年和2002年发表了两项研究，分析了对于未接受预防性手术的FAP患者，舒林酸减少其息肉数量的作用[31, 32]。在第一项研究中，22名FAP患者（包括18名未接受结肠切除术的患者）被随机分为两组，分别接受每日两次口服150 mg安慰剂或舒林酸治疗，共9个月，每3个月评估息肉的数量和大小。治疗9个月后，与安慰剂组相比，舒林酸组息肉的数量（44%，$P=0.014$）和直径（35%，$P<0.001$）显著减少。尽管两组的人口统计学指标无显著差异，但安慰剂组在基线时息肉数量较多（53 *vs.* 28）。值得注意的是，舒林酸的最大作用发生在治疗6个月时，而息肉的数目和大小在舒林酸治疗停止后9个月增加了[31]。在第二项研究中，对41例确诊携带APC胚系突变但无临床表型的年轻FAP患者（8～25岁）随机分组进行了双盲、安慰剂对照试验。受试者每天两次接受75 mg或150 mg舒林酸（根据其体重）或安慰剂的治疗，持续48个月。两组间息肉数目无明显差异。在两项研究中，均未观察到舒林酸的不良事件[32]。

其他小型研究的数据也得到了相似的结果[34]。尽管舒林酸治疗似乎会引起息肉数量和大小的减少，但这种作用似乎仅限于治疗期间。舒林酸的益处也仅限于大肠，这表明十二指肠和结直肠腺瘤存在生物学上的差异，也强调了由于FAP患者在大肠、小肠，尤其是十二指肠均存在癌症风险，我们需要化学预防剂能同时减少大肠和小肠的息肉负荷[35]。此外，长期使用非甾体抗炎药会产生胃肠道副作用（例如出血、溃疡）和心血管疾病，这引起了人们对开发更具选择性和针对性治疗方法的兴趣[36-39]。当前为了突破这些局限性和顾虑，相关研究正在进行中。

表22.2　FAP相关临床试验的总结

参考文献	综合征	药 物	研究类型	编 号	结 局
Pfizer	FAP	塞来昔布	临床试验	NCT00151476	完成前终止
CHIP trial	FAP	塞来昔布	临床试验	NCT00585312	完成前终止
Labayle (1991)	FAP	舒林酸	临床研究	无	直肠息肉减少
Van Stolk (2000)	FAP	舒林砜	临床试验	无	息肉数目没有减少
Steinbach (2000)	FAP	塞来昔布	临床研究	无	结直肠息肉减少
Phillips (2002)	FAP	塞来昔布	临床研究	无	十二指肠息肉减少
Giardiello (2002)	FAP	舒林酸	临床研究	无	腺瘤数目未减少
Higuchi (2003)	FAP	罗非昔布	临床研究	无	息肉数量和大小减少
Hallak (2003)	FAP	罗非昔布	临床研究	无	息肉抑制
Bertagnolli (2006)	FAP	塞来昔布	临床试验	NCT00005094	未报道
Arber (2006)	FAP	塞来昔布	临床试验	无	结直肠息肉减少
Lynch (2010)	FAP（儿童）	塞来昔布	临床试验（KIM）	NCT00685568	结直肠息肉减少

（续表）

参考文献	综合征	药　物	研究类型	编　号	结　局
Burn (2011)	FAP	阿司匹林	临床试验	无	息肉数量和大小减少
Nagengast (2013)	FAP	塞来昔布	临床试验	NCT00808743	未报道

3.2　塞来昔布的研究

　　MD Anderson癌症中心的研究人员领导了第一项研究塞来昔布作为FAP患者化学预防剂的临床试验[40, 41]。77例未行手术且基线结肠镜检查有息肉的患者，以2∶1∶1的方式随机分组，分别接受每天两次100 mg或400 mg塞来昔布或安慰剂治疗6个月。研究表明，两种剂量的治疗均可减少息肉数量和息肉负荷。6个月后，接受100 mg和400 mg塞来昔布治疗患者的大肠息肉平均数分别减少了11.9%和28.0%。另外，接受100 mg塞来昔布治疗的患者息肉负荷减少了14.6%，接受400 mg塞来昔布治疗的患者息肉负荷减少了30.7%，各组之间的副作用发生率相近。这些结果使得塞来昔布被FDA批准为FAP的化学预防剂。

　　该临床试验之后，研究者也对其他的COX-2抑制剂进行了研究。2003年，Hallak等人和Higuchi等人进行了两个小型研究，分别对8例和21例患者进行了治疗，结果显示息肉的大小和数量显著减少[42, 43]。Hallak等人的研究中，在第1年和随访结束时（平均16个月），每天接受25 mg罗非考昔治疗的患者息肉发生率显著降低（70% ～ 100%）[43]。此外，Higuchi等人的研究中，患者接受了为期9个月每天25 mg罗非考昔的治疗[42]。在9个月时，罗非昔布组的息肉数量和大小分别减少了6.8%和16.2%。2006年，一项安慰剂对照双盲研究中纳入了1 561名患者，连续3年每天服用400 mg塞来昔布[44]。结果表明，使用塞来昔布可减少息肉切除术后3年内腺瘤的发生（RR 0.64；95%CI，0.56 ～ 0.75）。此外，塞来昔布组和安慰剂组的严重的心血管事件发生率分别为2.5%和1.9%。

　　除此之外，后续临床试验显示在CRC中高危人群中长期使用COX-2抑制剂塞来昔布可能造成难以承受的心血管副作用[38, 39, 45]。根据散发人群的安全性数据，需要权衡FAP患者定期使用COX-2抑制剂来延缓息肉生长和推迟预防性手术的益处与发生心血管副作用的风险。由于FAP患者的息肉一般在青少年时期开始形成，因此这些FAP患者的COX-2抑制剂毒性谱可能与一般人群的毒性谱有本质差异。实际上，Lynch等（2010年）证明塞来昔布在FAP儿童（10 ～ 14岁）中16 mg/（kg·d）的剂量是安全的，耐受性良好，并显著减少了大肠息肉的数量[46]。

3.3　阿司匹林和其他非甾体类抗炎药

　　鉴于COX-2抑制剂有潜在的心血管副作用，针对遗传性CRC综合征患者开发化学预防药物的重点已转向阿司匹林，长期使用阿司匹林在心血管疾病和CRC预防方面已显示出益处。息肉预防协同小组（CAPP）完成了一项国际性、多中心、安慰剂对照试验

（CAPP1方案），用阿司匹林和/或抗性淀粉治疗明确携带APC突变的年轻FAP患者，为期1～12年[47,48]。在2×2析因设计中，将总共206名FAP患者随机分配到四个研究组中：阿司匹林（每天600 mg）、抗性淀粉（每天30 g）、阿司匹林加抗性淀粉和安慰剂。经过17个月的治疗，阿司匹林和抗性淀粉组的直肠和乙状结肠息肉数目增加的风险并未显著降低，阿司匹林组的相对风险为0.77（95%CI，0.54～1.10，阿司匹林与非阿司匹林组相比），抗性淀粉组相对风险1.05（95%CI，0.73～1.49，抗性淀粉组与非抗性淀粉组相比）。值得注意的是，阿司匹林组在干预结束时通过内窥镜检查发现的最大息肉直径趋向于变小（P=0.05）。此外，当选择服药时间超过1年的患者进行的亚组分析发现，阿司匹林组最大息肉的大小明显减少（P=0.02）。总之，CAPP1研究发现每天服用600 mg阿司匹林具有降低息肉负荷（数量和大小）的趋势。但是，该研究没有提供足够的证据推荐FAP患者长期使用阿司匹林，并且还需要进行长期毒性研究。

3.4 组合研究：DFMO组合

多胺（腐胺、亚精胺和亚精胺）是低分子量有机阳离子，在所有高级真核生物中都普遍存在。在临床前期的FAP患者中，肿瘤组织与正常组织相比多胺水平升高。鸟氨酸脱羧酶（ODC）是多胺合成中的第一种酶，在携带APC胚系突变，但尚未出现症状的患者中也显著升高[49]。

二氟甲基鸟氨酸（DFMO）是一种强效的酶活化的ODC不可逆抑制剂，可抑制初始癌细胞的增殖和发展[50-52]。尽管人们认为DFMO可通过消耗多胺抑制快速生长的结肠腺瘤和CRC细胞的增殖，但消耗多胺的化学预防机制尚不清楚。最近，Witherspoon等人确定了第一个CRC化学预防和化学治疗的共同机制，提示癌前和结肠癌细胞存在共同代谢靶点[53]。他们对DFMO进行了非靶向代谢组学研究，在癌细胞系和来自$Apc^{Min/+}$小鼠的肠道肿瘤中发现DFMO具有通过影响胸腺嘧啶合成产生的抗CRC活性。

DMFO是研究最多的一种多胺代谢抑制剂，可在动物模型中抑制癌症发展，这促使DMFO预防CRC的临床试验的设计和开展[54-57]。但是，目前尚无DFMO单独预防息肉的报道[58-61]。此外，DFMO的临床应用受到高剂量使用时副作用的限制，包括听力受损、腹泻、腹痛、呕吐、贫血、白细胞和血小板减少症[58]。啮齿动物模型的研究表明，DFMO和NSAIDs（如舒林酸）联用会抑制人类结肠癌细胞的生长和活性。此后，一项已发表的三期临床化学预防试验评估了DFMO和舒林酸联合治疗散发性患者结肠息肉复发的作用[54]。375名有腺瘤切除史的患者随机分组，接受每日一次500 mg DFMO和150 mg舒林酸或安慰剂治疗36个月，并根据基线阿司匹林用量（81 mg）和部位进行分层。接受DFMO和舒林酸的患者，所有腺瘤的复发率均降低70%，进展期腺瘤的复发率降低92%，一个以上腺瘤的复发率降低95%。两组之间在严重副作用方面无显著差异，但部分患者出现听力改变。而且，该研究不足以明确两组之间包括心血管毒性在内的安全性差异。新的试验将帮助我们明确心血管事件的风险以及听力变化的临床意义。总之，在极高风险的人群（例如FAP患者）中，采用DMFO联合NSAID治疗可能是一种很好的化学预防策略。

实际上，目前有一项针对FAP患者的临床试验（NCT01483144）正在进行中。

3.5 十二指肠腺瘤的预防

十二指肠腺瘤在FAP患者中也很常见，且在预防方面表现出独特的情况，因为在预防腺瘤方面，某些药物在小肠和大肠中的作用可能不同[35]。具体而言，由于舒林酸对小肠没有作用，已考虑进行药物联用研究。最近，Samadder等人发表了一项研究，详细介绍了舒林酸和厄洛替尼联用预防FAP患者十二指肠肿瘤的临床试验[62]。这是一项随机双盲安慰剂对照研究，共纳入了92位确诊为FAP的受试者。给予受试者150 mg舒林酸每天两次和75 mg厄洛替尼每天一次（$n=46$）共6个月，对照组仅给予安慰剂（$n=46$）。研究终点是6个月时十二指肠息肉负荷，与试验开始时的基线相比出现的阳性改变。治疗组和安慰剂组相比十二指肠息肉负荷减少了71%。在毒性方面，舒林酸–厄洛替尼组中87%的受试者出现痤疮样皮疹，而安慰剂组为20%，仅两名受试者出现三级副作用。根据这一结果，已经启动了一项新的临床试验以测试厄洛替尼单药治疗的疗效（NCT02961374）。在该Ⅱ期试验中，70名FAP患者每周1次给予350 mg厄洛替尼。这项研究将验证单独使用厄洛替尼在减轻小肠和大肠息肉负荷方面的作用。

4 林奇综合征的化学预防

林奇综合征的化学预防是一个更复杂的模型，因为利用内窥镜检查评估结果（如腺瘤负荷）作为研究终点更难，并且进行充分临床试验所需的随访时间比理想中更长。还有一个障碍是寻找愿意参加安慰剂组的受试者，而这对于排除可能的身心影响是非常重要的[63, 64]。目前正在进行的CAPP3研究目标人数是3 000名，该研究不包含安慰剂组，已迅速吸引了1 000多名受试者。由于该试验专门针对阿司匹林的剂量，因此剔除安慰剂组是合乎逻辑的，尤其是考虑到CAPP2试验已包含安慰剂组，并且已经报告了结果。而其他需要安慰剂组的研究开始提供其他有效的药物来代替安慰剂，以招募更多的患者，否则患者可能不愿意参加。在林奇综合征预防试验以及某些常规预防试验中，这已被证明是一个特殊的问题。

4.1 阿司匹林的研究

迄今为止，包括由John Burn博士在欧洲进行的一项大型临床试验（CAPP2）在内（表22.3）[65-68]，阿司匹林一直是林奇综合征患者化学预防的主要NSAID。CAPP2研究纳入了861名林奇综合征患者，每天接受600 mg阿司匹林或阿司匹林安慰剂或30 mg抗性淀粉或淀粉安慰剂治疗。研究长达4年，研究终点是CRC的发生。平均随访时间为55.7个月，阿司匹林组（427人）中18名和安慰剂组（434）中30名患者发生了CRC。他们发现平均服用25个月的600 mg阿司匹林可有效减少林奇综合征患者发生CRC。予抗性淀粉（463人）的患者中有27名，安慰剂组（455人）中26名患者发生了CRC，抗性淀粉对林

表22.3　LS相关临床试验的总结

参考文献	综合征	药　物	研究类型	编　号	结　　局
NCI(1988)	林奇综合征	塞来昔布	临床试验	NCT00001693	结果无法获得
Glebov(2006)	林奇综合征	塞来昔布	临床试验	NCT27002448	未报道
Rijcken(2007)	林奇综合征	舒林酸	临床试验	无法获得	无获益，观察到促进细胞增殖的副作用
Burn(2008)	林奇综合征	阿司匹林	临床试验	ISRCTN59521990	未观察到腺瘤或腺癌的减少
Burn(2011)	林奇综合征	阿司匹林	临床试验	ISRCTN59521991	息肉负荷减小
Burn(2016)	林奇综合征	阿司匹林	临床试验	(trial ID-EudraCT) #2014-000411-14	进行中
CAPP3(2017)	林奇综合征	阿司匹林	临床试验	NCT02497820 （以色列）	进行中
Vilar(2017)	林奇综合征	萘普生	临床试验	NCT 02052908	进行中

奇综合征患者的癌症发生没有显著影响。目前，该研究小组正在进行一项非劣效性临床试验（CAPP-3），在3 000例林奇综合征患者中，研究不同剂量（包括每天100 mg、300 mg或600 mg）阿司匹林的长期疗效[48]。

在CAPP2研究中，研究小组还评估了阿司匹林对LS患者肥胖的影响及其与降低CRC风险的关系[69]。他们证明肥胖的LS患者患CRC的风险增加。BMI每增加$1 kg/m^2$，CRC风险增加7%，是普通人群的两倍。实际上，使用阿司匹林可以消除这些患者过高的患癌风险。总体而言，该研究证明了阿司匹林化学预防的进一步益处，但同时也强调了对超重和/或肥胖LS患者进行生活方式干预的潜在益处。

4.2　未来的研究

塞来昔布在LS患者中的Ⅰ～Ⅱ期多剂量安全性和疗效试验已于2002年得出结论。然而，与减少息肉负荷或癌症相关的临床结果尚未公布（NCT00001693）。该研究中，受试者接受200 mg或400 mg的塞来昔布或安慰剂12个月。但是Glebov等人的论文的确报道了该试验发现健康结肠样本中基因表达的变化，表明塞来昔布或许能抑制炎症[70]。作者发现175个基因的表达水平在25位患者治疗前后的活检组织中存在显著改变，其中，许多基因与免疫反应有关。但是，需要更多的研究来验证这些结果的临床相关性。

其他改善心血管安全性的NSAIDs药物正在开展新一轮的早期临床试验，例如萘普生[71]。当前，有一项多中心1b期生物标志物临床试验将萘普生用于存在错配修复功能缺陷的CRC高风险患者（NCT02052908）。这项研究纳入了突变阳性和突变阴性的LS患

（ $n=80$ ），将他们随机分为440 mg、220 mg萘普生或安慰剂组，共6个月。所有受试者在干预前后都要接受结肠镜检查，并收集血液、血浆、组织和尿液，用于随后的生物标志物研究，包括mRNA-seq、miRNA-seq的测定以及组织中PGE2水平，血液和血浆中萘普生的含量以及尿液PGM的测定。该试验的主要终点是安全性和组织中PGE2水平的变化。该研究已完成，其结果有望在2018年初看到。

5　局限性

在遗传性CRC综合征的化学预防方面，有几个障碍需要克服。首先，这种预防方法仅适用于明确携带 *APC* 或林奇综合征相关基因之一（ *MLH1* 、 *MSH2* 、 *MSH6* 、 *PMS2* 、 *EPCAM* ）胚系突变的患者。对于携带临床意义不明的变异（VUS）的患者，林奇样综合征（Lynch-like syndrome）患者[72]和家族性结直肠癌X型的患者，化学预防的价值尚不清楚[73]。这种方法还受到拒绝进行基因检测的个人以及医疗专业人员未能识别出存在这些疾病风险患者的限制。简而言之，化学预防仅限于那些明确具有FAP或LS风险、可进行基因检测、接受基因检测且检测到相关基因突变的人群。

其次，医疗保健专业人员是否愿意向患者推荐化学预防，尤其是对林奇综合征的患者，可能也是一个障碍。尽管舒林酸和塞来昔布在预防FAP患者发生腺瘤和CRC中的作用已经确定，但阿司匹林在LS患者中的应用仍在评估阶段。目前尚无关于阿司匹林在LS中最佳剂量和持续时间的具体指南，这使得专业人士在推荐时犹豫不决。Chen等人在2017年发表了一项研究，评估医疗团队对LS患者推荐使用阿司匹林来降低风险的意愿[74]。共有181位专业人员对他们的调查进行了回复，其中包括59位遗传学专家，49位胃肠病学家和73位结直肠外科医师。76%的临床医生认为阿司匹林是降低该人群风险的有效手段，而72%的医生倾向于先和他们的患者讨论。80%的遗传学专家曾与患者讨论过阿司匹林，而胃肠科医生和大肠外科医生分别为69%和68%。对阿司匹林作为化学预防药物的知识充满信心的医疗保健专业人员以及每年看过10例或以上LS患者的医护人员，都更有可能向患者推荐这种降低风险的方法。78%的专业人员报告他们已明确向患者推荐阿司匹林。87%的人认为，有关阿司匹林的使用教育需要更多的临床文献支持。由于尚未评估地理位置，因此有可能在很多LS不太普及的农村地区，该结果中的某些百分比会大大降低。为了进一步了解存在的或被认为存在的障碍，有必要在这一领域进行更多的研究。

第三，在过去的20年中，制药公司对开发化学预防剂的兴趣甚低。实际上，塞来昔布在FAP中的明显失败使许多公司脱离了这一领域。许多公司还认为，需要长期随访来观察癌症的发病率以及难以动员足够多的患者，是进入该领域的巨大阻力。

6　结论

胃肠道癌高危人群中化学预防的最终目标是降低息肉负荷，推迟预防性结肠切除术的时间，预防癌症的发展并尽可能减少筛查的频率。理想而有效的化学预防剂将完成上述所有任务，并且在上、下消化道均有效。目前，在确定实现这一目标的潜在药物方面已取得了当大的进步，其中包括新型的免疫治疗方法，例如检查点抑制剂和疫苗[75, 76]，但是我们仍然需要做更多的工作，以实现用单一药物来达成每个目标。为了取得成功，必须以成功的临床前模型为指导得出假说，并将其插入未来的临床试验设计中。未来研究时应考虑先前研究中发现的局限性。如果我们对自己的想法和期望态度审慎，试验设计严谨，执行过程无可挑剔，那么我们将找到一种有效预防遗传性结直肠癌的方法。

第23章
微卫星不稳定性癌症的免疫生物学

The Immune Biology of Microsatellite Unstable Cancer

Matthias Kloor, Magnus von Knebel Doeberitz

袁 瑛，朱 柠 译

林奇综合征相关性癌症是由DNA错配修复（MMR）缺陷引起的。MMR缺陷会促进整个癌细胞基因组中重复性微卫星序列上插入或缺失突变的积累（微卫星不稳定，MSI）。由于微卫星序列在基因编码区域很常见，因此MMR缺陷会通过移码突变引起基因失活。这些移码突变触发突变蛋白的产生，上面携带着由于翻译阅读框的移位而产生的新氨基酸序列（移码新抗原）。MSI癌症表达一组特定的新抗原，这是功能相关的驱动基因突变的直接结果。事实上，这些突变事件不仅总是影响相同的基因，而且还影响这些基因中相同的微卫星位点，从而引起一种独特的现象，即大多数微卫星不稳定的癌症共享一组精确定义的突变新抗原。MSI癌症患者经常会产生针对这些新抗原的免疫反应。出人意料的是，我们在无肿瘤的林奇综合征携带者中也观察到了这种免疫反应，这表明免疫系统和癌前细胞之间的终生相互作用是林奇综合征的一大特征。我们将讨论当前关于驱动突变衍生的新抗原、MSI癌症的免疫逃逸机制以及潜在的临床方法来提高宿主对移码新抗原的免疫反应等方面的知识。

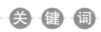

癌症疫苗；移码肽新抗原；免疫逃逸；免疫治疗；林奇综合征；微卫星不稳定

M. Kloor (✉) · M. von Knebel Doeberitz
Department of Applied Tumor Biology, Institute of Pathology, University Hospital Heidelberg, Clinical Cooperation Unit (CCU 105) of the German Cancer Research Center and Molecular Medicine Partner Unit (MMPU) of the European Molecular Biology Laboratory, Heidelberg, Germany
e-mail: matthias.kloor@med.uni-heidelberg.de;
Magnus.Knebel-Doeberitz@med.uni-heidelberg.de

1　概述

林奇综合征相关性癌症是由DNA错配修复（MMR）系统的缺陷引起的。MMR缺陷会促进整个癌细胞基因组中重复序列延伸上插入或缺失突变的积累，这种表型称为微卫星不稳定（MSI）。由于这种重复的微卫星序列在基因编码区域中也很常见，因此错配修复缺陷可通过移码突变直接导致基因失活。另外，编码微卫星上的移码突变可以触发突变蛋白的产生，这些突变蛋白携带着由于翻译阅读框的移动而产生的新氨基酸序列（移码新抗原）。MSI癌症特定地表达一组特定的新抗原，这是功能相关的驱动基因突变的直接结果。事实上，这些驱动突变事件不仅总是影响相同的基因，而且还影响这些基因中完全相同的微卫星位点，从而导致了一种独特的现象，即大多数MSI癌症共享一组精确定义的突变新抗原。MSI癌症患者经常对这些新抗原产生特异性的免疫反应。出人意料的是，我们在无肿瘤的林奇综合征突变携带者中也观察到了这种免疫反应，这表明免疫系统和潜在的癌前细胞克隆之间的终生相互作用是林奇综合征的一大特征。在下文中，我们概述了有关驱动突变衍生的新抗原及其在林奇综合征自然过程中的作用的最新知识。我们将讨论MSI癌症的免疫逃逸机制以及通过调节宿主的抗移码肽（FSP）免疫反应来提高患者预后的潜在临床方法。

2　林奇综合征癌症的基因组不稳定性

癌症的生长需要巨大的表型灵活性，这可以通过选择最合适的癌细胞克隆从而在不断变化的条件下生存[1]。癌症的可塑性表现在经典的增强生存能力的癌症标志上[2]，这是由于癌细胞基因组的不稳定性所致，是恶性肿瘤的统一特征。癌症基因组不稳定的最常见形式是染色体不稳定（CIN）[3,4]、全基因组表观遗传改变（CpG岛甲基化表型，CIMP）[5,6]和DNA MMR缺陷，后者即是典型的林奇综合征相关性癌症。

在达尔文进化过程中，从最初的细胞克隆发展至临床上明显的肿瘤，基因组不稳定性为癌细胞提供了高度的适应性。另外，基因组不稳定导致了蛋白质的结构变化，从而使得免疫系统可以识别癌细胞。尽管由于基因组改变而导致的结构变化在所有类型的恶性肿瘤中都很常见，但在林奇综合征背景下发展而来的MMR缺陷型癌症中，免疫系统的识别性特别高。

MMR缺陷型癌症之所以具有明显的免疫原性，其原因在于驱动其发展的分子机制。与其他类型的基因组不稳定性相比，MMR缺陷型癌症细胞中积累的突变主要是插入或缺失突变。实际上，在MMR缺陷型癌症中观察到的基因组改变的表型主要由微卫星序列上的插入或缺失突变所决定，因此被称为微卫星不稳定性（MSI）或高度微卫星不稳定性（MSI-H）。

与通常在癌基因中发现的错义突变不同（例如*KRAS*或*BRAF*），如果这些插入或缺失突变影响编码基因组区域中的微卫星序列（编码微卫星，cMS），它们可能导致翻译阅读框的移动，而这些移码将产生突变新抗原（移码肽，FSP）。这些FSP部分包含非常长的全新氨基酸序列，这些序列仅出现在具有相应移码突变的MMR缺陷细胞中。从这个角度看，MMR缺陷型癌症类似于病毒感染的细胞，因为它们表达的多种抗原对宿主的免疫系统来说完全是外来的。下文将讨论引起林奇综合征相关性癌症发展的基因组不稳定的机制与宿主的免疫系统对这些癌症的识别之间的联系。在林奇综合征相关性癌症中，关于结直肠癌（CRC）的信息最多，也是最常见的一种与临床非常相关的表型，我们将从这种肿瘤类型及其在林奇综合征大框架下的特殊临床表现入手。

3　林奇综合征癌症的临床表现

林奇综合征相关性结直肠癌显示出MSI表型，这使其与散发的非MSI结直肠癌显著不同。从组织学上看，林奇综合征相关性结直肠癌的典型特征是低分化，通常具有包含黏液或实体生长区域的混合表现，并且有大量的淋巴细胞浸润肿瘤上皮，这与其良好预后相一致[7-10]。与主要在远端结肠中发生的散发性结直肠癌相反，林奇综合征相关性癌症在近端结肠中更常见，并且可以伴随同时性或异时性其他肿瘤的发生。尽管林奇综合征相关性结直肠癌可以长成较大的局部肿块，但它们却很少向远处器官发生血源性转移[9, 11, 12]，这与宿主的免疫反应可以控制肿瘤细胞的蔓延和扩散的概念一致。

所有这些临床现象和组织病理学特征均反映了以下事实：在林奇综合征突变基因的携带者中，肿瘤细胞与免疫细胞之间的相互作用与疾病进程具有高度相关性。实际上，严格的免疫监视也是林奇综合征外显率有限的可能原因。尽管一生中很有可能持续发展多个MMR缺陷的细胞克隆[13]，但只有50%～70%的林奇综合征突变的携带者会发展成临床上明显的癌症[14]。我们将在下面更详细地讨论MMR缺陷细胞的免疫原性背后的基本分子机制及其对免疫监视的潜在影响。

4　编码微卫星的不稳定性作为微卫星不稳定肿瘤发展的驱动力

MSI癌症的临床表现及其免疫学特征都可以直接或间接地追溯到基因组不稳定的初始启动机制——DNA错配修复缺陷。这就是为什么很多林奇综合征相关性结直肠癌的典型免疫学特征可以在散发的MSI结直肠癌中看到[8]，特别是对免疫检查点阻断治疗具有很高的敏感性[15]。这清楚地表明，林奇综合征的免疫系统对癌细胞及其抗原的识别并不主要与疾病的遗传特性有关，而是与MMR系统缺陷型癌症中体细胞突变诱导产生的特异性新抗原直接相关。

了解MSI癌症的特殊免疫学，重点的是要仔细观察在肿瘤发生与成熟的癌症表型之间发生的步骤。MMR缺陷的细胞具有异常高的体细胞突变率，这些突变主要但不局限于以插入或缺失突变的形式在重复序列延伸时累积的[16, 17]。这些重复性微卫星，包括通常用于诊断的微卫星，大多数都位于非编码区。除了某些例外[18]，影响此类非编码微卫星的突变通常被认为与功能无关[19]。与之形成鲜明对比的是，基因编码区中微卫星上的单核苷酸缺失或插入会立即产生功能性后果，因为它们会引起翻译阅读框的移位并因此导致相应基因失活。

这种编码微卫星（cMS）的突变显然是促进MMR缺陷型癌症生长的关键因素[12, 20-22]。实际上，在人类基因组中，基因编码区域中有较高数量的微卫星位点。在标注为编码基因的基因组区域中，存在超过10 000个长度为6个或更多重复单元的单核苷酸重复[23]。但是，大多数这些cMS在MSI癌症中从未或只有极少量被发现有突变。这表明在cMS序列处发生移码事件的发生频率远低于用于诊断的长非编码微卫星上的插入或缺失突变的移码事件[24, 25]。这一观察结果反映了一个事实，即自发移码和连续突变的频率与微卫星的长度密切相关，从在短微卫星中（4 ～ 6个重复单元）接近零的突变率急剧上升到在长度为20个重复单元或更长的微卫星中90%以上的突变率[21, 26]。

从另一个角度看，如果一个cMS在MSI癌症中经常被发现是突变体，则表明其选择性和功能相关性（图23.1）。实际上，MSI癌症确实显示出反复的cMS突变模式，这使得

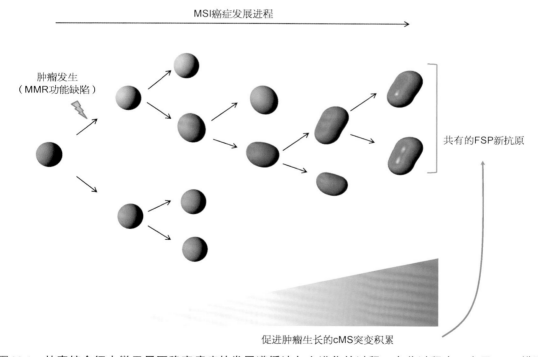

图 23.1　林奇综合征中微卫星不稳定癌症的发展遵循达尔文进化的过程。在此过程中，由于 **DNA** 错配修复（**MMR**）缺陷，编码微卫星（**cMS**）序列上的随机突变事件不断累积（左）。尽管大多数错配修复缺陷细胞克隆不会进展为一个检测得到的病变，但一小部分克隆会偶然在 **cMS** 中获得有利于增殖和存活的突变，这主要由影响位于抑癌基因（例如 ***TGFBR2***）或抗原呈递相关基因（例如 ***B2M***）中的 **cMS** 突变介导。这些克隆将发展成显性的微卫星不稳定癌症。由于在显性微卫星不稳定的癌症中发现的 **cMS** 突变模式是由功能相关性和选择决定的，因此林奇综合征中临床显性的微卫星不稳定型癌症共享一组反复的 **cMS** 突变，部分突变出现在高达 **90%** 的癌症中。从免疫学的角度来看，这意味着微卫星不稳定的癌症共享一组确定的直接源于功能相关 **cMS** 突变的移码肽（**FSP**）新抗原

一种完全基于跟踪 cMS 突变频率的新方法能够在前基因组时代识别抑癌基因[20, 22, 23]。同时，这些分析得到了全基因组测序和外显子组测序数据的验证和补充，这些数据还增加了有关 MMR 缺陷型癌症中 MSI 和非 MSI 突变频率有价值的信息[17, 27, 28]。

人类基因组中 cMS 突变的分布会影响在 MMR 缺陷型细胞中优先失活的基因谱。这可能可以解释为什么 MMR 缺陷型癌症具有特征性的器官分布：结直肠癌是人类最常见的癌症之一，大约15%的结直肠肿瘤显示错配修复缺陷，而 MMR 缺陷在其他常见的肿瘤类型如乳腺癌和肺癌中极为罕见[28, 29]。这可能反映出这样的事实，即由于 MMR 缺陷而失活的 cMS 靶基因的模式仅在特定条件和特定器官中，为生长中的癌细胞提供选择性生长优势。通过 MMR 缺陷型癌症例如结直肠癌和子宫内膜癌不同表型之间的显著差异，靶基因突变模式与临床表现之间的密切关系变得更加明显[27]。

最早描述的靶基因之一是转化生长因子 β 受体 Ⅱ（TGFBR2）基因，它包含一个经常在 MMR 缺陷型癌症中受到突变影响的编码微卫星（一个 A10 单核苷酸重复序列）[30]。在不同类型的 MMR 缺陷型癌症中，独特的 cMS 突变谱的概念得到了强调，TGFBR2 突变在 MMR 缺陷型结直肠癌中非常普遍（超过80%携带 TGFBR2 突变），在 MSI 子宫内膜癌中却很少被观察到。

至于肿瘤免疫学和预防林奇综合征相关性癌症的潜在疫苗，我们面临的独特情况是，在大多数癌症中发现了一组特定的靶基因突变，并且这些观察到的突变一致地影响了这些基因中相同的位置。因此，林奇综合征中的所有的 MSI 癌症至少共享一些相同的突变诱导的新抗原，这些新抗原可用作预防肿瘤的疫苗制剂。对包含 cMS 的基因的概述是这些基因有可能作为在 MSI 癌症中疫苗靶标的来源。

5　林奇综合征癌症中的移码肽（FSP）新抗原

如上所述，编码微卫星（cMS）的突变是林奇综合征中癌症发展的主要驱动力。由于它们对聚合酶滑移的敏感性，如果功能性错配修复系统无法识别并正确地纠正移码事件，它们经常会产生插入和缺失突变。

cMS 的突变不仅能够通过使关键肿瘤抑制蛋白功能丧失来促进肿瘤发生，而且还可以导致新抗原（移码肽，FSP）的形成，这些新抗原是翻译阅读框的移位直接导致的（图23.2）。

FSP 新抗原仅出现在 MMR 缺陷的有可能会发展为显性的癌细胞克隆中，因此在某种意义上与病毒抗原相似，因为它们对宿主的免疫系统来说都是全新的。移码突变早已被确认为是产生强大肿瘤特异性新抗原的机制[32]，最近的研究已证实了其对免疫系统识别肿瘤细胞具有重要意义[33-35]。点突变诱导的新抗原仅以单个氨基酸的改变而不同于野生型蛋白，而 FSP 新抗原通常是突变蛋白 C 端的长氨基酸延伸，它们可以包含许多与免疫相关的并可以被许多 HLA Ⅰ 类和 HLA Ⅱ 类分子提呈的新表位[31]。因此，林奇综合征中微卫星不稳定癌症的高免疫原性不仅仅是由一组确定的共有新抗原引起的，而且这些新抗原与

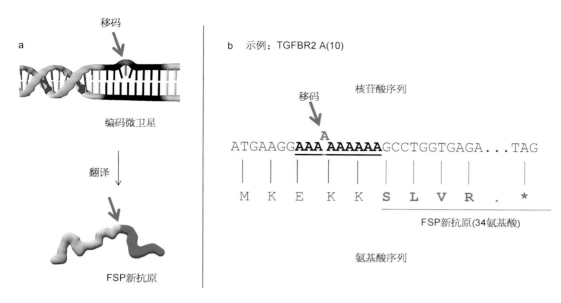

图23.2 编码微卫星（cMS）的突变导致移码肽（FSP）新抗原的产生。a. 示意图：DNA复制过程中的移码事件导致在重复的微卫星序列上插入或缺失（更频繁）单个核苷酸。cMS突变序列的翻译导致移码肽新抗原的产生（下图，红色）。尽管该突变仅影响一个单核苷酸，但由于阅读框的移动，整个羧基末端氨基酸序列发生了改变；b. 一个单核苷酸缺失影响TGFBR2基因的A10 cMS的实例。微卫星长度从A10-A9的改变会产生一个突变性的移码肽新抗原，包含34个会被免疫系统识别为异源的新氨基酸

任何人类蛋白质序列完全不同，且新肽段足够长以包含几个可能被每个患者的特异性HLAⅠ类和Ⅱ类分子提呈的抗原表位[31]。特别是，高频率出现的共有抗原与任何其他类型的人类癌症都不相同[36]，并且林奇综合征中癌症形成的高风险提供了一种适于评估基于新抗原的癌症预防疫苗效力的方案，因为可以在相对较短的随访时间间隔和可行的研究组规模中观察到与对照组相比疫苗对接种人群的肿瘤发生率的影响。

6　由林奇综合征患者中预测存在的FSP新抗原引起的免疫反应

2001年，文献首次描述了影响TGFBR2基因的cMS突变而产生FSP新抗原诱导的免疫反应[37, 38]。重要的是，这些研究还证明了FSP特异性T细胞能够特异性裂解表达TGFBR2衍生FSP新抗原的MSI肿瘤细胞[37]。在接下来的几年中，针对众多其他FSP新抗原的免疫反应也已被检测出来[37, 39-42]，并且显示自发性FSP特异性T细胞反应在MSI结直肠癌患者甚至无肿瘤的林奇综合征突变携带者都是很常见的[43]。这种FSP特异性T细胞不仅存在于外周血中，也存在于对MSI癌细胞表现出细胞毒活性的浸润肿瘤上皮的淋巴细胞中[43]。因此，我们可以假设，大量浸润MSI癌症的淋巴细胞对FSP新抗原具有特异性，这也可能解释了存在大量可诱导FSP产生的cMS突变的MSI结直肠癌患者中淋巴细胞特别密集[44]。

对林奇综合征的免疫应答模式的研究中令人惊讶的发现之一是林奇综合征突变携带者在临床上还未发生明显病变时，就已出现FSP特异性T细胞应答[43]。而此类反应在诊断为微卫星稳定（MSS）结直肠癌的患者或未携带林奇综合征致病突变的健康个体中从未观察到，这突出了这个发现的特异性。但是，此发现的原因是什么？免疫系统如何才能"知道"新抗原仅出现在MMR系统功能缺陷的细胞中，就像MSI癌细胞那样？最可能的答案来自2012年发表的一项组织病理学研究[13]：据估计，一个40岁的林奇综合征突变携带者的正常肠道黏膜包含数千个MMR缺陷型隐窝灶，这些隐窝灶的MMR系统由于体细胞二次打击已丧失功能。这些MMR缺陷型隐窝灶中一部分已经表达了MMR缺陷诱导的FSP新抗原[45]，这表明免疫系统在明显的癌症出现之前就与MMR缺陷的非癌和癌前细胞相互作用。因此，可以想象出，FSP新抗原特异性免疫监测可能有助于MMR缺陷型病变出现明显临床表现前的消除。尽管尚无实验证据证明这一假设，但根据免疫编辑模型，林奇综合征的免疫监视很可能是人类癌症发展中"消除"和"平衡"阶段存在的独特案例[46, 47]。成功的免疫监测和通过免疫系统消除癌前病变也可能解释了为什么林奇综合征相对有限的外显率[48]。

7　MSI癌症中的免疫逃逸

如果实际上免疫监视是通过T细胞介导的消除来控制MMR缺陷型细胞克隆的生长，那么就会出现一个问题，即什么机制导致了临床显性林奇综合征相关癌症的出现。从概念上讲，存在两种可能的解释：首先，免疫系统可能会（暂时或持续地）失去控制肿瘤生长的能力；其次，生长过度的肿瘤细胞克隆可能会因为失去在表面呈递新抗原的能力而逃避仍起作用的免疫监视（图23.3）。

实际上，后一种解释，即HLA抗原的失活，是使MSI癌细胞在新抗原特异性免疫反应环境中生长的最常见机制[49]。HLA失活经常在各种类型的肿瘤中被观察到，尤其是在以高抗原负荷和适应性免疫系统的显著反应为特征的肿瘤中[50, 51]。众所周知，不同的癌症通过不同的机制来削弱其呈递抗原的能力，这可能导致它们自身对免疫系统的排斥和消除[51, 52]。

在林奇综合征相关结直肠癌中，最常见的HLA Ⅰ类抗原呈递功能缺失相关的分子改变是β-2-微球蛋白（B2M）基因突变（图23.3b）[53]。这些突变导致HLA Ⅰ类抗原轻链B2M失活，从而使细胞表面不再出现功能性HLA Ⅰ类抗原复合物。因此，源自FSP新抗原的HLA Ⅰ类抗原决定簇不能被呈递，并且导致细胞毒性肿瘤细胞破坏的CD8+T细胞也不能识别B2M突变的MSI结直肠癌细胞。

为什么MSI结直肠癌的免疫逃逸通常是由B2M突变介导呢？首先，从肿瘤细胞的角度来看，B2M突变是消除HLA Ⅰ类抗原表达的"有效"方法：只需关闭两个突变（每个B2M等位基因各一个）即可关闭所有六种可能的HLA Ⅰ类抗原的细胞表面表达（由HLA-A、HLA-B和HLA-C编码，三个基因座各两个）。其次，B2M基因序列包含四个cMS（第

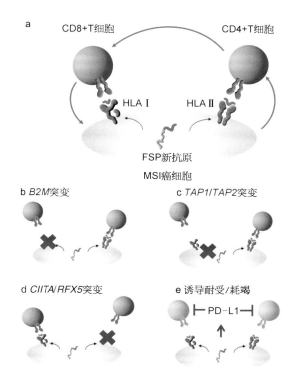

图23.3 **MSI 结直肠癌免疫逃逸机制。a. MSI 癌症表现出几种可导致宿主 T 细胞识别和攻击功能破坏的改变；b. β 2-微球蛋白（*B2M*）突变是最常见的改变（约占 MSI 结直肠癌的30%），可通过彻底瓦解 MSI 癌症中 HLA Ⅰ 类介导的肿瘤抗原呈递而诱导免疫逃逸。B2M 是 HLA Ⅰ 类抗原的基本轻链，突变诱导的 *B2M* 缺失会导致肿瘤细胞表面完全缺乏 HLA Ⅰ 类抗原集合。因此，CD8+T 细胞无法攻击 *B2M* 突变的 MSI 癌细胞；c. 在细胞抗原加工和呈递过程中编码一些必不可少的成分的基因，最常见的介导抗原呈递转运蛋白（*TAP1* 和 *TAP2*）的突变，大约在10%的MSI 结直肠癌患者中发生；d. 在多达20%的 MSI 结直肠癌中发现了在肿瘤细胞表面表达功能性HLA Ⅱ 类抗原过程所需的基因 *CIITA* 和 *RFX5* 突变，并且与肿瘤细胞表面 HLA Ⅱ 类抗原的完全丧失有关；e. 其他直接和间接机制不会在结构上干扰肿瘤细胞呈递 FSP 新抗原的能力，但会影响 T 细胞活化。最重要的是，肿瘤相关的巨噬细胞 PD-L1 的表达是通过长时间的免疫活化（例如分泌 IFN-γ）诱导浸润 MSI 癌症且 PD-1 阳性 T 细胞的衰竭**

1外显子中有一个［CA］4二核苷酸重复，第2外显子中有两个 A5 和一个 C5 单核苷酸），这自然是 MMR 缺陷型细胞（例如林奇综合征）的首选突变靶标[53]。因此，MMR 缺陷引起微卫星不稳定的基本机制不仅导致多种增强的林奇综合征癌症的免疫原性的 FSP 新抗原产生，还通过 *B2M* 突变介导的 HLA Ⅰ 类抗原表达丢失促进免疫逃逸，进而使得肿瘤生长。

　　有趣的是，与散发性 MSI 结直肠癌相比，林奇综合征相关的 MSI 结直肠癌发生 *B2M* 突变的频率更高[54]。该观察结果可能表明在林奇综合征癌症发展过程中的免疫选择压力的增加，这可能是因为林奇综合征突变基因携带者的免疫系统已通过在生命中反复生成MMR 缺陷型细胞克隆而对 FSP 新抗原预敏化（图 23.4）[13, 45]。尽管目前尚无数据支持该假说，但有充分的证据表明 *B2M* 突变反映了免疫逃逸，因为它优先发生在局部免疫环境活跃的癌症中[55]。

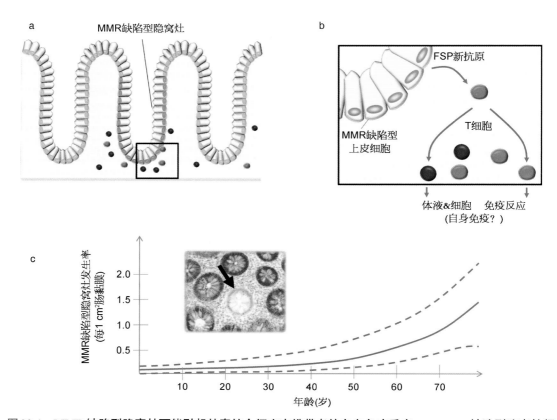

图23.4 **MMR缺陷型隐窝灶可能引起林奇综合征突变携带者的自身免疫反应。a. MMR缺陷型隐窝灶频繁出现于林奇综合征突变携带者的表型正常的组织中，可能被宿主的免疫系统识别；b. 详细视图。MMR缺陷型隐窝灶存在编码微卫星突变，即使在临床显性肿瘤发生之前，这种突变也可以引起FSP新抗原的产生。在健康、无肿瘤的林奇综合征突变携带者中已检测到针对FSP新抗原的体液和细胞免疫反应**[43]**；c. MMR缺陷型隐窝灶的出现频率（镶嵌图：*EPCAM*缺失携带者中MMR缺陷型隐窝灶的*EPCAM*免疫组织化学染色；*EPCAM/MSH2*的丢失用黑色箭头表示）随年龄的增长而增加（虚线：95%置信区间，取自Staffa等人**[45]**）。这可能解释了林奇综合征中较高年龄的结肠癌发病率会相应增加。MMR缺陷型的隐窝在林奇综合征中随着时间的推移诱导免疫反应的确切结果尚不清楚，需要进一步研究**

　　*B2M*突变对MSI癌症的临床表现具有广泛的影响。在局限性MSI结直肠癌中，*B2M*突变与更高分期相关，即肿瘤的浸润深度和局部淋巴结转移[53]。相反，随着疾病进一步发展，*B2M*突变型癌症与远处转移、疾病复发相关性极低[53, 56, 57]。实际上，*B2M*基因突变和表达缺失是MSI结直肠癌中最强的提示预后良好的标志物。尽管尚无法完全解决*B2M*突变型癌症预后良好的潜在机制，但现有数据表明，此类癌症几乎在所有情况下均可通过手术治愈。要注意的一点，*B2M*突变介导的免疫逃逸并不会损害林奇综合征的肿瘤预防疫苗的效力：如果MSI癌细胞克隆受到的免疫选择压力可因FSP新抗原相关疫苗或是免疫调节手段增加，不仅可以降低癌症发生率，还可以产生出更好的预后和更好的治疗选择。

　　除了*B2M*突变，MSI结直肠癌还显示存在其他MMR缺陷诱导的基因突变，这些基因为HLA Ⅰ类和Ⅱ类抗原呈递功能性抗原所必需的，包括编码抗原呈递的转运蛋白基因 *TAP1* 和 *TAP2* [58] 以及 HLA Ⅱ类调节基因 *CIITA* 和 *RFX5* [59, 60]。

尽管对于林奇综合征相关肠外癌症的免疫逃逸机制了解甚少，但看起来与cMS突变模式类似，但关于介导免疫逃逸的基因改变存在实质性差异。例如，MSI子宫内膜癌极少携带 *B2M* 突变，而在约三分之一的肿瘤中出现 *JAK1* 基因突变。*JAK1* 突变可阻止干扰素-γ介导的抗原呈递成分表达上调，因此有可能发生免疫逃逸[61]。虽然可以推测由不同cMS突变引起的不同新抗原模式的潜在影响以及局部免疫环境的差异，这些差异的原因也尚不清楚。

8　MSI癌症的免疫检查点阻断治疗

如上所述，不仅HLA介导的抗原呈递功能丧失可能会促进林奇综合征的癌变，局部免疫环境的改变似乎在一部分癌症中也起着重要作用。

通常，在MSI结直肠癌中多可观察到明显的效应T细胞浸润，伴随着免疫检查点分子的高表达水平并维持平衡[62]。MSI癌症中通常存在异常高的新抗原负荷[63, 64]显然可以在长期刺激下诱导肿瘤浸润性T细胞上PD-1（程序性细胞死亡蛋白1）受体的表达[65]。如果此类PD-1阳性T细胞与MSI结直肠癌周围的髓样细胞表达的配体PD-L1（程序性死亡配体1）相互作用，它们则有可能会筋疲力尽，至少暂时丧失其杀伤能力[62]。因此，即使它们仍具备功能性HLA介导的抗原呈递能力，T细胞衰竭也可能使MSI肿瘤细胞生长。

在这种情况下，很明显，耗竭的T细胞重新激活可能导致肿瘤消退甚至消除。实际上，现已证明直接靶向耗竭相关分子PD-1/PD-L1的新型免疫检查点调节剂[65]在MSI表型的肿瘤中具有高度特异性的疗效[15]，客观应答率约达40%。在MSI型的结直肠癌和肠外MSI癌症（包括MSI胆管细胞癌、MSI子宫内膜癌和MSI胃肠道癌）的患者中，均看到了抗PD-1抗体治疗后的临床应答[15]。

MSI癌症患者对抗PD-1抗体治疗的高应答率强调了这样一个事实，即在大多数情况下，MSI癌症患者具有预先存在的CD8+T细胞反应，可以通过检查点阻断治疗被重新激活[66]。

9　FSP抗原疫苗

通过检查点阻断进行免疫调节已迅速成为晚期MSI癌症患者一个非常重要的新治疗策略。由于在MSI阳性的情况下有可能获得这一高效治疗选择，故增加了对转移性癌症患者进行MSI分型的需求。

然而，由于其不良反应，对于无肿瘤的林奇综合征个体，目前临床可行的免疫检查点阻断治疗并不适合[15]。因此，除了二级预防方法（包括定期结肠镜检查）以外，还需要考虑其他方法来减少林奇综合征突变携带者的肿瘤发生率。随机对照临床试验CAPP2，评估了阿司匹林对于林奇综合征的化学预防作用，其结果发表无疑是这一研究道路上的一个里程碑[67]。该研究表明，每天摄入600 mg阿司匹林，持续约2年，可显著降低林奇综合征突变携带者的癌症发病率。尽管多疗效药物阿司匹林的预防癌症作用的机制尚未完全明确，但有迹象表明，该作用机制可能涉及适应性免疫系统从一种非特异性炎症状态向更高活性状态转变，从而增强T细胞识别并消除具有免疫原性的早期癌前体细胞的可能性[68]。

除了使用阿司匹林作为化学预防剂外，目前还讨论了其他更特异性手段。如上所述，林奇综合征癌症共有一套cMS突变及其所产生的FSP新抗原，这一事实为设计基于高度免疫原性FSP新抗原的全新预防疫苗提供了可能性。可用于预防性疫苗的新抗原应在许多林奇综合征癌症中均能产生，且最好在肿瘤发展的早期阶段就已出现，理想情况下发生在免疫逃逸现象之前[20, 26, 43, 45]。

基于这种原理，一种具有三种FSP抗原的疫苗且满足这些要求的疫苗（这些抗原衍生自包含cMS的基因*AIM2*、*HT001*和*TAF1B*-1突变体；Micoryx，http：//clinicaltrials.gov/show/NCT01461148）最近已在Ⅰ/Ⅱa初期临床试验中取得成功[31]。该试验观察到针对疫苗抗原出现了强烈而特异性的免疫应答，故带来了这样的希望，即特异性针对早期驱动突变来源的免疫原性新抗原的预防性疫苗将来可能有助于阻止林奇综合征中的肿瘤形成。这样的成功也佐证了这一原理，即在癌症发展开始之前就可以使免疫系统对癌细胞敏感，这可以为将来突破林奇综合征范围的肿瘤预防性疫苗开辟出一条道路。从这个意义上讲，林奇综合征的独特高风险特征提供了评估抗癌疫苗应用的理想场所。除了预防癌症的潜在用途外，基于FSP新抗原的疫苗还可以单独或与免疫检查点阻断治疗联合应用于MSI癌症的治疗。

第 24 章
遗传性结直肠癌：免疫治疗的方法

Hereditary Colorectal Cancer: Immunotherapy Approaches

David J. Hermel，Stephen B. Gruber

黄　柳　译

  对肿瘤免疫微环境认知的不断加深，为我们治疗癌症提供了新的方法。虽然结直肠癌的一线药物治疗通常是化疗和生物靶向制剂，但免疫检查点抑制剂在高度微卫星不稳定性结直肠癌中的临床疗效，促使人们重新开始对免疫疗法作为这类肿瘤的治疗方法产生兴趣。对于具有异常高的体细胞突变负荷的遗传性结直肠癌综合征患者，免疫治疗已显示出了广阔的应用前景。在本章中，我们探讨了免疫疗法治疗结直肠癌的原理，并着重介绍了迄今为止尝试的各种免疫治疗策略，包括基于自体的、肽源性的、树突状细胞的和病毒载体的疫苗，过继细胞输注疗法，嵌合抗原受体T细胞和免疫检查点抑制剂。此外，我们讨论了正在研究中的新型组合方法和新技术，以期为微卫星稳定的结直肠癌创造更具免疫反应性的肿瘤环境。

  免疫疗法；遗传性结直肠癌；癌症疫苗；细胞过继治疗；免疫检查点抑制剂

D. J. Hermel
University of Southern California, Los Angeles, CA, USA

S. B. Gruber (✉)
University of Southern California, Norris Comprehensive Cancer Center, Los Angeles, CA, USA
e-mail: sgruber@usc.edu

受丹毒在一部分患者中使肿瘤消退的启发，威廉·科利（William Coley）于1891年进行了第一项免疫疗法的临床研究，该研究采用了灭活的细菌悬液治疗无法手术的肿瘤患者[1]。

自从Coley早期涉足癌症免疫治疗领域以来，许多独特的免疫治疗方法在体外和体内临床前试验中，展现出初步的前景，但总体而言，除了非常特殊的领域之外，在临床试验中未能达到其预期的疗效[2]。然而，随着人们对肿瘤-免疫交互的复杂调节机制认识的深入[3]，以及免疫检查点抑制剂在多种肿瘤类型中均取得的令人兴奋的临床效果[4]，人们对该领域重新燃起了研究热情，针对该领域采取了新策略，利用和增强患者的先天性抗肿瘤反应，以期有效治疗结直肠癌（CRC）。

与黑色素瘤、肾癌和非小细胞肺癌（NSCLC）不同，CRC免疫治疗的早期获益尚未得到确认[5]。但是，越来越多的数据表明，患有高肿瘤突变负荷的CRC患者，特别是那些由错配修复基因（MMR）突变驱动的林奇综合征患者，或者由DNA聚合酶基因*POLE*和*POLD1*突变导致的高突变负荷的患者[6]，免疫检查点抑制剂具有前所未有的临床疗效。在本章中，我们将针对CRC免疫疗法的基本原理，以及研究人员和临床医生针对CRC细胞采用的各种免疫治疗策略的成功与失败的经验，做一简要综述。

1　免疫反应的基本原理

CRC与肠道营养不良[7]和炎症性肠病[8]有明显的相关性，因此其可能具有免疫学作用的内在生物学诱因。此外，许多炎症因子，包括TGF-β，也与CRC的发病有关[9]，而抗炎药（如非甾体类抗炎药）与CRC的发生率降低有关[10]。多项研究已表明，浸润肿瘤的淋巴细胞（Tumor-infiltrating lymphocytes，TIL，也常翻译成"肿瘤浸润淋巴细胞"）的范围和位置，可以预测CRC的转移潜力和预后。这些都表明免疫应答在CRC的发生发展中发挥着作用。

许多研究调查了TIL与CRC进展和生存之间的关系。在一项对959例手术切除的CRC标本的研究中发现，经组织病理学评估有显著的免疫细胞浸润的377例患者，没有与早期转移相关的征象，例如血管癌栓、淋巴管侵犯和神经周围侵犯[11]。利用流式细胞技术对TIL进一步分析，发现早期记忆和效应记忆CD8+T细胞占优势。另有研究用组织芯片分析了415个标本，发现CD45RO+记忆T细胞与患者的临床结局相关，并且是独立的预后因素[12]。随后对这些患者进行的肿瘤基因组和原位免疫染色发现，与UICC-TNM设计的组织病理学方法相比，中心和边缘浸润的免疫细胞密度增加（CD3、CD8、GZMB和CD45RO）可以更好地预测患者的生存时间。

鉴于TILs在CRC中具有预后判断价值，对来自2个独立队列的602例Ⅰ和Ⅱ期CRC患者进行了随访分析，根据肿瘤CD45RO+和CD8+细胞分层，分为4组，肿瘤中心和边缘免疫细胞密度最高的患者5年生存率为86.2%，肿瘤复发率为4.8%，而免疫细胞密度最低的患者5年生存率为27.5%，肿瘤复发率为75%[13]。在多因素分析中发现该免疫标准是独立的预后因素，因此引入了"免疫评分"的概念[14]，随后在全球1 336例Ⅰ/Ⅱ/Ⅲ期CRC患者中得到确认[15]。肿瘤微环境中其他免疫细胞的相互作用，包括M1和M2肿瘤相关巨噬细胞[16]，肿瘤浸润性树突状细胞[17]和不同的调节T细胞亚型[18]，可能有助于未来改进该评分的临床指导作用。

除了TIL能预测预后外，克罗恩病样淋巴细胞反应（CLR）的存在也是宿主免疫反应和CRC临床结局的重要独立标志物。在一项基于2 369例CRC病例的研究中，与没有CLR的患者比，肿瘤有明显CLR的患者的肿瘤特异性生存时间和总生存时间（OS）更长。即使在校正了传统的预后因素（如微卫星不稳定性MSI和TIL）之后，这种预后优势也很明显[19]。

TIL（浸润肿瘤的淋巴细胞），作为显微镜下CRC宿主免疫反应具有代表性的组织病理学特征，表现为小的蓝色单核细胞，通常被光环围绕（图24.1）。真正的TIL是指直接浸润到肿瘤细胞之间，而不是周围的间质中。CRC进展的前缘是评估炎症反应存在的最佳区域。明显的CLR的病理学诊断标准为：在肿瘤的前缘至少存在三个淋巴细胞聚集的结构。图24.2显示了CLR在低倍镜下的组织病理学表现。

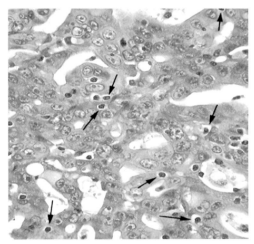 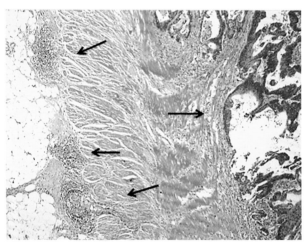

图24.1 箭头所示为在肿瘤细胞之间的浸润肿瘤的淋巴细胞（TIL）（显微照片由Joel Greenson医师提供）

图24.2 在侵袭性结直肠癌（右箭头）进展前缘的克罗恩病样淋巴细胞反应（CLR-左箭头所示）的低倍镜视图。这些淋巴细胞聚集样结构主要由B细胞组成，T细胞数量较少（显微照片由Joel Greenson医师提供）

2 CRC免疫调节的治疗策略

鉴于已有充分证据表明免疫细胞参与了CRC的发生，已尝试了多种治疗策略来特异性增强宿主对癌细胞的免疫反应。在这方面，一些最早的方法包括癌症疫苗和自体细胞过继治疗，最新的方法包括免疫检查点抑制剂和新型联合治疗方案。

2.1 自体肿瘤细胞疫苗

CRC一些早期免疫疗法的临床试验使用自体全肿瘤疫苗作为激活宿主对肿瘤中各种非特异性抗原的防御方法。寻求用免疫刺激剂，例如卡介苗（BCG）来增强对肿瘤细胞的免疫应答。除了某些亚组，这些方法多数是失败的。一项Ⅲ期随机对照临床研究纳入412例Ⅱ期和Ⅲ期结肠癌患者，中位随访时间为7.6年，发现单独进行外科手术与手术联合皮内注射自体肿瘤细胞-BCG疫苗相比，临床结局无差异[20]。在6个月时再次加强接种该疫苗的类似研究表明，接种疫苗和未接种疫苗的患者在OS上无显著差异[21]。但是，接种疫苗的患者在5.3年的中位随访时间里，降低了44%的复发风险，并且对Ⅱ期结肠癌患者的亚组分析显示，接种后患者的无复发生存率（RFS）和OS获得改善[22]。这项研究随后对库存的肿瘤标本回顾性研究发现，不论肿瘤分期如何，接种了疫苗的MSI患者的疾病特异性生存时间和无复发生存时间均延长了[23]。

在CRC中使用全肿瘤疫苗的另一种策略是使用非裂解的减毒的新城疫病毒（NDV）株而不是BCG来刺激免疫反应[24]。在一项针对50例CRC伴肝转移患者的前瞻性随机对照Ⅲ期临床研究中，接种者与未接种者的OS差异无统计学意义，但意向性治疗分析发现结肠癌（与直肠癌相比）的转移率降低，且OS更长。考虑到获得自体肿瘤细胞的技术难度，使用辐照的同种异体CRC细胞和GM-CSF产生细胞联合开发了一种新型疫苗，并在Ⅰ期研究中显示了初步的应用前景[25]。此外，一项针对自体肿瘤产品的Ⅰ期研究显示，编码GM-CSF的质粒和靶向原蛋白转化酶弗林蛋白酶的双功能短发夹RNAi结合，通常可激活TGF-β1和TGF-β2，在各种晚期实体瘤中获得了成功[26]。进一步研究计划将这种疫苗用于计划进行根治性切除的转移性CRC患者。

2.2 肽疫苗

与包含无数未知的肿瘤抗原的自体全细胞肿瘤疫苗不同，肽疫苗由特定抗原组成，这些抗原旨在产生宿主针对肿瘤的免疫反应。许多肽疫苗已在针对已知CRC相关抗原的早期临床试验中进行了测试，包括SART3[27]、p53[28]、MUC1[29]、热休克蛋白gp96[30]、β-HCG[31]、CEA[32]、survivin 2b[33]、RNF43和TOMM34[34]。尽管这些研究中有许多成功地产生了针对各种靶向抗原的可测量的宿主免疫反应，但尚无实质性的生存优势能表明有临床获益。

其他研究利用结合多种抗原的疫苗来触发更广泛的免疫反应。例如，在一项针对96例未接受化疗的晚期CRC患者的HLA-A状态Ⅱ期双盲的临床试验中，HLA-A24限制性肽RNF43、TOMM34、KOC1、VEGFR1和VEGFR2的疫苗联合以奥沙利铂为基础的化疗作为一线治疗[35]。HLA组之间在OS、肿瘤无进展生存时间（PFS）或整体有效率（ORR）方面没有差异；然而，在中性粒细胞/淋巴细胞比率<3.0的HLA匹配的患者中，表现出对治疗的延迟反应。

同样，Ⅱ期临床研究评估了个性化肽疫苗（PPV）在CRC患者中的作用。该疫苗含有基于15种肿瘤相关抗原的31种MHCⅠ类表位的IgG滴度而选择的2~4种肽[36]。在这项研究中，对60例经治的晚期CRC患者，在接受最佳支持治疗的基础上，同时进行了2组6剂疫苗接种。在两组疫苗接种间期，进行了重复的IgG效价测试，并根据IgG效价反应，选择新的肽组合。总体而言，1年和2年生存率分别为53%和22%。亚组分析显示，接种疫苗后增加的肽特异性细胞毒性反应与OS改善有关。

2.3 树突状细胞疫苗

作为抗原呈递与T细胞效应之间的重要介质，树突细胞（DC）已在疫苗临床试验中被用作引发抗原介导的肿瘤细胞的T细胞反应的常规方法。注射前，DC在体外装有肿瘤特异性抗原。在CRC患者中，已尝试了许多不同的策略来使DC疫苗的效率最大化，但迄今为止效果有限。

早期的直接方法包括用CEA肽CAP-1装载自体DC，并向21例表达CEA的晚期恶性肿瘤（11例CRC）患者输注细胞[37]。尽管未观察到明显的毒性，但疫苗的疗效有限，只有一名患者在接种疫苗后病情稳定。

与先前仅向自身DC加载一种抗原肽的研究相反，另一项临床1/2期试验向DC加载了源自CEA、MAGE、HER2、neu、匙孔血蓝蛋白和pan-DR表位肽的6种HLA-A*0201结合肽[38]。在11例可评估的CRC患者中，尽管针对肿瘤相关抗原的免疫滴度增加，但所有患者疾病均进展。

但是，也观察到一些令人鼓舞的结果。一项Ⅱ期临床研究在20例富含MAGE的Ⅳ期CRC患者中，测试了含有高表达MAGE-A3的同种异体黑色素瘤细胞裂解物脉冲产生的自体DC[39]。尽管中位PFS为2.4个月，但5名患者（25%）的PFS延长超过6个月，可见在进展期患者中，为延缓疾病的进展提供了证据。

此外，一项Ⅱ期随机对照临床试验，用自体肿瘤裂解液脉冲自体DC并结合细胞因子诱导的杀伤细胞疫苗，治疗了54例胃癌或CRC患者[40]。与CRC对照组相比，治疗组中的13例CRC患者的5年无病生存率和总生存率有显著改善（分别为66%：8%和75%：15%）。进一步的研究正在探索该方案在辅助治疗中的价值。

应用自体DC治疗转移性CRC患者的第一项随机对照临床试验已于2016年完成。在此Ⅱ期研究中，52例患者随机接受自体肿瘤裂解物DC疫苗联合最佳支持治疗（BSC）或BSC[41]。尽管这种疫苗确实产生了肿瘤特异性的免疫反应，但在PFS和OS中没有发现任何获益，并且该研究由于徒劳无功而提前终止。通常，尽管一些研究强调了DC疫苗接种的一些积极结果，但在使用这种治疗方式的临床试验中并未观察到实质性的临床获益。

2.4 基于病毒载体的疫苗

已经设计出许多表达肿瘤相关抗原的病毒，通过其直接感染DC并促进针对癌细胞的T/B细胞反应，发挥其免疫原性。已经在CRC中研究了多种病毒载体，包括痘病毒、腺病毒和腺相关病毒，并将多种肿瘤相关抗原掺入了病毒结构中以进行细胞表达，例如CEA、上皮糖蛋白（Ep-CAM）和鸟苷酸环化酶2C（GUCY2C）[42]。

一项 I 期临床试验测试了表达CEA和三种共刺激分子（B7-1、ICAM-1和LFA-3；TRICOM）的痘病毒，并对表达相同转基因的禽痘病毒进行了后续加强疫苗接种[43]。这项研究纳入了58位有CEA表达的晚期癌症患者，其中有40%病情稳定了至少4个月，许多患者的病情稳定时间超过了6个月，并且大多数患者在接种后出现了CEA特异的T细胞反应。

此外，在一项针对20例转移性CRC患者的肝转移灶切除前后的 II 期临床试验中，研究了表达癌胚抗原5 T4的痘病毒疫苗OXB-301[44]。在转移性病灶中具有高于中位值的5 T4抗体应答和增殖性淋巴细胞浸润的患者的OS显著延长。

另外两项开放性单臂临床研究在转移性CRC患者化疗之前，化疗期间和之后对该疫苗进行了测试[45, 46]。在这两项研究中，大多数都产生了5 T4抗体特异性免疫应答，ORR分别为54%和58%，但是2年生存率与历史数据相当。此外，在118例转移性CRC患者中，使用表达CEA和B7-1的金丝雀痘病毒载体联合姑息化疗，进行了一项随机的 II 期研究[47]。所有患者均产生了抗金丝雀痘的IgG，但只有3例患者检测到抗CEA抗体滴度增加。总体而言，在104例可评估的患者中，只有42例（40.4%）达到了客观的临床反应，与单纯的化疗效果相当，这导致了对该方法疗效的质疑。

研究人员还研究了编码CEA和MUC1加TRICOM的混合痘病毒疫苗，以及增强宿主对该疫苗免疫力的独特方法。例如，一项前瞻性随机 II 期临床试验评估了这种疫苗与经体外修饰的自体DC或单独使用疫苗的组合能否在CRC术后病灶完全切除的患者，或围手术期化疗患者中，提供更大的临床获益，并诱导更多的抗原特异性免疫应答[48]。然而两种策略的临床结局（RFS/OS）没有差异。

或者，在临床试验中评估的另一种病毒载体是基于重组的非复制型腺病毒血清型5（Ad5）的载体，具有早期1（E1）和早期2b（E2b）基因缺失，并为CEA插入了转基因。在一项针对化疗失败的转移性CRC患者的 I / II 期临床研究中，意向治疗人群的29个月生存率为20%，中位OS为11个月[49]，正计划进行 III 期临床研究。

2.5　细胞过继输注疗法

与激活适应性免疫反应的疫苗相反，细胞过继输注疗法涉及将T细胞被动输注到患者体内。该方法首先从患者体内提取T细胞，离体激活和扩增，再重新输注到患者体内，输注通常在淋巴结清扫术之后进行。一项早期开放非随机临床研究纳入了47例CRC肝转移患者，接受TIL输注和调节剂量IL-2辅助治疗[50]。总体而言，这种术后输注给药的方法并未显著改善长期生存或降低癌症复发风险。

随后的 I / II 期研究纳入了71例接受根治性或姑息性手术的转移性CRC患者，评估了TIL输注的有效性。在本研究中，从55例 I ～IV 期患者（9例IV期患者）的前哨淋巴结中提取TIL[51]。将这些淋巴细胞离体扩增，然后输回患者体内，没有任何明显的毒性。在对IV期患者进行的24个月随访中，与对照组相比有显著的生存获益（55.6 vs. 17.5个月，P=0.02）。

先前研究的 TIL 并未进行 T 细胞再造，一项针对三名难治性转移性 CRC 患者的 I 期研究利用基因修饰的自体外周血 T 细胞，表达高亲和力的抗 CEA 的鼠类 T 细胞受体[52]。在接受环磷酰胺和氟达拉滨的免疫消耗方案后，这些 T 细胞联合 IL-2，被输注到患者体内。尽管所有患者的血清 CEA 均降低，并且一名患者达到部分缓解，但所有患者均发生了严重的短暂性炎症性结肠炎，该研究因不良反应而提前终止。

作为正在进行的 II 期临床试验（NCT01174121）的一部分，一个转移性 CRC 患者的病例值得注意，该患者在接受针对 KRAS p.G12D 突变的离体扩增的 TIL 过继治疗后，七个肺部转移病灶均消退了[53]。TIL 治疗前，要先进行环磷酰胺和氟达拉滨的清髓化疗，然后再注射五剂 IL-2。针对 KRAS p.G12D 的反应性最高的 T 细胞克隆的 CD28 和 CD57 标记增高，并具有中枢记忆表型（CD45RO+CD62L+）。靶向 KRAS p.G12D 新表位的 HLA-C＊08：02 限制性 T 细胞受体的发现，为开发针对多种癌症的常见驱动程序突变的 T 细胞受体基因治疗提供了机会，为当前研究提供了一个令人兴奋的方向。

Maoz 等人的后续研究对 4 346 名结直肠癌患者进行了大规模的基于人群的样本研究，通过研究 KRAS p.G12D 和 HLA 类型，以更好地理解这一重要的个案背后的普遍性[54]。KRAS 突变率为 33.2%（4346 名患者中的 1 441 名），并且近 38% 的 KRAS 突变肿瘤带有 p.G12D 突变。HLA 分型发现，在上述病例报告中观察到 18.4% 的患者具有相同的 HLA-C＊08：02 类型。研究发现，有 2.3% 的 CRC 患者与 TIL 有效的患者具有相同的 KRAS 突变和 HLA 组合。

2.6　过继性 CAR-T 细胞疗法

嵌合抗原受体 T（CAR-T）细胞疗法在 CD19+ 的 B 细胞血液系统恶性肿瘤的治疗中取得了令人印象深刻的结果，但迄今为止，用于实体瘤的 CAR-T 疗法一直是一项挑战。CAR-T 细胞是经过基因修饰的自体 T 细胞，表达针对肿瘤相关抗原的单链可变片段（scFv）和在抗原结合后触发细胞活化的 CD3ζ 域[55]。尽管血液系统恶性肿瘤取得了成功，但由于种种原因，例如实体瘤的异质性，细胞转运到肿瘤上的困难，克服实体瘤抑制性肿瘤微环境的挑战，及治疗相关的全身毒性，我们很难在实体瘤中复制这种成功[56]。

CAR-T 细胞疗法已在 CRC 中进行了试验，到目前为止，其有效性尚未在早期临床试验中得到证实，大多数试验仍在进行中。一位接受以 HER-2 为靶标的 CAR-T 细胞治疗的 HER-2 阳性结肠癌患者发生重大毒性反应，表明我们要重新考虑合适的抗原靶标[57]。给予 T 细胞治疗 5 天后，该患者发生了致命的肺毒性，这被认为是由于攻击了肺上皮细胞的 HER-2 所致。尽管该患者未使用清髓的预处理方案，但 CAR-T 细胞治疗 CRC 目前仍不成熟。

2.7　免疫检查点抑制剂

我们了解肿瘤微环境最大的进展，莫过于意识到肿瘤免疫逃避是癌细胞生物学的一个新的，独立的标志[58]。肿瘤细胞免疫逃逸的基本机制之一是免疫检查点受体/配体相互作用，该机制在生理上可抑制免疫过度活化，从而确保组织稳态。针对免疫检查点，细胞毒性T淋巴细胞相关蛋白4（CTLA-4）和程序性死亡1受体（PD-1）及其配体（PD-L1）的抗体已证明在黑色素瘤、NSCLC和肾细胞癌中具有临床疗效[59]。尽管CTLA-4[60]、PD-1[61]和PD-L1[62]抑制剂的早期试验的结果显示他们对CRC无效，但为期3年的随访发现一例有趣的病例[63]，一名难治性的MSI高度微卫星不稳定（MSI-H）的CRC的患者接受PD-1抑制剂纳武单抗（nivolumab）治疗后获得了完全缓解，在第3年，仍然持续有效[64]。该病例促使人们去努力明确该患者的特征，以利于便探寻免疫检查点抑制剂的临床获益人群。

迄今为止，预测免疫检查点抑制剂疗效的新生物标记物包括MSI、肿瘤和免疫细胞PD-L1的上调、TIL表达和体细胞突变负荷。关于突变负荷，实验证据表明，增加的突变负荷直接导致肿瘤新抗原增加，并促进免疫检查点抑制剂形成更强的免疫反应[65]。接受抗CTLA-4和抗PD-1治疗患者的肿瘤DNA全外显子测序显示，对治疗的反应与非同义突变负荷之间存在相关性[66-68]。另外，研究表明，免疫检查点抑制剂的有效性与新抗原负荷显著相关[68]。但是，尚未鉴定出与临床疗效有关的新抗原序列，在某些情况下，突变负荷低且新抗原不典型的患者也能从免疫检查点抑制剂中获益[66,67]。

约15%的CRC患者存在MSI，MSI因MMR基因的胚系单等位基因突变，或因更常见的散发性错配修复缺陷（dMMR）而继发的DNA修复功能异常所致[69]。实际上，MSI是林奇综合征的标志之一。与微卫星稳定（MSS）CRC相比，MSI-H CRC的特征是突变负荷显著增加。例如，对454个原发性CRC进行全基因组焦磷酸测序发现，MSI癌症的体细胞非同义变异比MSS癌症多8倍[70]。此外，对来自2个独立队列的103个MSI CRC的研究确定了CD8+TIL密度与移码突变总数之间的相关性[71]。肿瘤中强大的免疫反应是由于T细胞对肿瘤新抗原的反应所致。该反应与肿瘤环境内其他的因素（包括PD-L1表达）一起，被认为可以促进免疫检查点抑制剂的疗效。

MSI-H CRC受益的第一项临床数据来自PD-1抑制剂帕博利珠单抗（pembrolizumab）对多药耐药的MSI-H或MSS转移性CRC患者的多中心Ⅱ期研究[72]。每14天输注10 mg/kg pembrolizumab，32例CRC患者（10例dMMR和18例pMMR）中，4例dMMR患者肿瘤缩小，7例病情稳定。相反，pMMR的患者肿瘤无缩小，2名患者在12周时病情稳定。ASCO 2017更新数据显示，在61位中位随访时间为7.4个月的MSI-H CRC患者中，MSI-H CRC的ORR为26.2%（95%CI，15.8%～39.1%），确认的反应有15例和1例反应未经确认[73]。反应的中位持续时间还未达到，并且100%的反应仍在持续。鉴于这些令人鼓舞的结果，FDA在2017年5月加快批准了Pembrolizumab治疗MSI-H转移性结肠癌患者。值得注意的是，这一批准具有里程碑意义，因为FDA批准了pembolizumab用于治疗所有具有MSI-H表型或dMMR的肿瘤。该数据还促使人们进行更广泛的MSI筛查，即使是对那些有转移的患者。

除pembrolizumab外，目前正在研究纳武单抗（nivolumab，3 mg/kg）和/或伊匹木单抗（ipilimumab，1 mg/kg）联合治疗MSI-H转移性CRC患者[74]。在联合治疗组仍在招募的情况下，一项对nivolumab单药治疗组的74例患者的中期分析显示ORR为31.1%，疾病控制率为68.9%。PFS中位数为9.6个月，而OS中位数仍未达到。在18周以上达到稳定疾病的大多数患者仍在研究中，在中期分析时有83%的缓解正在持续。

除了MSI-H CRC，针对MSS CRC的新方法正在研究中。一种方法是将免疫检查点抑制剂与有丝分裂原活化的蛋白激酶（MEK）抑制剂联合使用，临床前研究表明，该抑制剂可上调PD-L1肿瘤表达，并促进有利于免疫检查点抑制剂的环境形成。在1b期临床试验中，使用PD-L1抑制剂atezolizumab和MEK抑制剂cobimetinib联合治疗多线耐药的MMR稳定（pMMR）的转移性CRC患者[75]。在这项研究中，23例患者每2周接受800 mg atezolizumab和递增剂量的cobimetinib。ORR为17%，4名患者肿瘤至少缩小30%，5名患者肿瘤稳定（22%）。在4名有效的患者中，3名患者为pMMR CRC，另一名患者MMR状态未知。疗效在数据截止点时仍然持续，维持超过了7.7个月。

总之，PD-1抑制剂在MSI CRC患者中的疗效令人印象深刻。免疫检查点抑制剂联合化疗和放疗的早期临床试验正在积累数据。关于增强MSS CRC患者免疫治疗疗效的新方法的初步研究结果一直鼓舞人心。

3　结论

尽管遗传性CRC综合征具有多样性，需要许多针对不同实体瘤内在病理生理机制的治疗方法，但有关免疫治疗的一些重要经验已出现。首先，林奇综合征引起的所有难治性或复发性癌症未来都可能受益于某种类型的免疫疗法。其次，免疫疗法有望治疗那些体细胞突变负荷特别高的罕见遗传综合征，例如那些与POLD1或POLE有关的遗传突变。第三，随着对适应性宿主免疫反应的控制技术的不断发展，针对具有特定突变体的遗传性CRC的靶向治疗似乎能够与免疫调节剂，或其他类型的化疗相结合。CRC复杂的肿瘤微环境对治疗血液系统恶性肿瘤的工程学T细胞，和其他形式免疫治疗，提出了特殊挑战，但随着对TIL、CLR和免疫操控技术的进一步了解，为成功治疗遗传性CRC提供了诱人的未来。

第 25 章
遗传性结直肠癌的内科治疗

Medical Oncology Management of Hereditary Colorectal Cancer

Eduardo Vilar, Ramón Salazar, Josep Tabernero

袁　瑛，杨梦园　译

------ 摘 - 要 ------

　　遗传性结直肠癌综合征约占结直肠癌总数的5%。尽管有众多疾病，但是由于发生频率低，常常被认为是罕见疾病。但在肿瘤内科日常临床工作中，有两种疾病较为常见：林奇综合征和家族性腺瘤性息肉病。本章我们将从肿瘤内科的角度审视这两种疾病，特别强调全身性化疗和靶向疗法在这些疾病中的应用。

------ 关 - 键 - 词 ------

结直肠癌；化疗；免疫治疗；微卫星不稳定性；林奇综合征；家族性腺瘤性息肉病

E. Vilar (✉)
Department of Clinical Cancer Prevention, The University of Texas MD Anderson Cancer Center, Houston, TX, USA
GI Medical Oncology, The University of Texas MD Anderson Cancer Center, Houston, TX, USA
Clinical Cancer Genetics Program, The University of Texas MD Anderson Cancer Center, Houston, TX, USA
Graduate School of Biomedical Sciences, The University of Texas MD Anderson Cancer Center, Houston, TX, USA
e-mail: EVilar@mdanderson.org

R. Salazar
Department of Medical Oncology, Catalan Institute of Oncology (ICO), Bellvitge Biomedical Research Institute (IDIBELL), Universitat de Barcelona, L'Hospitalet de Llobregat, Barcelona, Spain

J. Tabernero
Department of Medical Oncology, Vall d'Hebron University Hospital and Vall d'Hebron Institute of Oncology (VHIO), Universitat Autònoma de Barcelona, Barcelona, Spain

1 前言

得益于结肠镜的筛查并去除癌前息肉，在50岁以上的成年人中结直肠癌的发病率持续下降，但无论男女，结直肠癌（CRC）仍然是美国的第三大癌症[1]。同时，由于一些不明确的原因，比如饮食、肥胖、缺乏锻炼、接触致癌剂，我们预测到2030年20～34岁的年轻患者的发病率将以90%～124%的速度增长[2]。虽然癌症初诊年龄与遗传性癌症综合征相关，但遗传病例的激增并不认为是导致年轻人发病率上升的主要因素。

尽管在结直肠癌人群中遗传病例的发生率稳定在5%左右[3]，但最近有研究报道，年轻病人中遗传病发生率明显更高，50岁以下为16%[4]，35岁以下达35%[5]，这反映了遗传病例在具有极端表型的个体中富集，也反映了年龄与遗传性癌症诊断之间的非线性关联。此外，胚系二代测序（NGS）技术的普及与遗传综合征患者免疫疗法的发现相辅相成，例如随着免疫检查点抑制剂在Ⅳ期Lynch综合征（LS）患者中的应用[6]，已经使得肿瘤学家更加意识到50岁以下的CRC患者可能为遗传性癌症综合征。

一般而言，遗传综合征患者的肿瘤生物学特性与散发性肿瘤相同[7]。实际上，有关结直肠癌发生的生物学知识来源于对约占早期结直肠癌患者总数的15%的散发性微卫星不稳定（MSI）的林奇综合征患者［在后癌症基因组图谱（TCGA）时代，也被称为超突变体］的癌前病变和癌的研究。而家族性腺瘤性息肉病（FAP）作为携带不稳定染色体（非超突变体）的微卫星稳定（MSS）肿瘤代表了剩余的85%[8]。因此，遗传病例的医学干预与目前针对散发性结直肠癌制定的指南没有实质性的区别，但是肿瘤医师需要考虑一些特定的因素，包括患者和未受影响家庭成员的检查及诊断，外科治疗的讨论，预后评估的指南更新以及化疗药物的选择。

在本章中，我们概述了主要由LS和FAP遗传背景引起的局部晚期和转移性CRC患者的预后和治疗干预措施。

2 林奇综合征和微卫星不稳定性作为预测预后的生物标志物

关于MSI作为预后指标的作用的争议已经解决，早期患者现在已常规评估MSI情况。与MSS相比，表现为MSI的早期结直肠癌预后更好。这种生存优势也与MSI其他肿瘤相符。与MSS肿瘤相比，MSI肿瘤的局部复发率更低，尤其是远端结直肠癌[9]，但是这种作用仅限于Ⅱ期肿瘤[10-13]。早期MSI肿瘤的良好的生物学行为与转移性MSI结直肠癌的预后较差形成鲜明的对比[14]。人们认为，*BRAF*突变是造成这种不良结局，即总体和无进展生存期均更短的罪魁祸首[15-17]。但是与此同时，对于早期结直肠癌，几项研究之间存在一定的相互矛盾，认为MSI存在着凌驾于*BRAF*突变之上的影响生存作用[14, 18, 19]。实际上，PETACC-3研究基于MSI和*BRAF*状态对Ⅱ、Ⅲ期患者进行分层，未能证实*BRAF*对疾病复发的预测作用，但是携带*BRAF*突变的患者一旦确诊复发则预后较差，因此指出转移性疾病背景下出现*BRAF*突变可引起有害作用[13]。

关于MSI作为5-氟尿嘧啶（5-FU）疗效预测指标的价值，由于大多为回顾性和单中心研究、检测MSI状态的方法和标准不同以及对结果的统计解读不足，1990年代和2000年代初期进行的初步研究未被纳入（表25.1）[12, 20]。两项大型的前瞻性随机临床试验数据的回顾性研究显示，Ⅱ期MSI的CRC患者将不能从以5-FU为基础的辅助化疗中获益[21]。然而似乎Ⅲ期MSI病例确实可以部分获益，但显然只发生于林奇综合征（LS）相关的MSI（表25.1）[9]。但是，这个结论必须谨慎，因为它是高度探索性分析的结果[9]。

表25.1　分析5-氟尿嘧啶在MSI CRC队列中的疗效的临床研究

参考文献	研究类型	病人数	肿瘤分期	MSI-H（%）	随访时间（月）	疗效
5-氟尿嘧啶						
Elsaleh et al. PMID 10832824	R	656	Ⅲ	8.5	54	有效
Hemminkl et al. PMID 11040179	P NR	95	Ⅲ	12	31	有效
Liang et al. PMID 12237891	P NR	244	Ⅳ	21.3	NA	有效
Ribic et al. PMID 12867608	RCT数据的回顾性分析	570	Ⅱ / Ⅲ	16.7	88.8	有害
Carethers et al. PMID 10381918	R	204	Ⅱ / Ⅲ	17.6	43.7	无
Benatti et al. PMID 16322293	R	1 263	All	20.3	64	无
Jover et al. PMID 16299036	P NR	754	All	8.8	24.3	无
Lamberti et al. PMID 16724208	P NR	416	All	12.5	32.9	无
Kim et al. PMID 17228023	RCT数据的回顾性分析	542	Ⅱ / Ⅲ	18.1	60	无
Sargent et al. PMID 12867608	RCT数据的回顾性分析	1 027	Ⅱ / Ⅲ	16	60	有害
Des Guetz et al. PMID 19443375	MA	3 690	Ⅱ / Ⅲ	14	NA	无
Sinicrope et al. PMID 20498393	RCT数据的回顾性分析	2 141	Ⅱ / Ⅲ	16.1	96	林奇综合征有效，散在MSI无效

（续表）

参考文献	研究类型	病人数	肿瘤分期	MSI-H（%）	随访时间(月)	疗效
伊立替康						
Koopman et al. PMID 19165197	RCT数据的回顾性分析	515	Ⅳ	3.5	43	不确定
Fallik et al. PMID 14522894	R	72	Ⅳ	9.7	NA	有效
Bertagnolli et al. PMID 19273709	RCT数据的回顾性分析	723	Ⅲ	13.3	79.8	有效
Tejpar et al. PMID 25361982	RCT数据的回顾性分析	1 254	Ⅱ/Ⅲ	22～12	68	无效

注：这些研究中的绝大多数是观察性研究，还有一些回顾性分析了在随机对照试验中收集到的数据。R：回顾性；P：前瞻性；NR：非随机；RCT：随机临床试验；NA：未评估；MA：meta分析。

MSI对基于伊立替康的化疗方案的预测作用仍存在矛盾之处，故未得出任何明确的结论。一些临床前[22-25]和临床[13, 26-29]数据表明MSI肿瘤对伊立替康具有选择敏感性（表25.1）。尽管这种敏感性增加的分子基础仍不明确，但不同的研究团队已将其与DNA修复系统缺陷联系起来，该系统可校正由伊立替康诱导的DNA双链断裂，例如MRE11和RADJO的体细胞改变[24, 25]。对参加临床试验的患者进行回顾性分析也得到了矛盾的结果。癌症和白血病B组（CALGB）89 803试验，最初旨在比较评估Ⅲ期病例的辅助治疗中，联合伊立替康、大剂量5-FU和亚叶酸（IFL）方案与每周一次大剂量5-FU的疗效。其结果显示使用联合方案的MSI-H肿瘤患者5年无病生存率更高，但未达到统计学意义[27]。PETACC3试验旨在评估Ⅱ和Ⅲ期患者辅助化疗中，对比伊立替康、5-FU输注和亚叶酸（FOLFIRI）与单独使用5-FU、亚叶酸的疗效差异。回顾性分析该研究的1 254例患者，发现FOLFIRI方案未能显著改善患者无病生存期（表25.1）[13]。因此，MSI作为化疗预测因子的价值相对有限，仅提示Ⅱ期CRC的患者应避免使用5-FU单药作为辅助化疗，目前也不考虑将MSI作为以伊立替康为基础的化疗方案的有效标志物。

3　遗传性结直肠癌综合征的肿瘤免疫治疗

最近免疫肿瘤学以MSI/高突变性CRC患者的一种治疗选择重新出现。数十年来 LS相关癌中免疫系统过度激活的生物学基础已为病理学家所熟知，即所谓的MSI肿瘤浸润前沿的浸润肿瘤的淋巴细胞（TIL）[30]。实际上，在认识到MSI/高突变性CRC与TIL的存在几乎完全相关之后，这就成为怀疑LS是否存在的病理学标准[31]。

LS肿瘤中出现的MMR缺陷（dMMR）来自本身携带的MMR基因的胚系突变后，发生获得性第二次体细胞打击，随后MMR复合体中一个功能单位失活导致碱基错配、插入和缺失的积累，即表现为高突变[12]。但是，最关键的改变是移码突变，其会引起翻译提前终止，而编码出高度特异性的肽（新抗原）[32, 33]。其中一些新抗原将被处理并提呈至MHC，被T细胞识别为外来物，从而造成某些TIL丰富的区域。实际上，Llosa及其同事通过免疫组化、激光捕获显微切割和定量RT-PCR等免疫病理学分析技术，对MSI/高突变性肿瘤进行免疫环境分析，已确认了TILs的激活[34]。这些肿瘤表现为活化的CD8+细胞毒性T淋巴细胞和产生IFN γ的活化Th1细胞高度浸润。为了平衡这种免疫环境，MSI肿瘤将上调多个免疫检查点（例如PD-1、PD-L1和CTLA-4等）的表达，从而使它们更易受到免疫检查点抑制剂的影响[35]。与此同时，Ⅱ期临床试验报告了PD-1免疫检查点抑制剂pembrolizumab（帕博利珠单抗，针对PD-L1和PD-L2的人源化IgG4单克隆抗体）单药治疗转移性MSI/高突变性肿瘤具有较高的疗效。在一个整合了散发性MSI/高突变病例和LS相关病例的研究队列中，免疫相关的客观应答率为40%（10名患者中的4名；95%置信区间［CI］，12%～74%），以及免疫相关20周无进展生存率为78%（9名患者中的7名；95%CI，40%～97%）。7例林奇综合征患者中4例疾病稳定[6]。Nivolumab（纳武单抗）是另一种IgG4 PD-1阻断抗体，无论是单药，还是与ipilimumab（伊匹木单抗，抗CTLA4药物）联合双重检查点阻断，都表现出了一定的抗肿瘤活性。一项大型转移性结直肠癌临床试验的初步结果报告中，59例最初诊断为MSI肿瘤患者单药和联合用药的应答率分别为27%和15%，4个月无进展生存率分别为55%和80%[36]。这项研究后续更新了纳武单抗的单药组数据，74名患者的客观缓解率为31%，疾病控制率达69%。按林奇综合征状态对患者进行分层时，在应答率方面不存在差异[37]。这些干预措施总体上耐受性良好，但据报道，21%～41%患者存在潜在的不良事件，包括涉及胃肠道（结肠炎）、肺（肺炎）、肝、皮肤和内分泌系统（垂体炎、甲状腺功能异常和1型糖尿病）等免疫相关反应。尽管检查点抑制剂的开发仍处于起步阶段，但两项现有研究中所展现出的显著抗肿瘤活性已在CRC领域中产生了广阔前景。因此，美国国家综合癌症网络（National Comprehensive Cancer Network, NCCN）结直肠癌专家小组建议将Pembrolizumab和Nivolumab列入MSI的Ⅳ期CRC患者的治疗指南中[38]。尽管目前尚未被监管机构（FDA）批准用于该适应证，但该建议为免疫检查点抑制剂在美国的快速应用铺平了道路。

就生物标志物而言，尽管PD-L1的表达和CD8+淋巴细胞是识别新抗原的关键因素，但它们并未表现出对检查点抑制治疗的疗效预测价值。但是，突变率和与突变相关的新抗原本身的数量已显示出与临床反应之间的相关性，但需要在后续分析中予以证实[6]。因此，NGS和系统生物学工具等已成为免疫肿瘤学中生物标志物开发的中心[39]。

与高突变性肿瘤表现为MSI的机制类似，还有其他两种遗传综合征由于数千个突变的积累（称为超突变子）而易罹患癌前息肉病变和CRC，分别为先天性错配修复缺陷（CMMR-D）[40]以及聚合酶校对相关性息肉病（PPAP），均表现出与林奇综合征和MUTYH相关性息肉病相重叠的表型[41]。前者继发于MMR系统双等位基因胚系失活，后者源于聚合酶ε（POLE）或δ（POLD1）失活。这两个综合征的分子基础已在本书的其他章节讨论。尽管目前尚无免疫检查点阻断治疗用于这两种综合征相关的胃肠道肿瘤的报道，但已在由 *POLE* 体细胞失活所引起的子宫内膜癌和脑肿瘤中观察到免疫检查点的过表达和 TIL 的浸润[41]。基于同一概念的逻辑扩展，提出免疫检查点抑制剂的适应证中增加这两种疾病。同时，CMMR-D 患者的胃肠道肿瘤显示出较高的突变率和新抗原比例，以及 nivolumab 对小儿脑肿瘤的疗效尚佳，因此这一治疗策略同样适用于 CMMR-D 的 CRC 病人[40,42]。

4 预防和治疗遗传性结直肠癌的靶向治疗

现已有多种靶向药物在遗传性 CRC 相关动物模型中完成试验，并表现出令人激动的抗肿瘤活性。但是，只有三种靶向药物转化到临床，用于治疗和预防胃肠道和肠外表现，分别为厄洛替尼、雷帕霉素和依维莫司（表 25.2）。肠外肿瘤的内科治疗不在本章的讨论范围内。另外，其他具有已知靶标的药物，因在其开发后或与其同时发现了它们的机制，故在开发过程中未将其视为"靶向"，例如非甾体抗炎药（NSAIDs）和环氧化酶-2（COX-2）抑制剂（也称为 coxibs，昔布类药物）。本书另一章已详细讨论了非甾体抗炎药和 coxib 的化学预防作用。我们将简要描述 EGFR 抑制剂（厄洛替尼）治疗 FAP 进展期十二指肠病变患者的最新成果，以及 Peutz-Jeghers 综合征（PJ 综合征）和 Cowden 综合征的患者中 mTOR 抑制剂的临床转化研究。

表 25.2 遗传性结直肠癌综合征靶向治疗的相关研究

遗传性癌症综合征的肿瘤类型	遗传缺陷	药 物	靶 点	证据等级
FAP-息肉	*APC*	塞来昔布 舒林酸	COX-2	RCT RCT
FAP-硬纤维瘤	*APC*	舒林酸 伊马替尼 SERMs	COX-2 PDGFRα ER	病例系列
林奇综合征-息肉	*MLH1, MSH2,* *MSH6, PMS2,* *TACSTD1*	阿司匹林	COX?	3 期
林奇综合征-结肠癌	*MLH1, MSH2,* *MSH6, PMS2,* *TACSTD1*	5-FU 伊立替康 PARPi	DPD Topo MRE11	回顾性 回顾性 临床前期
Peutz-Jeghers 综合征	*LKB1, STK11*	雷帕霉素依维莫司	mTOR	2 期 （已终止） 临床前期
Cowden 综合征	*PTEN*	雷帕霉素	mTOR	2 期 临床前期

　　长期以来，FAP患者的小肠腺瘤和十二指肠癌的治疗一直沿用结直肠病变的检查和治疗策略。然而，临床观察发现大肠和小肠之间存在不同的生物学特性，甚至是COX-2的表达水平[43]。尽管它们在微观和宏观水平均较相似（如管状腺瘤），十二指肠病变对NSAIDs和coxib的反应却与结直肠腺瘤大相径庭[44,45]。而且，进展期十二指肠腺瘤病的患者发展成十二指肠癌的相对风险达36%，现已成为FAP患者中因癌症死亡的主要原因。因此，对于对加强监测和化学预防仍无反应的进展期腺瘤性息肉病患者，建议进行预防性胰十二指肠切除术[46]。这些发现推动了针对十二指肠息肉和结直肠息肉之间表达和通路激活差异的临床前评估和相关研究，并强调了表皮生长因子受体的激活是一个关键差异。事实上，使用厄洛替尼治疗 $Apc^{Min/+}$ 小鼠，对其小肠病变显示出高水平缩瘤作用[47]。因此，作为该临床前发现的逻辑延伸，犹他大学的癌症遗传学研究小组以此临床前研究为基础，开展了一项单中心的Ⅰ期临床试验，用于评估6个月的舒林酸（150 mg 每天两次）和厄洛替尼（每天75 mg）对十二指肠息肉的疗效。该研究共纳入92名患者，虽然绝大多数受试者都不能耐受初始每日75 mg的剂量，但这一联合治疗显示出了令人鼓舞的疗效，且其主要副作用是可耐受的皮肤毒性[48]。实际上，该试验的结果推动了一项后续研究，用于确定更合理的厄洛替尼每周用药方案（NCT02961374）。值得一提的是，由于腹腔内硬纤维瘤，部分进展期十二指肠腺瘤病患者无法进行手术根治性切除，因此这使得药物控制成为避免其进展为十二指肠癌的唯一可用手段。

　　开发用于治疗和预防Cowden综合征和Peutz-Jeghers综合征的mTOR抑制剂（西罗莫司和依维莫司）的过程则截然不同。Cowden综合征患者携带 *PTEN* 基因胚系突变，而Peutz-Jeghers综合征患者则携带 *STK11*（*LKB1*）基因胚系突变，这些基因编码的蛋白均参与PI3K-AKT-mTOR信号转导通路。PTEN负责调节PI3K信号传递分子AKT。同样，*STK11* 的失活可导致mTOR的激活，这将通过磷酸化和抑制mRNA翻译阻遏物、eIF-4E结合蛋白1以及磷酸化和激活核糖体p70S6激酶来增加蛋白质合成。目前已开展了两项临床试验分别探讨此类抑制剂对Peutz-Jeghers综合征（NCT00811590）[49]和Cowden综合征（NCT00971789）[50]的疗效。前者由于仅招募两例患者，进行缓慢而终止；而后者在治疗胃肠道息肉中展现出了一定的疗效以及关键生物标志物的调控作用，且治疗期间副作用可控，但治疗过程短于2个月。

　　因此，我们可以得出结论，由于研究中心未能纳入足够的患者、临床试验进展缓慢，使得遗传性CRC综合征的靶向治疗药物的转化开发尚未到黄金时期。厄洛替尼的成功表明，只有大型的遗传学诊疗中心集中力量才能完成此类临床研究，为这些孤儿疾病（没有公司主动研发药物的罕见疾病）重新定义靶向药物。

5　为肿瘤医师总结的实践要点

　　对于可疑或已确诊的遗传性结直肠癌综合征患者的诊疗需要肿瘤科医师关注以下几个日常临床实践中散发性病人不常见的临床问题。第一个是年龄因素，因为遗传病例初诊于较早的年龄，大多数患者在50岁之前被诊断[5]。因此，当患者寻求治疗建议时仍处于生育年龄，于是他们会关注完成治疗后，组建家庭时可能出现的生殖繁育问题。因此，在进行化疗或放疗之前，患者将需要请教专科医师就保留生育能力进行讨论。第二个涉及与肿瘤外科医师的协调诊疗。不管是在一期切除、全结肠或次全结肠切除术之前，还是在一期手术切除术后，肿瘤内科医师都要与外科医师讨论，是否需要行保留直肠的结肠切除术，作为降低异时性肿瘤风险的预防干预措施，或作为每年复查结肠镜检查的替代方法。第三个考虑因素是根据临床表现和表型对怀疑患有遗传综合征的患者进行基因检测。在这种情况下，应在初诊时进行遗传咨询。目前，由于多基因组合的胚系突变测序的实施，遗传诊断过程得以加速和简化，即此类多基因组合仅需一步就能排查多种综合征。此外，肿瘤分子检测（MSI、dMMR）在之前是进行初步基因评估以排除林奇综合征的关键步骤，而现在由于它对转移性疾病具有免疫治疗的潜在指征，而成为一种强制性检查。因此，医疗服务提供者需要熟悉这些结果的检测，并了解这些结果提示可以行特定的免疫治疗，并将他们转诊到遗传学专家那里进行遗传咨询。当基因突变检测得到阳性结果时，则有义务告知患者有必要在家庭成员中分享该结果，促使其他高危成员进行检测，并对基因突变携带者加强监测。第四个考虑因素是遗传病患者在完成标准治疗后需要进行的监测策略。这些患者可能需要更频繁的内镜检查，而不是常规手术后1年行结肠镜复查。此外，需要进行额外的监测检查以筛查胃肠道之外的恶性肿瘤，例如将林奇综合征患者转诊至妇科肿瘤科进行卵巢癌和子宫内膜癌的筛查，或进行尿液检查以筛查尿路肿瘤，尽管这两种方法并没有得到专家组所有成员的认可。最后，肿瘤科医生应特别注意，当我们在为Ⅳ期患者寻找临床试验机会而进行体系突变检测时，有些体系突变可能提示存在胚系突变。尽管癌症相关易感基因也存在体系突变，但当某些与遗传易感性相关的基因（如MMR、APC、MUTYH、TP53、PTEN、STK11和SMAD4基因等）出现高等位基因频率（40%～60%）时应引起重视，因为这提示可能为遗传性疾病。

　　利益冲突　作者声明没有利益冲突。

第4篇

登记系统和数据库

Registries and Databases

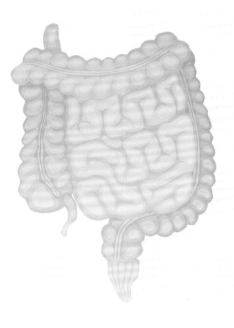

第 26 章
数据库：意图、能力和局限性

Databases: Intentions, Capabilities, and Limitations

Pål Møller, Sigve Nakken, Eivind Hovig

孙凌宇，杨　宁　译

摘　要

　　计算机可以用于保存、检索和处理数据。然而，对于每项任务，必须准确地指示计算机应该做什么。许多任务，例如翻译人类语言，仍需完善。若由计算机进行分析，数据需要根据有效计算的要求进行格式化。这经常以数据库的形式实现。另外，基于对可随时存取数据库内的数据的计算，为提高人工指令转换为计算的效率，用于计算的计算机指令通常是由专用计算机语言的形式呈现。原则上，按定义为某一目的（意图）设计的数据库将声明其功能和局限性。本章只就遗传性癌症领域的数据库原则为生物学家进行一般性评论，并提及一些相关设计和使用此类数据库的原则及优缺点。

关　键　词

数据库；研究；结构；能力；局限性；关系数据库；类型转换；格式化

P. Møller (✉)
Research Group on Inherited Cancer, Department of Medical Genetics, The Norwegian Radium Hospital, Oslo University Hospital, Oslo, Norway
Department of Tumor Biology, Institute of Cancer Research, The Norwegian Radium Hospital, Part of Oslo University Hospital, Oslo, Norway
Surgical Center for Hereditary Tumors, HELIOS University Clinic Wuppertal, University Witten-Herdecke, Wuppertal, Germany

S. Nakken
Department of Tumor Biology, Institute of Cancer Research, The Norwegian Radium Hospital, Part of Oslo University Hospital, Oslo, Norway

E. Hovig
Institute of Cancer Genetics and Informatics, The Norwegian Radium Hospital, Part of Oslo University Hospital, Oslo, Norway
Department of Informatics, University of Oslo, Oslo, Norway
Department of Tumor Biology, Institute of Cancer Research, The Norwegian Radium Hospital, Part of Oslo University Hospital, Oslo, Norway

1 什么是数据库

数据库可以被定义为所涉及信息（在这里称之为"数据"）的有组织的集合（https://en.wikipedia.org/wiki/Database）。有用的数据库应该有一种方法可以导入和导出所存储数据，以便有效地检索和计算。为实现这些操作，人与数据库之间的接口十分重要。在不同的解决方案中如何组织这些单独的功能可能会有所不同，从简单的电子表格（多合一软件包）到大多数根据潜在复杂指令进行操作的、具有每个单独功能单元均可分别操作的高级系统。一个可能解释该基本概念的充满寓意的例子是：将一个人的血液样本视为保存该人所有遗传信息的数据库，我们阅读这些信息的行为是为了建立输出系统以使信息在不同的格式下可用。学会阅读代码后，我们现在试图理解整理后的人类DNA数据所用于的目的。遗传性癌症数据库通常可能包括有关患者表型的信息（在我们的癌症案例中），患者的生活环境因素（致癌物、预防和治疗方法）及基因检测结果（读取患者DNA编码结果）。研究目的可能是描述各部分信息（变量）领域之间的关联。

2 意图

建立数据库的实际方法可能为明确目的，这也将提供解决方案中应包含内容的描述。当检验假设时，这可能很直接。但是，研究也可能要描述未知的东西。构建一个用以探索未知数据库的最佳方法是什么？一种方法是输入所有可用的数据，希望能得到一些东西。在资源有限的世界中，这一天可能很快就会到来。你可能需要使用效能计算来考虑手头哪些资源具有优先权。这意味着您将考虑所需数据点的数量以及输入信息的质量以获得有最高优先权的研究问题的答案。这意味着事先确定要寻找的内容。此外，拥有允许以后输入其他信息的数据结构会非常有利于解决更多问题，而不必重新构建原有数据结构。如果存在确切意图，请以书面形式提出。如果很难写下来，意图可能不够精确，无法实施，那么改进目的将很好地为最终解决方案服务。如果您是不掌握编程技能的科学家，实施您概念的程序员可能无法按照指导使概念具有计算机可识别性。因此，有必要说一种程序员能够理解的语言。同样，如果程序员不了解当前的科学问题，而科学家不了解程序员的工作，那么交流获得有用结果的可能性会很小。因此，一定程度上的理解数据库的优势和局限性以及如何利用它们，显然对任何使用遗传性癌症数据库的科学家很重要。

3 统计学

原则上，数据库设计和编程并非统计学。数据库用于存储和检索信息。统计学分析可能是数据库的内置功能；另一方面，统计学是有关如何分析数据的其他知识领域（https://en.wikipedia.org/wiki/Statistics）；并可以构建数据库用以输出预先格式化的用以高级统计分析的数据。对数据库的查询可以用作统计软件进行分析的输入。统计软件可能对预格式化/指定的数据库结构有内部要求，即完全满足要执行的每个分析的需求。通常，数据库可能自带用于统计分析的内置功能，或者可以提供数据库软件中用于统计例程开发的功能。如何将统计分析与数据库分开与便利性相关：如果统计要求受到限制，并且掌握了相关权限，那么可以在数据库框架内开发统计学分析。如果既有程序员又有统计专家，参考理论及实践可及的内部及外部软件，并就科学问题进行初始阶段协商可能会有帮助。

4　电子表格

电子表格可以看作是具有两个维度的简单数据库：行和列（https://en.wikipedia.org/wiki/Spreadsheet）。每个电子表格单元格或数据库字段，可以定义为一行和一列的组合。每个字段可分配一个值。每个字段中的值是单个信息片段，即整合后电子表格数据库的内容。通常，这些列将作为信息片段用以包含给定信息元素类别声明的属性（图片、日期、文本等），每行可以代表一个对象（患者），在每一行和每一列中给出的值是数据库中保存的特定患者的信息元素。只有预定义的信息可以输入该行或该行进行保存。原则上需要三个步骤：首先决定要处理的电子表格的确切位置，然后将信息输入到所需的行数中以在预先设计的列字段中保存数值（通常表示为"填充"表）。第三步对内容进行某种统计分析。除初始概念，不可输入任何其他信息。因此，除了初始阶段决定纳入的数据，任何信息均不可被用于计算。

以上讨论指的是一个独立的电子表格。下文所述的电子表格集合可整理并成为复杂的关系数据库。关系数据库中的电子表格可能是一种具有格式化问题却方便导入和导出的格式。

5　对象、字段和格式

要解释每个字段中给定的值，必须指示数据库如何执行，且需根据字段格式对允许输入的内容进行限制。这个将预先定义今后通过该内容可以实现的目标。如果输入一个单词作为文本字符串，这是一种定义过的格式，此文本字符串以后不能再乘以2，因为那没有意义。但是两个文本字符串可以合并成为一个较长的包含两者的字符串。相反，数字2和3可以相加变成5，或相乘变为6，而不是作为字符串使两者连接成为23。处理不同种类的对象需要采取不同策略。经构建的计算机语言是可用来适当处理不同种类的对象。为此，每个变量将根据计算机语言的要求进行格式化。否则，系统将停止工作甚至输出误导性的结果。

6　类型转换和一些特定问题

将变量（字段）的格式（类）的类型转变为其他类型被称为"类型转换"（https://

www.tutorialspoint.com/cprogramming/c_type_Cast.htm）。任何数据库都带有用于类型转换的内置功能。类型转换将在最常用的电子表格中自动完成，对于没有经验的用户来说这可能会非常方便。在最常用的电子表格中声明字段的格式没有严格的要求：它将假设一个数字为数字，一个文本字符串为文本，一个日期为日期等，并且授予其权限将一列中的数字求和，这一列中不包含数字以外的任何内容且不会告知电子表格这些数字是数字。在研究中，这可能会造成问题和数据损坏，因为不做进一步通知可能将使数据库对数据类型做出错误假设。关闭此类内置功能可能很难（有时甚至不可能）。典型的示例是电子表格将变量内容导出到另一个数据库时将其转换为其他内容。

不同系统处理日期的方式很难控制且耗时。关于如何处理数字的数学默认设置可能会导致问题：如果四舍五入为整数，按数学标准，44.75通常将变为45。如需计算以5年为期的各年龄段队列的年发病率，一名患者在44岁零9个月时死亡将被纳入40～44岁队列组，而不是45～49岁队列，因为在45岁之前的他/她仍为44岁。一个乍一看似乎很复杂，但对科学家来说至关重要的例子是对于空白区、数字0和无信息的区分。数据库中的无信息通常表示为NULL，且不同于零，后者是一个数量（https://en.wikipedia.org/wiki/Null）。在计算机上，空白区和零以不同的数字ASCII编码存储（http://www.asciitable.com/）。NULL表示没有值存储在该字段，这实际上是ASCII码，因为计算机存储的所有二进制字段均为零，直到被处理成为其他数据。数据处理中包含NULL将导致运算结果中没有答案（程序员通常会向终端用户隐藏该错误消息）。简短的数学解释是，当计算中的参数为未知，无论其他所有参数的值如何，结果仍是未知的。任何高级数据库都会区分NULL、零和空白，但是电子表格通常不这样做。电子表格中的内置功能将视NULL和空白为零。如果尝试求和，则可能导致在设定用于存储数字的列中输入空格而不被识别的风险，这是因为：尽管什么也没有显示（空白），计算机仍在字段中存储了相关信息（字符串中空格的ASCII码）。更糟糕的是，如果将电子表格内容导出到更复杂的数据库，管控这些问题可能不被允许。

数据格式会以这种方式引起麻烦：任何人都可轻易掌控的廉价且易于使用的系统可以很好地处理简单的问题，但将内容从简单结构导出到更复杂、要求更高的数据库的解决方案可能会引起麻烦。

此外，研究人员通常可能希望找出缺失的值。为此，标示"缺失值"的值是必需的。该值既不能为空，也不能为零，也不为NULL。因此，就需要定义两个或更多不同的值，在数据结构中存储并声明为允许的存储值选项。

另一个特定的类别是逻辑运算符，它通常反映不能重叠的选项，而且所有有效选项之和将决定整批材料的分类。一个典型的例子是"死亡"字段，以使用户有机会输入"是"或"否"。此类数据是专门设计用于特殊形式的代数、逻辑等，并且通常通过图形用户界面呈现给用户，用户只能从两个或多个选项中选择一个。

与数据格式有关的问题是，在使用简单数据库时，选项将始终限于原始定义，即使有可能升级数据库以区分初始阶段尚未声明的不同类别的数据的话，也非常消耗时间。

7　一条信息只能输入一次

如果两个字段看起来包含相同的信息,哪一个是正确的?同步预计保留相同信息的数据库具有挑战性。为此只有一种解决办法,即一条信息输入一次且只输入一次,并且与包含作者及时间的元数据一同输入。有关输入信息质量的信息也可能很有价值。自此,该信息可在需要时进行拷贝但绝不可以存储在数据库的其他位置。如果要更新信息,最好在存储它的地方执行,并注明是谁于何时进行了更新。这样,整个数据库以及包括此信息的任何输出将通过只变更一个字段进行更新。每个医生都将认识到这是记录医疗信息的正确方式。他们也会知道删除先前记录的信息是被禁止的。这些信息可标记为无效信息,但无法删除。这些规则使得记录医疗信息的数据库变得复杂。原则上讲,数据库结构的复杂性与数据库中保存信息的对象数量无关:复杂性是由结构决定的,处理大型数据集的能力是独立的问题。但是,复杂的结构和大量条目的结合将需要更高的数据库性能。

8　无假设无偏倚的信息

原则上,输入数据库的信息不应存在假设。如果两则信息包括同样的假设,这将与"一条信息只能输入一次"的原则相矛盾。另外,一条信息包含一个假设(或许多假设)可能会产生误导,因为信息和假设将被同时检索,且不一定对用户可见:输出端可能会隐藏假设/限制,这些假设/限制可能会使查询结果的解释无效。一个典型的假设有可能使医学研究注册机构的输出无效,在收集数据过程中这是一个明确的偏倚。一个实际的例子是,如果所有受试家庭因为符合阿姆斯特丹临床标准而入选接受林奇综合征基因测试,那么所有具有引起林奇综合征致病基因的家庭将符合阿姆斯特丹临床标准。另一个例子是:如果两个或更多个信息实际上反映了相同的潜在原因,统计分析中的自由度可能会被错误地估计。此外,因为包含相同的假设,这两条信息可能会相互关联,而假定提供的信息可能与之无关:这个关联并不存在。

9　怎样建立数据库

上述参数导致很有限的可用数据库解决方案,在此我们简单讨论两个。
- 用于简单任务的简单电子表格。
- 初始阶段的简单关系数据库,后续可扩展。

10　用于简单任务的简单电子表格

如果存在一个简单明了的问题,通过以下方法获得答案可能是合适的:一组有限的参数,一个简单的电子表格。通常,电子表格中列的名称将是研究的变量。电子表格中的群体可用每行所研究病人执行。常用的电子表格可能包含足够的统计功能来回答相关的研究问题，或者可以将电子表格数据输入专门的统计软件包用于更精细的计算。如果选择使用后一种方法，电子表格数据的格式应符合用于导入统计软件的数据规范。

通常，此类电子表格可能不会扩展为包括更多感兴趣的研究数据/问题，可能不会扩展为包含重复的同一位病人的观察结果。

11　关系数据库

关系数据库是一种整理具有潜在更复杂结构数据的方法（https://zh.wikipedia.org/wiki/Relational_database）。建设一个以后具有针对不同目的进行扩展能力的关系数据库，必须至少满足本章讨论的所有要求。由于无法处理更复杂的研究问题，未能满足这些要求将导致可预测的最终崩溃。乍看起来似乎遵循基本规则很简单，但事实并非如此，因为复杂性很快就会增加，并且用于分析数据库（查询）的系统将变得很复杂。这样的数据库可能包括提供结果集的存储查询，这些结果集可能会被其他存储查询进一步处理，就好像第一个查询的结果集是数据库中的表一样。复杂性将成为所解决问题的一项功能，而不是包含的对象（患者）数量。每个要输入的参数都需要事先进行准确的逻辑描述，包括任何参数的潜在假设。如果参数有假设，则该假设最好是一个单独的变量。作为人类，我们一生都在定义和使用概念，这些概念是语言和交流的基础认知系统。这些概念通常没有明确定义，可能两个人对同一个单词的解释也不同。相反，数据库没有认知系统来解释内容，必须告知他们每则信息的确切定义，这是解释存储数据的前提。

癌症遗传学中定义不明确的对象包括"家庭""基因"和"突变"。一个概念的逻辑定义不仅要描述它是什么，更要说明它不是什么：这就是对象与其他对象的划分。未经描述的概念没有任何意义，因为它包含了所有内容。而上述示例并无描述：没有通用定义的"家庭"，并没有通用定义确切地描述哪个DNA碱基被称为"基因"，而"突变"有多个定义。如果使用了这些术语，则必须准确定义它们在数据库中是什么且不是什么。否则，存储在数据库中的内容将具有未声明的假设，并且查询得到的数据库输出将反映输入数据时（无意识的）假设。当其他人将数据输入数据库时这不仅导致一个问题。回顾以往，我们可能逐渐意识到一个术语的理解可能会随着时间而改变。举两个乳腺癌遗传学的例子：在浸润性癌和原位微浸润性癌之间有什么区别？受体阴性和阳性之间的确切临界点在哪里？如果需要检查数据库中的此类问题，需要对存储的内容进行精确定义。对（拟）连续变量评分的典型解决方案是在"低、中或高"三个选项中给它打分：排除中间群体以寻找极端情况之间的区别（病理组织学评分为1、2或3）。

通常，医学研究数据库将以人/患者为主要对象。该对象必须具有唯一的标识符，不可以使用姓名，因为名称可能会更改，并且可能有多个人使用同一名称。因此人们习惯使用唯一的号码，比如患者的社会保险号码。如果以社会保险号为主要对象，则具有未知社会保险号的已知人不会被纳入。这将导致未经所有家庭成员同意的家族谱系不会产生，因为缺少同意书而编档保存该人是不被允许的。获得死者或移出亲属的同意是不可能的，并且几代之前去世的亲属可能从来没有过社会保险号。为所有人生成一个独特且唯一的标识符的简单解决方案包括输入时的序号和后续相关的社会保险号代码与名字，该方法与内部标识符类似。

有些注册表基于可能错误的且以后会更改的诊断。新的诊断系统可能与旧系统不兼容，并且可能包含多名具有相同诊断的患者。不应该使用诊断代码作为关系数据库中的主要对象。

主表中的主对象在父表格中称为主键。原则上，可以在主表的列中输入所需数量的信息，但前提是信息永远不会改变。通常，主表中输入了出生、死亡日期和性别。如果一个主表中超出了适当的列数，可以新建立一个带有新列的新独立式表。新表将使用父表中患者的ID（主键），这将用于关联这两个表中的信息（请参见名称关系数据库）。

如果存在相同种类的重复信息（例如相同患者两次结肠镜检查的结果），则可以将其包含在另一个有结肠镜检查结果的表格中。如果有两次结肠镜检查，则同一位患者将填充两行：两行都将包含患者的ID（父表中的主键）以及进行结肠镜检查的时间。两行中病人的ID相同，但结肠镜检查的日期会有所不同。原则上会为不同目的建立尽可能多的所需表格，并为在任何这种表格中的同一个病人输入所需的尽可能多的行。正确构建的关系数据库在这些方向上的扩展没有限制。

12　结构化查询语言（SQL）

SQL是设计、维护和查询关系数据库的常用方法（https://zh.wikipedia.org/wiki/Relational_database）。分析关系数据库需要提出一个问题，即一个查询。查询被格式化为一种为任务设计的语言。这种数学结构化的语言可以将不同信息及其关系联系起来，通常提供二维信息结果表格作为查询的答案（查询的返回值）。这个返回值可以再次输入以进行新查询，从而构建复杂的分析系统。为符合统计分析软件中的输入格式，查询的返回值可以进行格式化以用以上文所述的进一步统计学分析。如上所述，给定数据库中对象的确切定义和格式决定了此种方法可以达到的目标。返回值是否有意义取决于设定问题的人。这个问题可以由科学家提出，然后实际上由程序员将查询进行编程以确保问题被正确的提出。否则，返回值中的答案将并不是科学家提出的问题。除了查询的返回值之外，数据库不会返回并输出其他查询值。

查询返回值是否具有意义并且是问题的有效答案取决于逻辑要求在何种程度上符合上述所包含的对象。后者至关重要：如果数据包含假设，数据库的任何查询返回值都将反映这些假设。此种现象被称为"垃圾进垃圾出"。如需患者随访，随着时间的流逝，将需要纠正错别字和误解。在医疗文件中，将不允许删除先前输入的信息。通常，表格中"标记"为不正确的一行将提供犯错者的信息，并在新行中插入正确信息和"标记"，且注明执行者及时间。"标记"是指通过加入单独变量增添行中的信息。普通用户在给定时间只能看到正确的信息，但是追溯所有输入信息以及所有改动的执行者和发生时间也是可以的。对医疗文件中的所有变量实施这样的功能将使其在设计和维护上都变得非常复杂。

照此原则建立的关系数据库可能因此变得非常复杂，通常将这一过程称为"标准化"，也就是使其正确。启动研究项目并获得结果的时间很紧迫，并且可能无法获得所有的正确资源。接下来，决定从哪里开始，确保以简单的方式开始且遵守基本规则将很重要。若已实现此目的，则数据库将可扩展至接下来的任何研究问题。其替代方法是违反某些基本规则，因为它们在启动阶段过于复杂且需要大量资源。这样做法通常称之为当前任务数据库的"去标准化"。这样做可以事先准确地预测需要包括哪些限制条件，以及数据库未来无法执行哪些任务。

13 结论

从以上示例所证明的内容可以看出：必须根据研究项目需求声明来构建研究数据库。另外，可以在数据输入数据库之前对SQL查询进行预编程，它们可能是您研究方案中所宣布的研究目标重新格式化后转换成为您可使用的编程语言。如果您是一位需要程序员来建立和处理您数据库的科学家，您可能必须要了解数据库的功能和限制，以此避免误解并确保达到您的研究目标。如果您的小组中也有统计学专家，那么这三位专家最好在计划数据库设计时进行沟通。如果有可能出于其他目的扩展数据库，您可以选择建立满足所有基本要求的关系数据库，其中一些已在前文讨论。如果由于时间和资源不足而需要走捷径，您可以提前预测数据库将来会有哪些限制。两种先前的说法至今看起来仍有道理："将每个困难都分成可行的和必要的尽可能多的部分来解决"（https://www.brainyquote.com/quotes/quotes/r/renedescar154431.html）和最新版本"每个问题都应尽可能简单化，但不应过于简单"（http://quoteinvestigator.com/2011/05/13/einstein-simple/）。

第 27 章
结肠癌家系登记队列

The Colon Cancer Family Registry Cohort

Mark A. Jenkins, Aung K. Win, Noralane M. Lindor

珠　珠，黄　鉴，李文亮　译

　　1997年美国国立卫生研究院（NIH）建立了结肠癌家系登记队列（CCFRC），旨在用于研究遗传因素和环境因素对结直肠癌发病风险的影响，以及筛选那些能从预防策略中受益的高危人群。采用了病例对照家系设计，用于强化遗传及环境因素的研究，包括发现新的致病基因及其特征描述，并评估遗传风险的修饰因素。1998～2012年，纳入了来自美国、加拿大、澳大利亚和新西兰的15 049个家庭的42 489名受试者，其中包括新诊断结直肠癌患者，源于基于人群的癌症数据库，基于人群的对照病例，以及来自家庭癌症诊所的患者及其亲属，包括罹患结肠癌的和未患病的家系成员。这些家庭诊所的有明显结直肠癌家族史或早发性结直肠癌患者，在基线水平，参与者提供一份血液/口腔咽拭子样本，以及诊疗记录和肿瘤样本，并完成一份详细的风险因素问卷（身高、体重、饮酒、吸烟、体力活动、药物使用、饮食、筛查、癌症诊断、详细癌症家族史）。基线水平评估后每4～5年，对所有参与者进行随访，了解他们个人和家系的癌症史以及手术史、癌症筛查和风险因素。37 436名

M. A. Jenkins (✉)
Centre for Epidemiology and Biostatistics, Melbourne School of Population and Global Health, Faculty of Medicine, Dentistry and Health Sciences, The University of Melbourne, Parkville, VIC, Australia
University of Melbourne Centre for Cancer Research, Victorian Comprehensive Cancer Centre, Parkville, VIC, Australia
e-mail: m.jenkins@unimelb.edu.au

A. K. Win
Centre for Epidemiology and Biostatistics, Melbourne School of Population and Global Health, Faculty of Medicine, Dentistry and Health Sciences, The University of Melbourne, Parkville, VIC, Australia
University of Melbourne Centre for Cancer Research, Victorian Comprehensive Cancer Centre, Parkville, VIC, Australia
Genetic Medicine and Familial Cancer Centre, The Royal Melbourne Hospital, Parkville, VIC, Australia

N. M. Lindor
Department of Health Science Research, Mayo Clinic Arizona, Scottsdale, AZ, USA

参与者的总随访涵盖了33.9万人/年（其中27.7万人为对参与者的直接调查，6.2万人为对参与亲属的访谈）。在随访期间，824名（2.2%）参与者被诊断为结直肠癌，3 582名（9.5%）被诊断为结直肠癌以外的其他恶性肿瘤。所有参与者进行了主要的遗传性结直肠癌综合征（林奇综合征和MUTYH）相关基因的胚系突变检测，和全基因组SNP基因分型。对结直肠癌患者进行了主要的体细胞突变检测和临床相关分子亚型的检测，包括肿瘤微卫星不稳定性、免疫组化检测错配修复蛋白缺失、常见的体细胞KRAS和BRAF突变、MLH1甲基化和CpG岛甲基化表型（CIMP）。相关的数据和生物样本可用于合作研究，并已用于400多个公开发表的文献和大约300个研究项目（53%是外部研究者主导的项目），见http://www.coloncfr.org/。

关·键·词

结直肠癌；家系研究；林奇综合征；危险因素；队列；家族史

1 结肠癌家系登记队列的基本原理和结构

结直肠癌长期以来一直是世界上最常见的恶性肿瘤之一，2012年数据统计每年约有140万新发病例（占全球新发恶性肿瘤的9.8%），并导致69.4万人死亡（占全球恶性肿瘤死亡率的8.5%）[1]。

在1996年为了减少结直肠癌的发病率和死亡率，美国国立卫生研究院的国家癌症研究所（NCI）邀请研究人员申请资金，以建立"结直肠癌研究合作家系登记处"（RFA：CA-96-011）。NIH的主要目标是收集家系信息、流行病学数据和相关的生物样本，这些资料来自有或没有结直肠癌病史，以及有或没有结直肠癌家族史的参与者，作为结直肠癌病因跨学科研究的资源，从而确定有可能从预防策略受益的结直肠癌高危人群。此队列研究更新了结肠癌家系登记的信息，详细描述见Newcomb等人的文章[2]。

这项研究的基本前提是，对照者及其亲属都被纳入一个单一的研究框架，以家系风险为基础设计能够有效地研究遗传病因、基因外显率、基因-基因之间的相互影响，以及基因与生活方式的相互影响。

因此，1997年，在国家癌症研究所的资助下，建立了结肠癌家系登记处。在第一阶段（1998～2002年），6个结肠癌家系登记处获得了5年的资助：

- 安大略省癌症护理中心（加拿大安大略省多伦多市）。
- 弗雷德·哈钦森癌症研究中心（美国华盛顿州西雅图）。
- 梅奥诊所（美国明尼苏达州罗切斯特）。
- 夏威夷大学（美国檀香山夏威夷）。

- 南加州大学联合会（包括美国南加州大学、明尼苏达大学、北卡罗来纳大学、科罗拉多大学和亚利桑那大学、达特茅斯大学和克利夫兰诊所基金会）。
- 昆士兰大学（澳大利亚布里斯班昆士兰）。

结肠癌家系登记处收到了第二阶段（2003～2007年）和第三阶段（2008～2012年）的资金补充，并增加了：

- 墨尔本大学（澳大利亚墨尔本维多利亚），其取代昆士兰大学。
- 纪念大学（加拿大纽芬兰），其是安大略省癌症护理中心的合作单位。

2004～2011年，结肠癌家系数据库中纳入了更多的非裔美国人和日裔美国人家庭从而扩大了少数民族/种族部分，并且NCI还分别单独资助了夏威夷大学、南加州大学、北卡罗来纳大学、弗雷德·哈钦森癌症研究中心和加州癌症预防研究所。

结肠癌家系数据库的第四阶段（2013～2018年）由NCI作为癌症流行病学队列提供资金，并因此更名为结肠癌家系登记队列（CCFRC）。这一阶段的变化包括：斯坦福大学（美国加州）作为CCFRC的管理中心，梅奥诊所（美国亚利桑那州斯科茨代尔）作为梅奥诊所的管理中心。

2　纳入和随访

纳入：根据不同CCFRC站点和不同资助阶段而设计抽样方案和不同纳入和排除标准。此前已公布了CCFRC各机构的详细纳入方案[2]。纳入人群大致分为两大类：基于人群型和临床型。CCFRC从15 049个家庭中纳入了42 489名参与者，他们在1998～2012年完成了基线调查问卷（表27.1）。平均而言，临床型家系的纳入人数是基于人群的家系的两倍（每个家系分别有5.3名和2.6名家系成员）。大多数参与者为白种人（86%），其次是亚洲人种（5.5%）、非洲裔美国人（5%）、美洲原住民（1%）和其他（太平洋岛民、多个种族或未报道）。在所有参与者中，约55%是女性。

表27.1　结肠癌家系登记队列的家系和参与者数目：按照基线纳入时的性别和结直肠癌（CRC）状况分列

	男性 N(%)	女性 N(%)	总数 N(%)
以人群为基础的家系[a]			13 190
CRC先证者（病例组先证者）	4 321(29.2)	4 419(24.6)	8 740(26.7)
家系成员有CRC	332(2.2)	372(2.1)	704(11)
家系成员无CRC	7 769(525)	10 516(583)	18 285(55.8)
未患CRC先证者（对照组先证者）	2 071(14.0)	2 205(12.3)	4276(13.0)
对照组先证者的亲属[b]	310(2.1)	467(2.6)	777(14)

（续表）

	男性 N(%)	女性 N(%)	总数 N(%)
基于人群的个体总数	14 803	17 979	32 782
临床型家系 ^c			1 859
先证者和有CRC的家系成员	1 139(26.1)	1 108(20.7)	2 247(23.1)
先证者和无CRC的家系成员	3 221(73.9)	4 239 (79.3)	7 460 (76.9)
基于临床的个体总数	4 360	5 347	9 707
总家系数			15 049
总参与者人数	19 163	23 326	42 489

注：^a 基于人群纳入的先证者；^b 仅为墨尔本大学纳入的对照组先证者的亲属；^c 从家庭癌症诊所纳入的先证者。

2.1 主动随访

在完成基线调查问卷后每4～5年，对所有基于人群的家系（但不包括对照组）和临床型家系的所有参与者进行随访。随访时，通过电话随访或自行填写问卷调查（邮寄或在线）询问所有参与者，更新他们的个人和家族癌症史，以及他们的手术史、癌症筛查和特定的危险因素。

在37 436名完成基线问卷并接受随访的受试者中，27 918名完成了首次随访问卷（存活者的应答比例或应答"率"为83%），3 549人在首次随访前死亡，5 969人失访或拒绝随访。在完成第一次随访的27 918名受试者中，18 958人完成了第二次随访问卷（随访应答率=87%），1 934人死亡，2 824人无法联系或拒绝随访，4 202人未到随访时间。在完成第二次随访的18 958名受试者中，8 371人完成了第三次随访问卷（随访应答率=95%），1 536人死亡，368人无法联系或拒绝随访，8 683人未到随访时间（图27.1）。

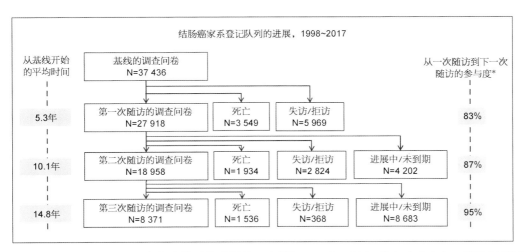

图27.1 结肠癌家系登记队列参与者的随访进展情况（截至2017年6月）。参与度定义为：随访时填写问卷的人在存活的人中所占的百分比

完成问卷调查后的参与者的随访总人数为276 762人／年。由于这是一项家系研究，因此，即使参与者本人没有参与后续调查，也可以根据对参与调查的家系成员的访谈来确定参与者的生存状况和癌症发生情况。若包括来自家系成员随访在内，所有完成基线问卷调查的受试者随访总人年数为338 970人／年，平均每位受试者随访9.1年。其中包括：在结直肠癌确证后2年内纳入的人员约为4.9万人／年（因此与结直肠癌生存和异时性癌症风险研究相关）；结直肠癌诊断后2年以上纳入的39 000人／年（因此与结直肠癌幸存者的研究相关）；无结直肠癌病史者（与结直肠癌风险及病因学研究相关），表27.2。

表27.2　截至2017年6月，按不同队列类型进行基线纳入以来，结肠癌家系注册队列的研究参与者（对照除外）的结直肠癌诊断和死亡人数

	参加人数	任何年龄结直肠癌的发病人数（％）	50岁以下结直肠癌的发病人数（％）	死亡人数（％）	平均随访（年）[d]
纳入前2年内出现过结直肠癌[a]	6 765	144（2.1）	31（0.5）	2 694（39.8）	7.5
纳入前2年以上出现过结直肠癌[b]	4 623	202（4.4）	25（0.5）	1 411（30.5）	8.8
纳入前无结直肠癌病史[c]	26 048	478（1.8）	114（0.4）	2 914（11.2）	10.0
总数	37 436	824（2.2）	170（0.5）	7 019（18.7）	9.4

注：[a] 该队列可用于研究结直肠癌的生存率和异时性癌的发生风险；[b] 该队列可用于研究结直肠癌的幸存者；[c] 队列可用于研究结直肠癌的危险风险和病因；[d] 根据参与者本人的随访访谈或者参与者家属的报告。

2.2　被动随访

在CCFRC的每个站点都进行了以下一项或多项被动随访活动：与当地和国家死亡档案、基于人群的癌症登记和选民名册、每年的时事通讯、遗传咨询师的审查、讣告和其他发给参与者的邮件的数据链接。定期对所有参与者进行被动随访，时间间隔随CCFRC的位置、随访活动的类型和费用的不同而有所不同，以获取关于新发癌症、生存状态和死亡原因的信息，并更新联系信息。

2.3　随访期间发生癌症和死亡事件

在主动和被动随访期间，均要记录所有新发的结直肠息肉和新发癌症情况。采用多种方式如医疗记录、癌症登记数据和亲属的确认报告来确认癌症。迄今为止，有824名（2.2%）参与者自基线检查以后被诊断为结直肠癌（表27.2）。3 582名（9.5%）受试者自基线检查后总共4 164例被诊断为非结直肠癌，结肠外恶性肿瘤的发病情况如下：皮肤癌772例，乳腺癌568例，前列腺癌599例，胃癌97例，小肠癌52例，肝胆癌103例，胰腺癌102例，肾癌147例，输尿管癌40例，膀胱癌150例，脑癌76例，肺癌355例，骨肿瘤

27例，血液系统肿瘤219例，子宫内膜癌163例，卵巢癌73例，宫颈癌35例，其他器官586例。自基线检查以来，共有7 019名（19%）受试者死亡（包括基线检查时有结直肠癌和无结直肠癌的受试者），图27.1。

3 数据

在基线纳入时，CCFRC参与者必须填写一份详细的癌症家族史、一份风险因素问卷、并同意提供与任何结直肠癌诊断相关的医疗记录以及同意提供结直肠癌的肿瘤组织，并根据与先证者的关系程度，提供血液（或口腔咽拭子）样本（表27.3）。

3.1 基线风险因素问卷

要求所有参与者（先证者及其参与亲属）通过面谈或电话访谈或邮寄问卷的方式，使用标准化问卷完成同样详细的基线风险因素调查。内容包括人口统计学、生活方式、筛查、治疗史和家族史。四个CCFRC站点还要求参与者填写一份自我管理的食物进食频率膳食问卷。三个CCFRC站点（夏威夷大学、安大略省癌症护理中心和南加州大学联合会）使用了由夏威夷和加利福尼亚多种族队列研究开发的问卷[3]。墨尔本大学使用墨尔本协作队列研究开发的问卷[4]。

3.2 随访风险因素问卷

在每次随访中，参与者被问及自上期随访后发生的以下事件，包括癌症诊断、肠道和妇科手术、结直肠癌筛查、息肉和癌症诊断以及亲属死亡。一些CCFRC站点选择包括与结直肠癌风险因素相关的附加问题。每个CCFRC站点使用的所有基线和随访问卷都可以在 http://www.coloncfr.org/questionnaire 上查到。

表27.3 截至2017年6月可用于结肠癌家系登记队列的资源

			男性 N（%）	女性 N（%）	总数 N（%）
基于人群的家系病例[a]	先证者	基线问卷	4 321（22.5）	4 419（18.9）	8 740（20.6）
		进食频率的问卷	2 096（22.7）	2 409（20.5）	4 505（21.5）
		血液/口咽拭子样本	3 759（27.3）	3 886（22.8）	7 645（24.8）
		息肉样本	14（7.9）	8（4.0）	22（5.8）
		肿瘤样本	3 561（73.6）	3 447（70.2）	7 008（71.9）
		诊断和治疗	1 563（84.2）	1 526（85.7）	3 089（85.0）
	家系成员[b]	基线问卷	7 740（40.4）	10 328（44.3）	18 068（42.5）
		进食频率的问卷	3 323（36.0）	4 700（40.0）	8 023（38.3）

（续表）

			男性 N（%）	女性 N（%）	总数 N（%）
基于人群的病例家系[a]	家系成员[b]	血液/口咽拭子样本	4 751（34.4）	6 731（39.5）	11 482（37.2）
		息肉样本	7（3.9）	8（4.0）	15（3.9）
		肿瘤样本	265（5.5）	325（6.6）	590（6.1）
		诊断和治疗	40（2.2）	44（2.5）	84（2.3）
	配偶对照[c]	基线问卷	361（1.9）	560（2.4）	921（2.2）
		进食频率的问卷	135（1.5）	197（1.7）	332（1.6）
		血液/口咽拭子样本	149（1.1）	225（1.3）	374（1.2）
基于人群的对照家系[d]	先证者	基线问卷	2 071（10.8）	2 205（9.5）	4 276（10.1）
		进食频率的问卷	1 142（12.4）	1 023（8.7）	2 165（10.3）
		血液/口咽拭子样本	1 399（10.1）	1 497（8.8）	2 896（9.4）
	家系成员[b]	基线问卷	310（1.6）	467（2.0）	777（1.8）
		进食频率的问卷	260（2.8）	383（3.3）	643（3.1）
		血液/口咽拭子样本	6（0）	5（0）	11（0）
临床型家系病例[e]	CRC先证者[a]	基线问卷	699（3.6）	644（2.8）	1 343（3.2）
		进食频率的问卷	247（2.7）	270（2.3）	517（2.5）
		血液/口咽拭子样本	645（4.7）	625（3.7）	1 270（4.1）
		息肉样本	24（13.5）	29（14.4）	53（13.9）
		肿瘤样本	561（11.6）	526（10.7）	1 087（11.2）
		诊断和治疗	239（12.9）	204（11.5）	443（12.2）
	先证者的配偶，无CRC病史[c]	基线问卷	137（0.7）	304（1.3）	441（1.0）
		进食频率的问卷	62（0.7）	164（1.4）	226（1.1）
		血液/口咽拭子样本	101（0.7）	250（1.5）	351（1.1）
		息肉样本	13（7.3）	27（13.4）	40（10.5）
		肿瘤样本	20（0.4）	67（1.4）	87（0.9）
		诊断和治疗	0（0）	0（0）	0（0）
	家系成员[b]	基线问卷	3 524（18.4）	4 399（18.9）	7 923（18.6）
		进食频率的问卷	1 953（21.2）	2 596（22.1）	4 549（21.7）

（续表）

			男性 N（%）	女性 N（%）	总数 N（%）
临床型家系病例[e]	家系成员[b]	血液/口咽拭子样本	2 983（21.6）	3 814（22.4）	6 797（22.0）
		息肉样本	120（67.4）	130（64.4）	250（65.8）
		肿瘤样本	429（8.9）	542（11.0）	971（10.0）
		诊断和治疗	14（0.8）	6（0.3）	20（0.6）
总数	所有基于人群的和临床型的患者和家属	基线问卷	19 163	23 326	42 489
		进食频率的问卷	9 218	11 742	20 960
		血液/口咽拭子样本	13 793	17 033	30 826
		息肉样本	178	202	380
		肿瘤样本	4 836	4 907	9 743
		诊断和治疗	1 856	1 780	3 636

注：[a] 在基线采访时有结直肠癌（CRC）病史的先证者；[b] 在基线采访时患或未患结直肠癌；[c] 先证者的配偶。在基线采访时无结直肠癌病史；[d] 在基线采访时无结直肠癌病史的先证者；[e] 来源于家庭癌症诊所的先证者。

3.3 家族史

每个家系的一个或多个参与者被要求通过回答一组标准问题来提供每个家系的癌症家族史，这些问题包括性别和出生日期、癌症部位（非黑色素瘤皮肤癌除外）和诊断时的年龄或日期、生存状态以及死亡日期（如果死亡）。所有CCFR站点都记录了每个一级和二级亲属的详细家族史信息，有些站点根据特定站点的协议扩展到三级亲属（详情见newcomb等人的文章[2]）。为了验证肿瘤的解剖部位、疾病范围、诊断年龄和病理诊断，付出了很多的努力。验证的资料包括病理报告、医疗记录、手术记录、癌症登记信息和死亡证明。

3.4 血液/口腔咽拭子样本

要求参与者提供血液或口腔咽拭子样本。在同意采样的人群中，有93%提供了血液样本（表27.3）[5]。根据CCFRC质量控制规定，从血液和漱口水样本中提取DNA，以最大限度地提高目标DNA浓度和片段大小。为了向先证者和选定的亲属提供无限量的DNA和RNA，用Epstein Barr病毒将先证者的淋巴母细胞细胞系保存[6]。

3.5 肿瘤和病理

石蜡包埋的结直肠癌肿瘤以及病理诊断报告，都是在参与者同意的情况下从治疗机构获得的，如果参与者死亡，则是在其亲属同意的情况下获得的。此外，一些CCFRC站点也获得了息肉和肠外恶性肿瘤组织及病理，特别是通常被认为与林奇综合征相关的恶性肿瘤。从每个肿瘤（免疫组织化学和核酸提取物）和正常组织块中切取多个切片，其中一个切片用苏木精和伊红（H&E）染色，并由病理学家复查。对于每一个结直肠癌，都要完成病理检查（通过检查H&E切片或从现有的病理报告中提取相关数据），以获得以下标准化的肿瘤特征：分级、组织学类型、分期（结直肠癌壁浸润深度和区域淋巴结转移）、淋巴管侵犯和神经周围侵犯。每个CCFRC站点都保存了一些病理切片，以备将来研究之用。当外部机构允许时，肿瘤组织块也被储存起来以备将来研究用。两个研究点（安大略和南加州大学联盟）已经利用结直肠癌组织（$n=1278$）制作了组织芯片（TMAs）。

3.6 虚拟组织库

CCFRC创建了一个数字化的病理切片的数据库（传统玻璃切片的数字化）。4 510张先证者的结直肠癌组织的H&E染色切片，使用纳米变焦数字病理扫描仪（Hamamatsu公司）或Aperio Scan Scope数字化切片扫描仪进行扫描。每个图像存储为一系列752×480像素的JPEG图像块，并用相关软件进行重建。这些图片的大小一般在每张切片200 MB到1.5 GB。所有图像都存档在五个图像服务器上：一个用于短期存储，四个用于长期存储。通过共享H&E部分可以促进基于形态学的研究，而且不会由于未返还原始切片而导致样本资源的丢失。

3.7 临床记录

从3 830个先证者和基线后随访过程中确诊为结直肠癌的111个家系病例中获得临床治疗与预后的记录信息，并收录到标准项目中以备后续研究之用。

3.8 肿瘤的分子特征

结直肠癌先证者需要用PCR检测微卫星不稳定性（MSI）和/或免疫组化（IHC）方法检测4种DNA-MMR蛋白的表达情况（即DNA错配修复蛋白缺失状态的检测）[7]。对结直肠癌肿瘤组织DNA进行BRAF V600E体细胞点突变[8, 9]和KRAS密码子12和13的体细胞突变[8, 9]检测。还需进行肿瘤组织的*MLH1*基因的启动子甲基化检测（一种表观遗传表型，可用于表明肿瘤MMR缺陷更可能是由*MLH1*中的体细胞表观遗传事件引起，而不是由*MLH1*中的胚系突变引起）[11]。通过评估5个基因启动子（CACNA1G、IGF2、NEUROG1、RUNX3和SOCS1）的定量甲基化，也对CpG岛甲基化表型（CIMP）进行检测[10]（表27.4）。

3.9 胚系DNA的分子特征

所有基于人群的结直肠癌先证者先进行肿瘤组织的MSI检测，或者免疫组化检测MMR蛋白的表达情况，如果为MSI-H或者dMMR，则进行*MLH1*、*MSH2*、*MSH6*、*PMS2*和*EPCAM*这5个基因的胚系突变检测。而对于临床型家庭，则选择发病年龄最小的结直

表27.4　截至2017年6月结肠癌家系登记队列的参与者（先证者和家系成员）的分子特征

分子检测	参与检测的人数	检测的结直肠癌肿瘤的数目	检测结果
肿瘤组织			
DNA MSI	5 147	5 305	1 065: MSI-H 665: MSI-L 3 575: MSS
IHC 检测 MMR 蛋白	8 036	8 338	1 671: dMMR 6 667: pMMR
CIMP[a]	3 877	4 502	506: 阳性 3 996: 阴性
MLH1甲基化	3 041	3 412	465: 甲基化 2 947: 正常
BRAF V600E 突变	7 080	7 322	679: 阳性 6 643: 阴性
KRAS突变	4 014	4 154	1 299: 阳性 2 855: 阴性
血液			
MMR 基因[b]	2 895 名先证者 4 106 名亲属		710: 突变 1 408: 突变
MUTYH[b]	10 649 名先证者 3 571 名亲属		47: 双等位基因 195: 单等位基 12: 双等位基因 197: 单等位基基因

注：MSI: 微卫星不稳定；MSI-H: 高度微卫星不稳定；MSI-L: 低度微卫星不稳定；MSS: 微卫星稳定；IHC: 免疫组化；MMR: 错配修复；dMMR: 错配修复缺陷；pMMR: 错配修复完整；CIMP: CpG岛甲基化表型。[a] 如果5个基因中≥3个基因的甲基化参考值百分比≥10，则将肿瘤分类为CIMP阳性；[b] 测序（先证者）或预测性检测（亲属）。

肠癌患者，无论其MSI或MMR蛋白表达情况如何，进行上述5个基因的胚系突变检测。所有的病例先证者均进行MUTYH基因的特定位点胚系突变检测。对参与人员和同意检测的先证者的亲属，进行特异性胚系基因突变检测以确定是否含有先证者的突变（MMR基因或MUTYH基因）（预测性检测）。在CCFRC参与者中，2 118人携带一个MMR基因突变（*MLH1*为761人，*MSH2*为976人，*MSH6*为243人，*PMS2*为109人，*EPCAM*为29人），451人携带*MUTYH*的单等位基因突变（n=392）或双等位基因突变（n=59）。自基线检查以来，这些突变携带者共检测出了MMR突变18 514人/年和*MUTYH*突变3 732人/年。

此外，对包括家族性结直肠癌X型、早发性结直肠癌（结直肠癌诊断年龄<50岁）、疑似林奇综合征和1 231例没有提供肿瘤组织进行dMMR状态检测的结直肠癌患者，采

用36基因组合（均为已知或疑似的结直肠癌易感基因，包括MMR基因）进行了靶向测序[12]。CCFRC通过各种平台获得了10 716名参与者（6 732例患者和2 435名正常对照）的全基因组SNP基因分型数据，这些数据现在都被纳入千人基因组计划[13]。

4 研究总结

CCFRC资源已用于400多份经同行评审的原始出版物，见http://coloncfr.org/publications。这里，我们着重介绍一些研究结果，这些研究结果说明了这一队列研究对了解结直肠癌的遗传和环境危险因素的重要性。

4.1 林奇综合征

利用CCFRC的研究已经显著地改进和提高了我们对这种癌症易感遗传综合征的多方面理解和认知，特别是在以下主要研究中。

- 评估关于*MLH1*和*MSH2*[14]、*MSH6*[15]和*PMS2*[16]胚系突变携带者的特定年龄段的累积患癌风险。
- 对林奇综合征携带者进行了首次前瞻性队列研究[17]。
- 描述了非裔美国人携带者的MMR基因突变谱及估计了其外显率[18]，并评估了患结肠癌[19]或直肠癌[20]后再发异时性结直肠癌的风险，以及患结直肠癌[21, 22]或子宫内膜癌[23]后继发癌症的风险。
- 评估林奇综合征家系中儿童时期患癌的风险[24]。
- 研究癌症风险的修饰因素，包括环境因素（体重指数[25, 26]；吸烟[27]；饮酒[28]；阿司匹林和布洛芬的使用[29]；多种维生素、钙和叶酸的补充情况[30]；女性荷尔蒙因素[31]）和遗传因素（*TERT*[32]、*MUTYH*[33]和其他常见遗传变异[34]）。
- 调查生育是否与林奇综合征相关[35, 36]。
- 描述了与林奇综合征相关的临床表型[37]。
- 提供了林奇综合征患者患乳腺癌[17, 21, 23, 38]、宫颈癌[14, 39]和前列腺癌[21, 40]的风险轻度增加的证据。
- 显示了肿瘤*BRAF*突变[41]和*MLH1*启动子甲基化[42]检测在发现*MMR*基因突变携带者中的作用。
- 描述了*PMS2*基因中的反复发生的基因突变[43]。
- 确定了MMR基因的新突变频率[44]。
- 与InSiGHT合作，为MMR基因变异分类提供了重要数据。因为CCFRC参与者都记录了详细的肿瘤特征和基于生物信息学序列和肿瘤特征合并概率的详细家族史[45-47]。
- 第一个利用循证医学提出了一般人群中的林奇综合征的发病率（估计在280人中有1人携带任意的MMR基因突变，表27.5）[48]。这项研究为国家和国际临床指南的制定作出了贡献，并被癌症登月计划纳入未来的癌症预防工作。

- 定义了结直肠癌的新分类，即家族性结直肠癌X型，约50%的pMMR的结直肠癌病例符合遗传性非息肉病性结直肠癌的阿姆斯特丹标准 I [12]。

表27.5 林奇综合征在人群中的发生率。DNA错配修复基因的致病性胚系突变在一般人群中的预计发生率（和95%可信区间）

基　因	预计发生率	95% 可信区间
MLH1	1/1 900	1/1 500 ～ 1/2 500
MSH2	1/2 800	1/2 100 ～ 1/3 800
MSH6	1/760	1/510 ～ 1/1 100
PMS2	1/710	1/640 ～ 1/1 050
任何MMR基因	1/280	1/190 ～ 1/400

注：改编自Win等[48]。2017年美国癌症研究协会版权所有。

4.2　MUTYH研究

CCFRC资源被用于评估结直肠癌的发病年龄特异性累积风险（外显率）[49, 50]，以及双等位基因（遗传自父母双方的突变）和单等位基因（遗传自父母一方的突变）突变携带者的非结直肠癌[51, 52]。本研究直接影响MUTYH基因突变携带者的临床管理。

4.3　预后

利用CCFRC的基线和随访数据，受益于其中人群和肿瘤特征的详细数据，已经发表了多篇结直肠癌患者生存时间相关的文章，包括：

- 肿瘤分子特征，包括MSI状态[53, 54]、BRAF突变[55]、CIMP状态[56]、分子亚型（结合所有这些特征）[57]、KRAS突变[58]、PIK3CA突变[59]和全基因组拷贝数改变[60]。
- SMAD7[61]、C-反应蛋白[62]、炎症通路[63]、儿茶酚-O-甲基转移酶[64]和雌激素受体β启动子[65]的遗传变异。
- 预诊断因素包括家族史[66]、炎症性肠病[67]、肥胖[68]、吸烟[69]、饮酒[70]、非甾体抗炎药使用[71]、绝经后激素使用[72]和体力活动[73]。
- 异时性结直肠癌——我们首次报道了与异时性结直肠癌相关的危险因素，包括个人因素、肿瘤和生活方式因素[74]。

4.4　病原学研究

作为一项国际合作，CCFRC提出了关于发生结直肠癌的环境和生活方式的危险因素的研究数据，重点是与候选基因或通路的相互作用：

- 吸烟[75]、肥胖和身高[76]、生育[77]、家族史[78]、患病的父母的性别[79]、饮酒和吸烟[80]、使用非甾体抗炎药[81-85]、使用外源激素[86-88]、食用叶酸[89-91]、钙和维生素 D[92-96]、肉类摄入[97]、烹饪方法[98]、瘦素水平[99]、膳食植物雌激素[100]和其他营养素[101]。

- 关于身高[102]、体重指数[103]和肥胖[104]的孟德尔随机研究。

4.5　新基因的发现

CCFRC GWAS数据已用于结直肠癌研究，其中：

- 发现白种人[105-114]、东亚人[115]、非裔美国人[116]的新结直肠癌易感性位点（SNPs），以及10q25的新泛民族结直肠癌易感性位点[117]。
- 显示了常见遗传变异和其他危险因素对结直肠癌风险的累积影响[118]。
- 显示一种新的锯齿状瘤变，Jass综合征，与2号染色体有关[119]。
- 描述了家族性结直肠癌中*EPHB2*基因的胚系突变[120]。
- 显示锯齿状通路参与了体细胞BRAF突变的结直肠癌的发生[121-123]。
- 研究SMAD7的遗传变异[124]、炎症和先天免疫途径[125,126]和磷脂酶A2G1B多态性[127]之间的关系。
- 显示了胚系HOXB13 p.Gly84Glu突变与结直肠癌发生风险之间的关系[128]。
- 显示了胚系TP53突变与早期结直肠癌的关系[129]。

4.6　表观遗传学

CCFRC对结直肠癌相关的表观遗传学研究作出了重要的贡献，包括其在MSI中的作用[130]、与种族的关系[131]、确定MSI肿瘤组织中的体细胞BRAF突变和CIMP[132]、锯齿状息肉中的DNA甲基化[133]，某些表观遗传改变可能在林奇综合征患者中遗传[134]，年龄与MSI患病率[135]和*MLH1*表达[136]相关的作用，*MLH1*启动子区甲基化[56]和ITF2[137]，白细胞DNA高甲基化表达与结直肠癌的关系[138]以及结直肠癌CIMP表型与肿瘤分子特征及其他危险因素的关系[10]。

4.7　风险预测

我们发表了一项研究结果[139]，通过研究所有已知和未知的主基因和多基因关系来解释家族聚集性，这是建立结直肠癌风险预测模型的重要步骤。此外，在与其他研究者的合作中，我们验证了MMR基因突变预测模型，包括MMRpro和PREMM[140-142]。

4.8　分子病理学

CCFRC在结直肠癌分子病理学的各个方面都有贡献，从基础研究到临床研究——MSI与肿瘤IHC表型之间的关系[7]，利用二倍体到单倍体转换分析检测MMR基因突变[143]，APC错义突变的意义[144,145]，发现MSI检测中BAT26缺失导致相关单等位基因缺失[146]，确定Bethesda标准中 MSI-H肿瘤组织的病理特征的敏感性和特异性[147]，胚系DNA拷贝数变异[148]，大肠肿瘤组织中*PMS2*突变的检测[149,150]，通过DNA提取方法检测端粒长度的变化[151]和结直肠癌诊断年龄[152]，结直肠癌肿瘤中的MGMT甲基化[153]，全基因组拷贝数变化[60,154]和肿瘤分子亚型与亲属结直肠癌风险之间的关联[155]。

4.9　行为研究

CCFRC在林奇综合征研究的主要贡献在于：遗传信息、心理学和行为学研究[156, 157]、遗传结果的交流[158]、遗传检测和筛查的接受度[159, 160]以及结直肠癌幸存者的生活质量和生活方式的改变[161-163]。我们还进行了一项随机对照试验，研究电话咨询干预对增加结肠镜筛查的有效性[164]。

4.10　对非结直肠癌的研究

CCFRC扩大了对家庭成员的纳入，从而支持对结直肠癌以外的其他癌症的广泛研究。CCFRC有助于确定子宫内膜癌[111, 165]、乳腺癌[166]和胰腺癌[167-171]的遗传和环境危险因素。

5　研究重点：识别林奇综合征

CCFRC对林奇综合征研究的主要贡献之一是在人群中识别林奇综合征携带者。一旦检测出突变携带者的亲属，就可以在家系中进行预测性检测。有多个筛查方案识别携带突变的家系，每个方案都有各自的优缺点。CCFRC可以提供大量重要数据来评估这些方案。

在选择任意筛查方案之前，对患有林奇综合征的人群的数量或比例进行预估。以前有报道试图根据观察到的结直肠癌患者中林奇综合征的比例、结直肠癌患者在人群中的比例，以及预估林奇综合征患者在不同年龄时结直肠癌的患病率，来预测林奇综合征。而现在CCFRC有足够的家系信息数据来计算这种患病率。通过分析了美国、加拿大和澳大利亚的人口癌症登记处纳入的5 744例结直肠癌患者的家系，估计了林奇综合征患者的患病比例约为1/280（0.35%）。对于美国3.2亿人口来说，这相当于超过100万人患有林奇综合征。不同MMR基因突变的预测患病率差异很大（表27.5）。携带MSH6或PMS2突变的人群大约是携带MLH1或MSH2突变人群的三倍。这可能第一眼看上去反直觉，因为大多数患有Lynch综合征的结直肠癌病例携带MLH1或MSH2。但是MLH1或MSH2是高外显率基因，在结直肠癌病例中更容易观察到，并不能反映其在普通人群（大多数并没有结直肠癌）中出现的频率。

因此，首要的问题就变成了如何最好地在人群中识别林奇综合征患者。最有效的方法是，首先是识别有结直肠癌病史的患者中的携带者，因为结直肠癌者中林奇综合征患者的比例（约3%）大约是一般人群的10倍。然而，3%的患病率是所有结直肠癌病例的平均值，但不是均匀分布的。

家族史是鉴定林奇综合征家系的首要标准之一。例如，阿姆斯特丹Ⅰ号标准[172]和阿姆斯特丹Ⅱ号标准[173]定义了高危家族史。但来自CCFRC的数据表明，家族史不是识别哪些结直肠癌患者为林奇综合征的有效方法。在图27.2中，矩形表示人群中结直肠癌病例的数量，每个矩形的面积与人群中结直肠癌诊断的数量成正比。每个矩形代表不同类型的家族史。细红色垂直矩形代表林奇综合征结直肠癌病例数，同样每个矩形的面积与人群中林奇综合征结直肠癌病例数成正比。使用这种图标，可以看出虽然有两个或两个以上结直肠癌一级亲属，或者符合阿姆斯特丹Ⅰ号标准[172]的人群中富集了林奇综合征（六分之一有林奇综合征），但大多数林奇综合征病例一级亲属没有罹患结直肠癌。但由于这一群体的规模，虽然其中只有2%会发生突变，却包含了58%的患有林奇综合征的结直肠癌病例。

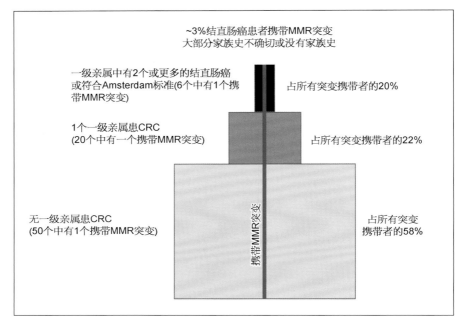

图27.2　按家族史来估计结直肠癌病例中林奇综合征（DNA错配修复基因中的致病性突变）的分布情况

在几乎所有临床服务机构中常用的另一种方法是检测结直肠癌肿瘤组织是否存在dMMR，即检测是否存在MSI-H或用IHC检测MMR蛋白的表达情况。来自CCFRC的数据显示，dMMR的发生率和诊断年龄呈U形关系，30～39岁和70～74岁年龄段的dMMR的比例（约20%）是50～59岁年龄段（约9%）的2倍（图27.3a）。对于早发性dMMR的结直肠癌携带MMR基因的胚系突变的概率（约50%）是晚发性结直肠癌（约5%）的10倍（图27.3b），晚发性结直肠癌的dMMR大部分是由于年龄相关*MLH1*的启动子甲基化引起的。30～39岁年龄段的结直肠癌中大约9%是由于林奇综合征（携带MMR基因的胚系突变）引起的，而在晚发性结直肠癌中，林奇综合征的比例只有约1%（图27.3c）。

CCFRC对结直肠癌组织中发生dMMR的原因进行了分子研究，根据诊断年龄不同有显著差异（图27.4）。在50岁之前确诊的结直肠癌中，57%的dMMR为林奇综合征，而在50岁以上确诊的结直肠癌中，比例仅为10%。相比之下，在50岁之前确诊的肿瘤中，

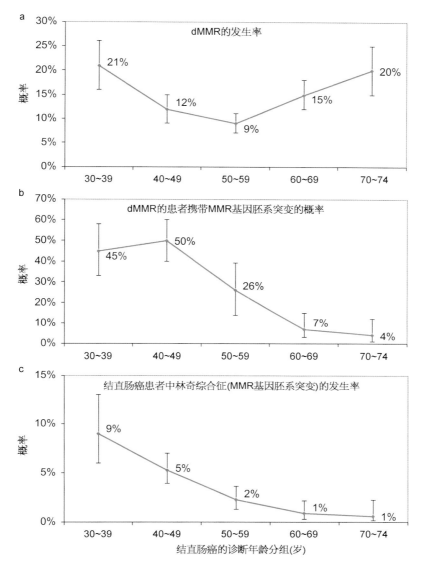

图27.3 基于人群数据诊断结直肠癌时年龄在18～74岁的人群分布情况。a. 结直肠癌中dMMR的发生率（通过MSI或者IHC检测）；b. dMMR结直肠癌患者患林奇综合征（MMR基因胚系突变的携带者）的可能性；c. 结直肠癌患者为林奇综合征的可能性

MLH1 基因甲基化导致dMMR的比例仅占4%，而在50岁或50岁以上确诊的肿瘤中，这一比例为69%。在这两个年龄组中，有相当比例的肿瘤组织中发现了MMR的两个等位基因中的体细胞突变，其中早发性结直肠癌中的比例为1/8，晚发性结直肠癌中的比例为1/16。这些肿瘤表现出dMMR，并且没有 *MLH1* 甲基化，这提示可能存在某种致病性胚系突变，而这种无法确证的病例是林奇综合征诊断中最具诊断挑战性的病例。在这种情况下，家系成员可能是某种未检测到的林奇综合征基因突变的潜在携带者，因此建议他们接受高频的结肠镜筛查，而事实上，他们携带胚系突变的可能性非常小。

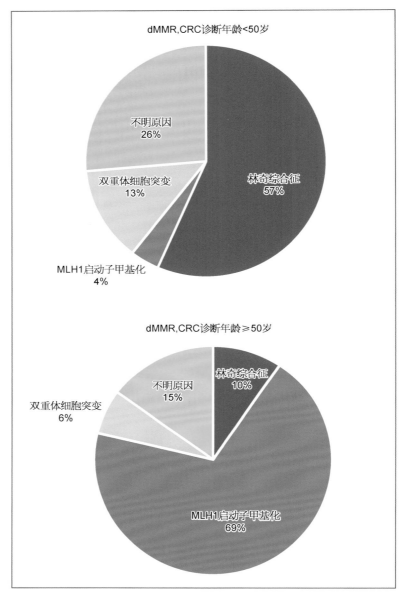

图27.4 诊断为结直肠癌年龄在50岁以下和50岁及以上的患者发生错配修复缺陷（dMMR）的可能遗传学原因的分布情况

　　根据图27.3中的数据，基于人群的林奇综合征患病率（约为1/280），如果只对结直肠癌病例进行检测，就有可能计算出预估的携带者比例。如果对所有50岁的人群进行林奇综合征人群检测，95%以上的林奇综合征确诊人群从未发生结直肠癌。如果对70岁的人群进行检测，只有不到10%的人曾经患过结直肠癌。因此，尽管效率低得多，但是对整个人群进行的林奇综合征检测将比仅检测结直肠癌病例识别出10～20倍的携带者。

　　林奇综合征患者的鉴别很重要，因为这类患者患结直肠癌的平均风险足够高，有必要通过采取结直肠癌筛查[174]和化学预防，如阿司匹林的使用[29, 175]这些强化的措施以降低结直肠癌发生的风险。我们使用一种复杂的统计方法估计了林奇综合征中结直肠癌的外显率，发现平均风险并不能很好地描述这种分布[14]。图 27.5 显示，虽然携带 DNA MMR 基因突变的结直肠癌的平均风险可能在 30% ～ 40%，但这并不是最准确的描述。与钟形高斯分布不同的是，一部分的林奇综合征患者患结直肠癌的风险仅略有增加（<10%），而在另一大部分的患者极有可能患结直肠癌（>80%）。林奇综合征的外显率是复杂的。这种癌症风险的分布受重要的风险调节因子（遗传或环境）所影响，如果有效识别的话，可以用来降低林奇综合征的风险。CCFRC 一直非常积极地寻找这些风险修饰因子（见第 5 章，林奇综合征风险的遗传和环境修饰因子）。

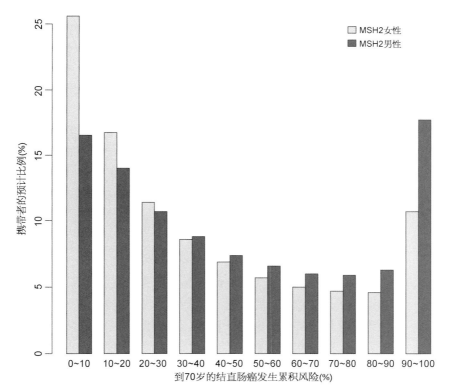

图 27.5　林奇综合征中 *MSH2* 基因胚系突变携带者的终生结直肠癌患病风险分布（70 岁之前）。男性和女性 *MLH1* 突变的林奇综合征患者的分布图也呈类似的 U 形。来自 Dowty 等人发表的文章[14]。2012 年版权归 Wiley 公司所有

5.1　CCFRC 的主要优势和劣势是什么

CCFRC 的独特优势在于其前瞻性、观察性的设计，具有丰富的家系和基因信息。知情同意过程允许进行多种类型的多次研究，不需要再次获得同意。在有些招募点，刻意多招募了一些发病年龄早的结直肠癌（第二阶段）和有癌症家族史的结直肠癌患者。另外，有一个招募点，则是纳入连续的所有确诊的结直肠癌患者。由于实验设计的设定，所以

先证者的权重是已知的，并且可以用于基于人群的案例分析，并应用于一般人群。因此，CCFRC不同于通常的癌症研究队列，它以一种新颖的方式使推论成为可能[176]，其他研究则做不到。这有助于开展更深入和更广泛的研究内容，包括病因因素（遗传和环境）、分子特征、行为问题和与家族风险增加相关的临床研究。

参与者根据其潜在的家族风险概况进行分类，如基因型、家族史和风险因素数据。从而可以研究环境风险因素对不同程度的假定遗传风险的影响，即对基因-环境相互作用的研究。基因型数据可用于对遗传和非遗传因素的风险修饰效应以及遗传亚群的靶向筛查/监测有效性进行前瞻性研究。CCFRC可以并且已经被用于一系列的基因发现研究，包括经典的连锁研究、全基因组关联研究、全外显子组和全基因组研究[119, 177-180]。此外，由于大部分CCFRC参与者在纳入之前就被诊断为结直肠癌，并且拥有风险因素数据和血液样本，因此可以对预后因素进行强有力的研究。由于队列研究的长期性（20年），对已知的罹患结直肠癌风险的家系中未患病的家系成员进行登记。CCFRC现在有近800个新的结直肠癌病例，这部分病例是在有筛查建议的情况下在随访期间从未患病"转化"为结直肠癌的患者，这也为多种因素的前瞻性研究成为可能。CCFRC还促进了新的行为、心理和健康的研究，用于临床转化。

从实践的角度来看，进行家系研究可能是一项挑战，因为家系关系错综复杂，以及需要纳入家系内部的附加保密协议（例如确保敏感信息不会不经意中传递给其他家系成员）。然而我们已经证明，这些问题可以通过精心设计的研究方案和培训来解决。我们坚信家系队列的好处远远超过了它的局限性，更多的流行病学家在进行针对整个风险范围内的环境风险因素的病因学研究时应该考虑到这个设计。

5.2　我可以使用这些数据吗？我在哪里可以找到更多

自成立以来，CCFRC一直秉承"为所有结直肠癌研究者在内的所有研究人员提供结直肠癌病因、风险和预后研究资源"的宗旨，包括非CCFRC参与机构的研究者。为此，CCFRC欢迎合作申请获取和分析电子数据（问卷、基因型、医疗记录、家族史等）和生物信息（DNA、血液、血清、肿瘤标本等）。在总共294份批准的CCFRC资源的申请中，157份（53%）来自外部研究人员，几乎所有提交的申请都获得了批准，除重复申请或那些CCFRC无法提供资源的申请。CCFRC的使命是促进结直肠癌各方面研究的进步，这一使命推动了所有的政策和优先决策。

CCFRC为内部和外部研究人员提供了公平、公正地使用这一独特资源的机会。合作研究人员已经建立了许多资助项目。有关如何协作和访问CCFRC数据（包括此处描述的队列数据）的信息，请参见http://coloncfr.org/。

致谢

这项工作得到了美国国家癌症研究所UM1 CA167551的资助，及以下与CCFRC站点之间的合作支持：澳大利亚结直肠癌家族数据库（U01 CA074778和U01/U24 CA097735）、梅奥结肠癌临床合作家族数据库（U01/U24 CA074800）、安大略省结直肠癌家族数据库（U01/U24 CA074783）、西雅图结直肠癌家族数据库（U01/U24 CA074794）、夏威夷大学结直肠癌家族数据库（U01/U24 CA074806）和南加州大学联盟结直肠癌家族数据库（U01/U24 CA074799）。针对少数族裔的招募得到了 R01 CA104132 的资助。全基因组关联研究（GWAS）得到了 U01 CA 122839、R01 CA143237 和 U19 CA148107 的资助。CIMP 和 KRAS 突变试验得到 R01-CA118699 的支持。

美国国家癌症研究所的监测、流行病学和最终结果（SEER）计划向弗雷德·哈钦森癌症研究中心（控制编号：N01-CN-67009 和 N01-PC-35142，合同编号：HHSN26120130130101）提供了病例确定的额外支持，夏威夷卫生部（控制号 N01-PC-67001 和 N01-PC-35137，合同号 HHSN26120100037C）和加利福尼亚公共卫生部（合同号 HHSN261201000035C 授予南加州大学，合同号 HHSN261201000140C 授予加利福尼亚癌症预防研究所），由以下美国州癌症登记（即亚利桑那州，科罗拉多州，明尼苏达州，北卡罗来纳州和新罕布什尔州），澳大利亚维多利亚癌症注册处和加拿大安大略省癌症登记处。AKW 是澳大利亚国家健康和医学研究委员会（NHMRC）的初级职业研究员。MAJ 是 NHMRC 的高级研究员。

第28章
前瞻性林奇综合征数据库

The Prospective Lynch Syndrome Database

Pål Møller, Sigve Nakken, Eivind Hovig

丁培荣，洪志岗　译

　　前瞻性林奇综合征数据库（PLSD）是用来前瞻性地存储林奇综合征（LS）患者的有关信息，主要收集疾病自然发展和干预效果的相关数据。目前信息以电子表格的格式输入并使用数据库软件Oracle©进行处理，但理论上可以以任何合适的格式输入数据，并通过任何合适的方法分析数据。在5年的队列中，对PLSD输出的年度癌症发病率进行分类。这些事件数据将导出到www.lscarisk.org网站作为基础数据，用户便可以在输入患者的年龄、性别和突变基因之后，通过交互方式计算出任何林奇综合征患者一生患某种癌症的风险。PLSD可以扩展纳入有关林奇综合征患者的任何前瞻性信息。可以添加其他插件来处理数据，并为其他目的/研究项目定制输出方式。存储的原始数据，或在PLSD中对原始数据处理后而获得的结果，可以导出以便进行深入的研究。

P. Møller (✉)
Research Group on Inherited Cancer, Department of Medical Genetics, The Norwegian Radium Hospital, Oslo University Hospital, Oslo, Norway
Department of Tumor Biology, Institute of Cancer Research, The Norwegian Radium Hospital, Part of Oslo University Hospital, Oslo, Norway
Surgical Center for Hereditary Tumors, HELIOS University Clinic Wuppertal, University Witten-Herdecke, Wuppertal, Germany

S. Nakken
Department of Tumor Biology, Institute of Cancer Research, The Norwegian Radium Hospital, Part of Oslo University Hospital, Oslo, Norway

E. Hovig
Institute of Cancer Genetics and Informatics, The Norwegian Radium Hospital, Part of Oslo University Hospital, Oslo, Norway
Department of Informatics, University of Oslo, Oslo, Norway
Department of Tumor Biology, Institute of Cancer Research, The Norwegian Radium Hospital, Part of Oslo University Hospital, Oslo, Norway

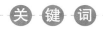

前瞻性；林奇综合征；PLSD；MMR；*MLH1*；*MSH2*；*MSH6*；*PMS2*；外显率；癌症；发生率；累积风险；生存时间；欧洲遗传性肿瘤组；InSiGHT

1 目的

建立前瞻性林奇综合征数据库（PLSD）的目的是描述林奇综合征相关的MMR基因致病胚系突变携带者的肿瘤发病率、癌症的生存时间以及各种干预措施对生存时间的影响[1-4]。

2 发展史

2012年马洛卡小组（现在的名称为欧洲遗传性肿瘤小组）（www.mallorca-group.org）决定建立PLSD，随后获得了InSiGHT的认可（www.insigth-group.org）。2015年，对芬兰、丹麦、英国、挪威、西班牙、德国、荷兰、意大利、瑞典和澳大利亚等国家的遗传学中心贡献的病例进行了汇总。第一次报道的PLSD版本1包括了3 119例林奇综合征患者和24 475个前瞻性观察年的数据。贡献的病例数量正在大幅增加，并且贡献的第一个系列的数据也在不断更新。截至2018年1月，PLSD已经拥有了6 350例MMR基因的致病性胚系突变携带者的累计51 646个前瞻性观察年的数据。

3 管理

目前，根据所有贡献者一致达成的协作指南，PLSD是所有贡献者共同拥有的研究项目。并欢迎所有有合适人群的中心加入（见 https://ehtg.org/; PI: moller.pal@gmail.com）。

4 数据结构

PLSD当前被设计为Oracle© 关系数据库（请参见描述关系数据库的单独章节）。父表中包含的字段有：致病性胚系基因突变、性别、纳入前瞻性观察的年龄、最后一次观察的年龄和死亡年龄（如果死亡）。在单独的表格中，提供了有关每种癌症的诊断信息、诊断时的年龄、预防性器官切除的年龄以及癌前信息（表28.1）。

一个信息元素只输入一次，数据操作中出于不同目的的信息重用是通过存储查询获得的，方法是在需要时从其存储位置复制信息，但不将信息存储在其他任何位置。这样可以

表 28.1　目前 PLSD 中存档的信息。患者 ID 是关系型数据库的主键变量。所有纳入的患者必须在表格 A 中
　　　　　有一行，表格 A 中的所有变量必须被填充。最后更新时的年龄必须高于纳入时的年龄。如果没有
　　　　　相关信息，则可能在任何其他表中都没有包含患者的行。如有相关信息，表格 C1 中一个患者只能
　　　　　有一行。表格 B、C2 和 D 中一个患者可能有多行：每个事件（癌症、息肉或器官切除）对应一行

表　格	变　　　　量	备　　　　注
表格 A	患者 ID、贡献者、出生年份、性别、基因、HGVS 描述的致病性突变、纳入年龄、最新年龄、死亡年龄	父表。每位患者占一行。必须填满所有的变量
表格 B	患者 ID、肿瘤的 ICD 诊断编码、肿瘤诊断年龄、确诊时的分期、结直肠癌的外科手术方式	每位患者的每个癌症占一行。NB: 所有癌症，包括纳入前的癌症，都必须予以记录
表格 C1	患者 ID、按组织病理学分类的结直肠息肉数目	每位有息肉的患者占一行。截止时间点为：首次发生结直肠癌或者最新更新，以先发生的为准
表格 C2	患者 ID、结直肠息肉的组织病理（肠癌诊断前的最后一次肠镜）和时间间隔（最后一次肠镜和确诊结直肠癌之间）	每位患者的每个息肉占一行
表格 D	患者 ID、器官完全切除、手术切除的年龄	每位患者的每种器官切除手术占一行

避免发生冲突的信息，并使更新变得容易：如果仅将一条信息存储在一个位置，则当更新
一条信息时，使用该信息的 PLSD 的所有输出都会被更新。

　　所存储的信息可能在任何假设下都是无条件的，并且所有事件评分都伴随着事件发
生的年龄（例如，诊断的癌症及其诊断年龄）。如果输入的数据基于假设，则在分析输入
的数据时，这些假设将反映在结果中。必须始终根据输入数据中包含的假设来解释结果。
例如，对于临床试验，解释结果时要考虑的一个假设将是研究的纳入标准：所有 PLSD 的
患者均接受了结肠镜检查随访，结直肠癌的发生率进行相应的解释。PLSD 使用的两个入
选标准（最初按前瞻性计划和进行结肠镜检查的年龄以及已证实的 MMR 基因的致病性突
变）是可靠的。这与以后检查被纳入患者的分层情况有关，即他们如何达到纳入标准。这
里有个例子是对比首次报告考虑纳入时既往和/或目前没有癌症的林奇综合征患者[1]，与
第二份报告考虑纳入时既往和/或目前有癌症的林奇综合征患者[2]。

5　纳入标准和随访

　　所有入选患者的选择和纳入方式均相同：由于推测为遗传性结直肠癌的风险增加，因
此初步计划了进行结肠镜检查的年龄。用哪种方法确定结直肠癌的风险增加是无关的。另
外，所有纳入的患者均经贡献者证明携带 MMR 致病性突变。从 2018 年 1 月起，仅 LOVD
数据库中验证的 MMR 致病性基因突变的携带者（ http://chromium.lovd.nl/LOVD2/colon_
cancer/home.php ）纳入 PLSD 中。何时何因进行 MMR 致病性突变基因的检测是无关紧要

的，但是所有参与研究的患者均被宣布携带 MMR 基因的致病性突变。由于所有中心的所有林奇综合征患者都在医疗系统中进行了预防和早期发现癌症的随访，因此所存储的信息是没有对照组的开放式前瞻性试验。因此，从原则上讲，监测的结直肠癌发病率既是自然病程的综合作用，也是结肠镜随访预防结直肠癌的预防作用。目前尚不认为结肠外或直肠外癌症的早期诊断和治疗是预防性的，尽管一般的癌症意识可能会影响任何癌症的生存。

导致林奇综合征的胚系基因突变是遗传来的。因此，患者的胚系基因突变何时被证明是无关紧要的，在纳入前、纳入时或纳入后行基因突变检测都可以。在开展林奇综合征家庭的早期前瞻性观察时还不能进行基因突变检测，在随访多年之后，只要基因检测报告提示有胚系基因突变，就可以将这些患者纳入进来。通过这种方式，我们就可以将各个中心在基因检测之前随访了数十年的林奇综合征家族的数据纳入进来。

那些患癌症年龄比纳入年龄更早的人将被认为先前患过癌症。在与纳入年龄相同时患有任何癌症的人将被评定为现在患有癌症。在纳入之前或纳入时没有癌症的患者中诊断出的癌症将被评定为健康（就癌症而言）受试者的前瞻性诊断（事件）癌症。

6 检验效能计算

将纳入的病例按照四个基因、两个性别和九个年龄段（25 ～ 70 岁，每 5 年一组）进行分层，将有 72 个小组。假设每组平均年发病率（外显率）约为 2%，平均每组有 300 随访年，则每组平均有 6 例癌症患者。如果 72 个队列中，每个队列的癌症患者数目都是一样的，则需要 21 600 随访年。所以，在开始分析数据库之前至少每个分类组中的要有六个事件（癌症）的预期平均值，才是合理的。如上所述，当提交 24 475 个观察年并生成第一份报告时，我们冻结了数据库的版本 1。目前，新的贡献者已经加入，我们将使观测年数增加一倍，并且我们的目标是建立新的数据库版本 2，以验证新的独立系列中的第一份报告。如果要确认第一份报告中的发现，我们可以将所有条目合并为一个更大的系列，以提供其他报告。此外，我们可能会向已提交更详细报告的患者增加更多观察，包括增加的信息。只要愿意，这个过程就可以继续。如果纳入的林奇综合征患者人数和观察年数越多，则每个分类组的人数越多，以至于如果进行研究，就更有可能获得具有统计学意义的结果。从2018 年 1 月开始，PLSD 将在后续报告中纳入足够的随访年，以按照年龄、性别和基因分别计算任何单独器官中的癌症发生率。

7 分析方法和输出

最初实施的主要分析系统所提供的输出与癌症登记处的标准输出相似，并且可以使用诸如对照组这样的人群发生率来估计林奇综合征患者患癌的相对风险。

使用的策略避免了回顾性研究中的大多数偏倚，例如选择偏倚、幸存者偏倚和时间趋势等。

　　输出将有关林奇综合征的知识从回顾性研究（C和D类）迁移到前瞻性研究观察到的经验数据（B类）。但是，仍然存在确定性问题，因为纳入不是从出生开始的。没有无偏倚的策略。当纳入成年患者（不是出生时）时，确实会有幸存者偏倚。同样，可以认为纳入研究与横断面研究相似，但原则上不是这样，因为患者入选的年份不同，其中包括可能的时间趋势偏倚。但是，前瞻性研究通常比回顾性研究好。

　　理想的研究设计是不合适的、无法实现且不合伦理。因为从出生开始就将其纳入将需要进行70年的随访，以估计70岁时癌症的累积发病率，而且我们希望尽早看到最好的估计。而且在患癌症时，患者不希望被随机分组进行不干预和/或不接受治疗，对照组可能在其他地方寻求适当的医疗保健，这违反了研究设计。此外，我们正在收集多年来在不同国家/地区提供的医疗保健服务信息，以获取足够高质量的统计数据，而且我们无权指示各国之间的各种医疗服务统一并且不随时间变化。不为可预防和治愈的癌症高风险人群提供充分的卫生服务是不合伦理的，我们没有人会寻求津贴进行此类试验，并且如果这样做，则可能不会被批准。总之，一个开放具有B类证据的观察性试验可能是我们能做的最好的事情。这与为随机试验提供一个平台以根据一般的伦理和肿瘤学标准探索改进的预防和治疗方式的目的没有冲突。

　　PLSD旨在描述不同年龄、性别和遗传突变的年发病率。第一份报告验证了年发生率的变化与这些参数相关。经常使用的Kaplan-Meier生存函数对于描述年发病率（遗传突变的外显率）无效，因为Kaplan-Meier函数不纳入年龄作为参数。在回顾性（家庭）研究中，通常从出生开始就考虑癌症的发病率，并且保留出生时检查研究时间的Kaplan-Meier功能可能是适当的。PLSD不包括从出生开始就对患者进行观察，并且Kaplan-Meier基于从出生开始的观察结果的估计将无效。由于林奇综合征的癌症发病率与年龄有关，因此将Kaplan-Meier算法应用于不同年龄的左截尾患者也是无效的。如果不按基因、年龄和性别分类，林奇综合征可能不再被描述为一个同质群体。描述这种异质性所需的方法导致我们实施PLSD中当前使用的方法，如所讨论的，这需要大量的观测年限。使用发布的第一个结果作为平台来解决其他问题，可能使其适合于使用不同方法来描述这些终点。

　　PLSD版本1中包含的path_MSH6（MSH6基因致病性突变）携带者数量较少，path_PMS2携带者数量更少，很可能反映了确定性偏倚：由于其外显率较低，因此这些家庭不符合基因检测的临床选择标准。但是，这也可以认为是一个结果：较低的数字是因为预测到不符合需要进行基因检测的临床标准，可能被认为是对我们先前观察结果的验证[5]。需要更大量的观察年限，才能更精确地描述path_MSH6和path_PMS2携带者中癌症的发生率。 如果同一基因中不同致病性突变的外显率存在差异（可能是这样），则可能需要更大的数据集才能得出不同类别中所需的数量-请参见上面有关检验效能计算的讨论。

技术细节

　　按照当前格式，PLSD中的主要对象是个体患者（ 见 https://en.wikipedia.org/wiki/

Relational_database#Keys 用于描述关系数据库中的主键）。通过贡献者提供的别名（代码）来识别患者。除贡献者外，没有人拥有确定别名标识的患者的密钥。这使 PLSD 成为未标识的（匿名）数据库，但能够继续通过原始贡献者更新和添加来自同一患者更多数据的能力。当（电话）国家代码和机构代码（由数据库管理员确定）作为前缀添加到贡献者提供的别名时，所有条目在 PLSD 中将具有唯一的内部标识符。贡献者保留持有命名数据和导出未标识数据的合法权限。

当前 PLSD 的结构符合关系数据库的基本要求，如单独讨论的那样。该信息当前存储在 Oracle© 数据库中，并由 TOAD© 中编程的大约 300 个存储的查询（视图）处理。视图将数据编译为输出，然后输出到包括 STATSTAT10© 和 Excel© 在内的统计软件。输入和输出数据可以通过使用结构化查询语言（SQL）和 TOAD© 中可用的功能进行格式化。5 年队列的年发病率被导出到一个独立的可视化工具，该工具可以根据致病性突变基因、年龄和性别在网络上进行交互操作（www.lsca-risk.org）来计算任何患者的终生癌症风险。www.lscarisk.org 网站提供的交互式分析是由 Shiny© 支持的，而 Shiny© 是 R© 语言的 Web 应用程序框架。利用 R© 的计算能力，Shiny© 有助于将 PLSD 核心输出数据（例如年龄、性别和基因型的癌症发病率）与现代 Web 的交互性快速集成。

PLSD 具有添加新附件的功能。出于实际目的，Oracle© 对以后数据库结构和查询的复杂性以及要纳入的数量没有任何限制。原则上，可以通过任何合适的工具来操纵存储在 PLSD 中的数据，以输出任何特定任务所需的输出和／或由其他工具进行深入分析。当前的局限性包括缺乏一些相关信息来解决更复杂的研究问题，以及患者数量和观察年限有限。

PLSD 内部当前的 Oracle© 结构可能类似于 CGEN 进行了扩展（https://www.ncbi.nlm.nih.gov/pubmed/21387464），它在数据库结构、功能和交互式用户界面方面都具有针对遗传学诊所的综合医疗备案系统的功能。CGEN 具有以 Pascal/Delphi（Embarcadero©）编程的面向对象的图形用户界面，该界面原则上将 SQL 查询修改为 Oracle© 数据库，结果是在客户端和服务器之间不传递 SQL 查询和返回集，除了返回集外，什么都没有存储在客户端，并且只是暂时存储。通过这种方式，PLSD 被设计为可扩展或作为更复杂系统的一部分，以在需要时进行交互运行。或者，在允许的情况下，通过电子表格或类似格式化的数据可以通过 Web 提供给任何用户，以便通过不同方式独立进行分析。反之，任何具有类似于 CGEN 功能的医疗备案系统都可以进行编程，以提供有助于 PLSD 的输出。

8 结论

描述获益结果的方法必然需要大量的随访年限。没有一个中心有足够的随访年数来单独进行此类研究，因此，有必要进行广泛的国际合作。欧洲遗传肿瘤小组以及其他洲的组织，以及洲际组织 InSiGHT，都有很好的框架来组织这项活动。最好的策略是建立一个核心结构，其能力可以在以后扩展到任何你想承担的额外任务，并邀请所有适合的机构参与进来。这样，我们可以在合理的时间内获得第一个结果，而不必在看到第一个结果之前投入太多的资源。从科学意义上讲，这种逐步推进的方法是合理的。在这种方法中，并非一开始就定义了所有步骤，而是根据观察到的最初结果来确定后续步骤。这样能确保在任何给定的时间下，都能以最佳方式分配可用的资源。

第 29 章
InSiGHT 数据库：一个 LOVD 系统的示例

The InSiGHT Database: An Example LOVD System

John Paul Plazzer, Johan den Dunnen, Finlay Macrae

颜宏利，秦丽娜　译

国际胃肠遗传性肿瘤协会（InSiGHT）管理一个在医学遗传学方面具有重要功能的数据库，即遗传性结直肠癌相关基因的临床和遗传变异数据共享数据库。管理这个数据库的工具——莱顿开放变异数据库（LOVD）已经更新，它可以处理不断增长的基因组数据，包括患者的临床表型。基因突变的功能诠释是首要问题，我们在这里详细介绍了 InSiGHT 所使用的策略，还介绍了其他的技术挑战和可能的解决方案。

变异；表型；数据库；基因组学；结直肠癌

J. P. Plazzer (✉)
Colorectal Medicine & Genetics, The Royal Melbourne Hospital, Melbourne, VIC, Australia
e-mail: johnpaul@variome.org

J. den Dunnen
Human Genetics & Clinical Genetics, Leiden University Medical Center, Leiden, the Netherlands

F. Macrae
Colorectal Medicine & Genetics, The Royal Melbourne Hospital, Melbourne, VIC, Australia
Department of Medicine, The University of Melbourne, Melbourne, VIC, Australia

1　前言

本章将研究国际胃肠遗传性肿瘤协会（InSiGHT）在建立遗传性胃肠道肿瘤有关的基因变异体的数据库中的作用。InSiGHT所采用的方法可能给其他组织提供灵感，也能够在基因和疾病数据分享方面作出贡献。基因诊断是以基因、变异体和表型的共享数据库为基础的，如果不共享数据，就不可能为患者及其家人提供最佳的医疗保健。很明显，这个领域中的主要挑战仍然是"共享"。由于许多人没有积极共享数据，因此缺乏临床和遗传信息，这阻碍了有效的变异体分类，并对患者或个人及其家人产生直接的负面影响。

虽然，为了使不同的医疗系统之间能够相互操作，我们不断为之付诸努力，但是这些往往达不到要求，而在遗传学或基因组学中，由于数据本身的特性会出现更多的障碍。因此，InSiGHT利用LOVD平台进行存储共享变异和临床信息，对变异进行分类并通知相关方。除了数据库系统，还有组织结构来促使这一努力成为可能。

InSiGHT数据库专注于存储与林奇综合征、家族性腺瘤性息肉病和其他胃肠道癌症相关的变异体。涉及的基因包括*MLH1*、*MSH2*、*MSH6*、*PMS2*、*APC*、*EPCAM*、*MUTYH*、*STK11*、*POLD1*和*POLE*等。InSiGHT模型是为了构建关于策划信息的公共数据库这一领域的专业知识。利兹城堡息肉病组织（Leeds Castle Polyposis Group）和遗传性非息肉性大肠癌国际合作组织（International Collaborative Group on Hereditary Non-Polyposis Colorectal Cancer，ICG-HNPCC）的合并形成了InSiGHT，在英格兰和威尔士，InSiGHT成为慈善机构的一部分。InSiGHT数据库是在LOVDv2系统中建立的，还并入了三个现有数据库。现在，InSiGHT继续在LOVDv3系统中建立数据库，网址为：www.insight-database.org。

2　LOVD的软件

LOVD（www.lovd.nl）[1]是可以免费下载的开放性资源软件，并且可以由任何人或组织安装。LOVD的目的是存储来自一个或多个来源的临床和变异体信息，并可以标识为公共使用或者私人使用。它运行在标准的web服务器上（有免费的和商业的两种版本选项）。另外，还有LUMC主导的数据库的全球实例，它接受任何基因或表型的临床和变异体信息的提交。然而，这主要是针对其他LOVD数据库可能不存在的基因。有人总结了所有公共LOVD数据库的列表[2]。

3　主要特点

LOVD具有一致的用户界面（与基因、疾病或数据库实例无关），通过角色、简单设置、自定义和已建立标准的使用进行用户管理。LOVDv3以两种格式存储变异体：用于描述基因水平变异的HGVS标准（用"c."描述）以及基因组DNA坐标（用"g."描述）。在MPS技术出现之前，变异体通常是使用基因水平的坐标描述。LOVD通过使用基因组或编码 DNA 参考序列值提供了搜索变异体的灵活性。变异体是通过筛选（变异体和基因是怎样被检测并筛选出来的）与个体（或患者）联系在一起。个体与表型（疾病）关联，表型又与特定的表型特征关联。数据库管理器可以指定数据库涵盖的基因和疾病。有各种各样用户角色可以使用：提交数据者/同事、合作者/馆长和经理，他们查看或编辑数据的权限级别逐级增加。为了纳入基因或疾病的特定信息，可以为变异体、筛查、个体或者表型的表格自定义添加列。可以根据疾病或基因进行不同的定制化服务。InSiGHT 定制了 LOVD 中胃肠道肿瘤综合征相关的具体信息。InSiGHT 林奇综合征和错配修复基因的特定新增的列详见表 29.1。

表 29.1　InSiGHT 数据库中林奇综合征定制的列

列 的 名 称	类　　型	说　　明
家族史	个体（患者）	符合阿姆斯特丹标准或家族史小结
选择标准	个人（患者）	先证者行基因检测的原因
蛋白质表达	表　型	免疫组织化学（IHC）
微卫星不稳定性（MSI）	表　型	肿瘤 MSI 结果：高、低或稳定
BRAF 状态/方法	表　型	肿瘤的 BRAF 突变检测
甲基化状态/方法	表　型	*MLH1* 的甲基化状态
蛋白质测定/结果/类型	表　型	体外功能测定的结果
方　　法	筛　选	筛选方法的其他信息
剪接/转录表达	变异体	有关转录表达或剪接缺陷的信息
InSiGHT 分类	变异体	InSiGHT 分类和证据小结

4　LOVD 和外部 Web 服务

外部 web 服务增强了 LOVD 的操作性和可用性。变异体命名法和转录信息是从 Mutalyzer 动态地获得的，他们来自 Mutalyzer（https://mutalyzer.nl/），基因的名称来自 HGNC（http://www.genenames.org）。LOVD 本身自动提供等位基因频率注释 Web 服务，其中包含来自大型基因组研究的频率数据。LOVD 还可以向外部系统提供信息。各种生物信息学软件可以通过 API 访问 LOVD，并自动搜索变异体。该服务可以包括任何已在其系统设置中启用了"全球列表变异体"的 LOVD 实例。据报告，仅在全球 LOVD 共享数据库上，就有来自 285 424 个人的 549 140 个变异体[2]。LOVD API 用于在 LOVD 系统的网络中检索很多变异体，每年有超过 39 000 000 个 API 查询[2]。InSiGHT 数据库以及其他任何 LOVD 实例，能够利用这些内置连接来共享变量数据，主要确定数据库中是否存在该变异体及其分类。

5 基因组时代的转变

在过去的十年中，临床诊断测序已从Sanger测序技术转换为使用MPS（NGS）技术的基因组测序方法。后一种技术可以通过靶向多基因组合的方法或通过筛选整个外显子组或基因组对每个样本进行更多的基因测序。这一发展对变异体数据库的设计和操作方式产生影响。LOVDv3能够存储由这种基因组测序生成的数据。

但是，InSiGHT数据库的目的是收集来自胃肠道癌症委员会的数据，而不是整个外显子组或基因组。主要是为了考虑实际问题并避免潜在的隐私问题。因此，无论测序方法如何，InSiGHT数据库仅接受与遗传性胃肠道肿瘤相关基因的变异体。为启用InSiGHT的基因组数据导入，数据库已更新为数据库的最新版本3。从LOVDv2到LOVDv3格式的所有数据的迁移在2016年进行。对于所有变异体和单个条目来说，LOVDv2格式化数据需要通过手动和自动过程的结合进行处理。变异体由基因坐标转换为基因组坐标。表型数据的新记录是从现有的免费文本疾病信息中得到的。31个疾病编码来自现有的免费文本的疾病描述，这些疾病编码见表29.2。这些可能与OMIM数字有关。将来，也可能使用HPO术语。对于错配修复基因，数据库（截至2017年4月）拥有15 284个变异体条目，包括大概3 373个独特的变异体。其中，6 241个是错义突变的变异体条目（990个唯一的错义突变变异体）。因为有一个大的非基因组格式的历史数据量，例如，在已发表的文章中。所以，对于其他基因和疾病来说，可能也需要将变异体转换为基因组格式这一过程。

表29.2 InSiGHT林奇综合征数据库中的当前疾病清单（2017年4月）。一般疾病类型或综合征，例如癌症以及特定类型的癌症可用于用户输入

林奇综合征	Muir-Torre 综合征	家族性腺瘤性息肉病	胰腺癌
结直肠癌	直肠癌	早发性结直肠肿瘤	结直肠肿瘤
膀胱癌	乳腺癌	卵巢癌	子宫内膜癌
1型神经纤维瘤病	脑肿瘤	恶性胶质瘤	肾　癌
前列腺癌	急性髓性白血病	慢性髓性白血病	皮肤鳞状细胞癌
髓母细胞瘤	胃　癌	食管癌	息肉病/息肉
腺　瘤	癌　症	未知的/未指定的/其他	健康的/对照的

6 LSDBs 集成到全球系统

使InSiGHT数据库的目标和全基因组或外显子组数据的优点达到平衡是有必要的。

当数据汇总时，公开共享整个基因组或整个外显子组是有可能的（参见 ExAC http://exac.broadinstitute.org 和 GnomAD http://gnomad.broadinstitute.org 数据库）。但是，分享详细的表型数据通常出现在特定基因座 / 基因变异体数据库（LSDB）上[3]。LSDB 中的详细临床信息与汇总的基因组数据之间的不匹配可能会持续存在。因为个体拥有更多遗传信息会产生更多的隐私和伦理问题，事实上，NGS 技术可能会导致临床数据的公共共享的减少。为了提供对数据的分层（公共和受限）访问，单一的全球系统得到了支持[4]。但是，这种集中式系统将遇到诸如竞争、国家法规以及对数据库或网络安全性缺乏信任等困难和障碍。基于这些原因，使用通用 API 的分散基因组数据库是全球和不同系统之间共享数据的最有前途的选择。GA4GH 正在开发一种这样的 API。如果不同的系统采用相同的 API，全球性资源和分布式资源就可以整合。人们希望现在的 LSDB 将来可能会被纳入另外一个系统中。

7　提交者权利和患者隐私

InSiGHT 制定了一项政策，提交者需要同意数据的外部研究用途。这源于提交者拥有保留其数据的权利的观念。因此，他们对根据其公共数据进行的研究有发言权。为了鼓励潜在提交者提交数据，这个政策需要保持。通常不允许将公共数据用于商业用途，尽管这在商业组织中与诊断用途重叠。InSiGHT 数据库主要用于临床诊断。只有去除身份信息的数据才能存储在数据库中，通过这种方式，病人的隐私得以保证。提交者应该会遵守其制度和国家规定，仅提交经同意和去除身份信息的数据[5]。这与存储含病人信息数据的数据库形成了对比，这些数据库需要较高的安全性来保护隐私。任何遗传信息，都有可能被人利用高级数据匹配技术进行辨认的风险[6]。应该指出的是，遗传数据永远不可能匿名，通常可以将单个变异体与特定种群 / 亚种群联系起来，并且一些（罕见的）变异体对于家庭或甚至一个特定的个体来说是独一无二的。然而，来自变异体信息共享的风险与收益相比较而言是值得的。数据库的免责声明文本源自 Human Variome Project 数据库免责声明模板[7]，并总结了 InSiGHT 的政策。

　　本数据库的所有内容均受当地和国际版权法保护。信息提交的目的是共享遗传和临床信息。不论所述的分类或数据库中提供的其他信息，列出的遗传变异体可能与疾病表型有因果关系，也可能与疾病表型没有因果关系。所有这个数据库的资料，包括变异体分类，随时可能改变。对于特定目的来说，其准确性、完整性或适用性，不存在任何明示或暗示的保证。本数据库和信息的使用由用户负责和策划，有关患者个人护理的临床决定应与具有相关基因和疾病专业知识的医疗保健专业人员合作。对于因使用或依靠此数据库提供的信息而造成的任何伤害，损失或损害，我们不承担任何责任。数据库提交者必须遵守其机构的数据共享规则以及地方和国家法律。个人标识符不应该提交。提交者保留使用和编辑其数据的权利。为了确保满足数据库格式和质量标准，数据库管理员可以管理数据。他们也可以与外部团体共享他们提交的数据，以进行研究用途或与其他数据库共享。数据的使用用于临床诊断。使用数据库的数据进行研究需要得到馆长的许可，并得到提交者的同意。InSiGHT期望将数据用于商业操作，同时支付与此使用相适应的费用。

8　InSiGHT变异体解读委员会

来自不同组织的变异体不一致的分类仍然是基因组学的一个挑战。即使可用的证据是有限的，获得一致的分类意味着人们必须分享所发现的变异体及其最初的分类。最终，通过收集所有数据，团体才能实现一个更好的基于证据的分类。然而，即使数据是集中化的，也不能解决不一致的分类情况。在理想情况下将会指定一个一致的分类或更重要的分类。通过成立其变异体解读委员会（Variant Interpretation Committee，VIC），InSiGHT已经解决了这个问题。VIC是被ClinGen[8]认可的错配修复基因的专业协会。InSiGHT变异体分类包含在临床报告中，从而协助遗传咨询和病人管理。根据对病人的了解和使用他们自己的分类标准，其他组织仍然可以进行不同的分类。InSiGHT VIC拥有来自不同学科的40多位专家，由负责InSiGHT理事会的治理委员会监督。由于法医学的原因，InSiGHT VIC的成员必须是InSiGHT的成员。

建立国际公认的分类委员会具有以下优点：

● 建立一个查找变异体分类的单一网址，在本例中为www.insiight-database. org/classifications。这可以减少变异体分类所需要的分析时间。

● 利用多学科专家网络进行合作开发分类标准并确定变异体分类。通过这个网络，未发布的信息在数据库中通常是可用的。

● 这种分类比单一实验室报道的分类有更高的可信性，特别是在分类不一致的情况下。

InSiGHT采用双重分类方法：定性和定量。定性分类是VIC根据现有的结肠癌家系登记数据库的错配修复基因的分类系统建立的。完善的标准在假定的致病性变异中得到了验证[9]。定性标准的优点是可以使用尚未校准的数据，但这些数据尚不能用于定量分析。定量方法涉及贝叶斯似然比的多因素计算，以产生致病性的后验概率。InSiGHT分类标准取决于有关患者肿瘤特征、家族史、共分离分析、变异类型、共同观察到的变异体、体外功能测定、等位基因频率、转录本表达和其他数据等信息。因为这个标准是根据特定的基因和疾病而制定的，它们更准确，并且与一般标准相比，更可能达到一个明确的分类[10]。

变异体解读过程大约平均每3个月进行一次。多个国家的委员会成员以电话会议的形式进行讨论。每一次电话会议都会发出一份邀请，会有10个或以上的成员参与讨论。偶尔，个别病人的变异体可能通过电子邮件而不是电话会议来分类。关于如何确定分类的明确指南是成功解读变异体的关键。这确保了在不同的时间和来自多个不同的独立审阅者的情况下对变异体进行分类的一致性。最终的分类必须由委员会的一个多数决议来确认。每个变异体由多个评审员进行分类。委员会获得的未发表的信息，如电话会议期间的信息，可予以考虑。如果被提名审查的特定变异体的所有评审员达成共识，那这个变异体的分类将会迅速通过委员会的批准；如果存在争议，不同评审员之间将进行仔细讨论，从而达成共识。如果未达成共识，则变异体仍属于VUS类。更改分类标准的提议可以在电话会议上提出和讨论。必须通知委员会并批准所有改变。InSiGHT VIC已将200种独特的错义突变变异体归类为临床上不重要或致病性变异体（1、2、4或5类）。其他的790个错义突变的变异体的意义还不确定。

9　从主要来源进行数据提交

研究项目已经收集了有关林奇综合征患者的详细数据集。但是，由于研究数据隐私规则和进入这些研究项目时提供的知情同意的限制，通常无法向公众提供这些数据。为了使他们的数据在InSiGHT数据库上发表，InSiGHT参与了一些项目。前瞻性的林奇综合征数据库（The Prospective Lynch Syndrome Database，PLSD）是一个根据突变的基因、个体的性别、年龄和癌症类型，从而确定个体患林奇综合征相关癌症风险的一个研究项目。因为本项目收集了来自前瞻性胃肠道癌症监测项目的数据，所以，这减少了回顾性研究的数据来源偏倚。在提交者同意的情况下，所收集到的可用突变数据，提交到给InSiGHT数据库。为了支持对保存在数据库中变异体的解读，结肠癌家系登记数据库（The Colon Cancer Family Registry，CCFR）之前已经向InSiGHT数据库提交了一些数据。提交所有错配修复基因数据的协议已经达成，预计将于2018年开始数据传输。这将提供大量的有关变异体、病人人口统计数据、家族史和肿瘤检测的详细资料来源。

在可能的情况下，InSiGHT从国家数据库中寻找数据。这种方法的优势在于它减少了与许多较小组织机构谈判所需的资源，以及在国家层面上为集中数据所付出的努力在这个水平都可以被监管。尽管InSiGHT在国家数据集中方面已经做出了显著的努力，但到目前为止，只有少数数据提交。2016年，在冰岛发现的所有变异体集被转移到InSiGHT数据库中。在澳大利亚，一个家庭癌症诊所网络已经提交了数据。InSiGHT也接受其他不属于国家项目但可能代表的区域、商业或研究数据集的大型数据集。可惜的是，还有很多其他大量的信息来源没有被纳入InSiGHT数据库中，其实这些数据对变异体的解读也很有作用。例如，包括法国的通用突变数据库（UMD: http://www.umd.be）和美国的ClinVar数据库（https://www.ncbi.nlm.nih.gov/clinvar/）。

10　数据库管理的资金

数据库管理的资金有限。因此，许多数据库是由志愿工作支持或只在研究项目期间更新。学生有机会从已发表的文献/研究项目向数据库中添加信息。其他可能的资金来源包括商业公司，通过捐款或更正式的商业筹划。但是这又产生了一个问题，因为这表面上是一个免费的公立数据库。有一种安排可能可以满足特定基因/疾病数据库的各种利益相关者。那就是商业安排不直接与数据库相关联，例如，为变异体解读提供帮助。这种方法将使数据库不受商业控制或影响，同时仍支持数据库管理的一个核心活动，并且使广大群体受益。InSiGHT管理委员会已经确定，在某些情况下，变异体解读过程的商业资金可能对更广泛的医疗保健业有利，抵消商业安排的负面影响。获取大量的变异体和相关临床表型可能是安排的一部分，尤其是有助于更明确地分类变异体的这类数据。对学术实验室的商业支持，赞助他们对临床意义不明的变异体进行功能分析，是考虑这一商业安排的另一个重要原因。条件包括任何与商业有关的解读变异体分类的结果都会被公开。这也可以防止变异体受到多种不同解释的情况的发生。

11　总结

InSiGHT与人类变异体项目（Human Variome Project）合作，提出了一个可行的变异体数据共享和解读的模型。这里已经取得了相当大的成就，包括数据库、执行解读委员会和分类标准的合并，但是还有许多工作要做。

专业术语汇总

（1）API：应用程序编程接口，一种系统与其他系统通信或共享数据的技术，无论是否进行人际互动。

（2）CCFR：结肠癌家系登记数据库 http://www.coloncfr.org。

（3）GA4GH：全球基因组与健康联盟 https://genomicsandhealth.org。

（4）HGNC：HUGO基因命名委员会 http://www.genenames.org/。HUGO是人类基因组组织 http://www.hugo-international.org/。

（5）HGVS：人类基因组变异学会 http://www.hgvs.org/。

（6）HPO：人类表型本体 http://human-phenotype-ontology.github.io/。

（7）HVP：人类变异体项目 http://www.humanvariomeproject.org/。

（8）个体：数据库中的一个记录，可以代表患有疾病或健康的人。

（9）InSiGHT：国际胃肠道遗传性肿瘤学会 https://www.insight-group.org。

（10）实例：正在运行的某个数据库。例如，InSiGHT自己运营的LOVD实例。

（11）LOVD：莱顿开放变异数据库 www.lovd.nl。

（12）LOVDv2：LOVD软件的先前版本。

（13）LOVDv3：LOVD软件的最新版本，具有基因组变异体存储和其他高级功能。

（14）LSDB：基因座特异性数据库，也称为基因/疾病特异性数据库。

（15）LUMC：莱顿大学医学中心 https://www.lumc.nl/。

（16）MPS：大规模平行排序，也称为NGS。

（17）NGS：二代测序。

（18）OMIM：在线孟德尔式男性继承 https://www.omim.org/。

（19）PLSD：前瞻性林奇综合征数据库 http://www.lscarisk.org。

（20）VIC：变异体解读委员会。

（21）VUS：临床意义不明的变异体。

第30章
国际错配修复联盟

The International Mismatch Repair Consortium

Mark A. Jenkins, Jeanette C. Reece, Aung K. Win

李来元，杨熊飞　译

————   ————

　　国际错配修复联盟（International Mismatch Repair Consortium，IMRC）是由临床医生和科学家组成的合作组织，他们同意分析和汇总有关林奇综合征（由DNA错配修复基因的胚系突变或EPCAM缺失导致的癌症遗传易感性疾病）的数据，大量搜集多国数据将有助该综合征的研究。截至2017年10月，IMRC拥有大约273名成员从事林奇综合征患者及其家庭成员的研究或治疗，他们来自非洲、亚洲、大洋洲、欧洲以及北美和南美的29个国家122个中心/诊所。迄今为止，IMRC已注册了六个研究项目：林奇综合征的癌症风险、错配修复变异体的分类、基因检测和筛查实践、环境和生活方式对癌症风险的影响以及结构性错配修复缺陷综合征（CMMRD）家庭成员的遗传性甲基化和癌症风险。就收集的数据而言，林奇综合征的癌症风险研究是最为重要的项目。该项目主要研究特定年龄段的癌症累积风险（外显率）是否因国家或地区而存在差别。截至2017年10月，来自约24个国家的研究人员提交了近6 200个用于外显率分析的林奇综合征家族信息（http://www.sphinx.org.au/imrc）。

M. A. Jenkins (✉)・A. K. Win
Centre for Epidemiology and Biostatistics, Melbourne School of Population and Global Health, Faculty of Medicine, Dentistry and Health Sciences, The University of Melbourne, Parkville, VIC, Australia
University of Melbourne Centre for Cancer Research, Victorian Comprehensive Cancer Centre, Parkville, VIC, Australia
e-mail: m.jenkins@unimelb.edu.au

J. C. Reece
Centre for Epidemiology and Biostatistics, Melbourne School of Population and Global Health, Faculty of Medicine, Dentistry and Health Sciences, The University of Melbourne, Parkville, VIC, Australia

关·键·词

结直肠癌；林奇综合征；外显率；*MLH1*；*MSH2*；*MSH6*；*PMS2*；*EPCAM*；国际；危险因素；队列研究；家族史

1　IMRC的成立

国际错配修复联盟（IMRC）成立于2010年，旨在填补林奇综合征（由DNA错配修复基因MLH1、MSH2、MSH6、PMS2的胚系突变或EPCAM缺失引起的癌症易感性疾病）的研究空白。它由全球各地研究和治疗林奇综合征的研究小组和临床小组组成。联合创始人包括Mark Jenkins（澳大利亚维多利亚州的Melbourne大学）、Robert Haile（美国加利福尼亚州的Cedars-Sinai医学中心）、Finlay Macrae（澳大利亚维多利亚Royal Melbourne医院）和Gabriela Möslein（德国杜塞尔多夫的Helios诊所），并由Allyson Templeton（美国西雅图Fred Hutchinson癌症研究中心）进行协调管理。

国际胃肠遗传性肿瘤学会(InSiGHT)和美洲遗传性结直肠癌合作小组(CGA)邀请他们各自的成员加入其中，从而促进了IMRC的建立。所有从事有关林奇综合征患者及其家庭成员研究或治疗的人员均可获得IMRC会员资格。截至2017年10月，IMRC拥有大约273名成员，他们来自非洲、亚洲、大洋洲、欧洲以及北美和南美的29个国家122个中心/诊所。IMRC成员可以通过为现有项目（见下文）提供数据，对现有项目进行专业分析或提出新项目而作出贡献。

2　目前已注册的项目

2.1　林奇综合征癌症风险的全球研究

首席研究员：澳大利亚维多利亚州Melbourne大学的Mark Jenkins。

准确的癌症风险评估对于指导遗传咨询和高危家庭的临床管理至关重要。然而，目前我们尚不能根据个体特征（如性别、错配修复基因、突变类型、国家等）来估计错配修复基因突变携带者患结直肠癌或其他癌症的年龄特异性发病风险。解决该问题的唯一方法是对大量不同种族的、具有错配修复基因突变的个人/家庭的样本进行全面的外显率分析。为了实现这一目标，研究人员正在：① 建立来自世界各地的林奇综合征家族的谱系、癌症和突变数据的综合数据库；② 分析该数据，即按性别、错配修复基因、突变类型和国家/地区来估计每个解剖部位癌的特定年龄累积风险（外显率）。

2.2　错配修复基因变异体的分类

首席研究员：美国Vermont大学的Marcus Greenblatt；美国Utah大学的Sean Tavtigian。

在临床肿瘤遗传学中，通常采用分子诊断检测寻找癌症易感基因的致病性突变。该领域的主要挑战是解释一个基因的变异是否会导致癌症的发生。在错配修复基因和其他癌症易感基因中发现约有20%～30%是错义或非编码改变，这些变异可能是致病性的，也可能是不致病性的，但它们对功能和疾病的影响很难解读。它们被称为"临床意义不明的变异体（VUS）"。因此可将变异体分为致病性和中性（非致病性）两种。此分类可以帮助识别哪些个体携带致病性的遗传变异体，从而使患者在筛查和治疗中获益，进而显著提高林奇综合征和其他遗传性癌症综合征的管理水平。为了满足这些需求，研究人员正在：① 建立一个错配修复基因的错义变异体列表，以及如何使用可用数据和标准对它们进行分类；② 通过体外研究、计算机模拟和临床病理数据验证以提高量化分类的能力；③ 建立定性和定量模型对变异体进行分类。

2.3 林奇综合征基因检测和肿瘤筛查的全球研究

首席研究员：美国加利福尼亚州Cedars-Sinai医学中心的Robert Haile。

目前一个成功的研究是在已知突变基因的林奇综合征患者和其家庭成员能够接受基因突变检测的基础上，对林奇综合征家庭成员增加使用结肠镜筛查的频次，从而了解可能影响待检测家庭成员治疗选择的各种变量。这对于减轻林奇综合征家庭结直肠癌筛查的经济负担是非常重要的。结肠镜筛查已被证明可显著降低林奇综合征所致结直肠癌的发病率和死亡率。我们需要在更多种族/族裔群体和国家中进行更多研究，并且需要进行更长期的随访以更好地了解当前人们对筛查指南的依从性，以及携带错配修复基因致病性突变的患者未进行筛查的原因。此类信息是设法提高这些极高危人群对筛查指南依从性的先决条件。为了满足这些需求，研究人员将：① 阐明不同国家的林奇综合征家庭遗传咨询和基因突变检测的指南，然后收集林奇综合征家庭成员接受遗传咨询/检测的数据；② 阐明不同国家的林奇综合征癌症筛查指南，然后在遵守筛查指南的基础上收集林奇综合征家庭成员的数据；③ 召开集中研讨小组会议，以更好地了解不同国家和地区在遵循指南时遇到的困难。

2.4 生活方式/饮食/体脂在林奇综合征肿瘤发生的研究

首席研究员：荷兰Wageningen大学的Franzel van Duijnhoven和Ellen Kampan。

生活方式对遗传性突变而导致终生患癌风险高的人群有显著影响：例如，超重和吸烟会大大增加林奇综合征患者罹患结直肠癌的风险。目前仅有少数研究关于生活方式因素（如饮食）对其他林奇综合征相关肿瘤（如子宫内膜癌）的影响。为了进一步阐明生活方式在林奇综合征患者肿瘤发生中的作用，我们需要大量具有多种生活方式的人群。因此，我们建议开展国际合作，并就生活方式/饮食/体脂在林奇综合征肿瘤发展中的作用建立国际合作研究。为此，研究人员正在：① 在已经拥有此信息的人群中研究吸烟和超重与癌症风险的关系；② 在一项全球合作研究中，收集和分析所有队列人群的生活方式/饮食/身体脂肪数据。最终目标是制定基于证据的生活方式建议，以降低林奇综合征患者罹患癌症的风险。

2.5　MLH1表观突变在诱发林奇综合征肿瘤发生中的作用

首席研究员：美国加利福尼亚州Cedars-Sinai医学中心的Megan Hitchins。

MLH1 的表观突变在所有正常组织中表现出高水平的 *MLH1* 甲基化，尽管相对罕见，但可能占结直肠癌病例的很大一部分，这些患者的肿瘤虽然表现出 *MLH1* 蛋白表达缺失，但没有 *MLH1* 基因的胚系突变。鉴于其罕见性，应在国际范围内开展此项研究。为了解决这些需求，研究人员将：① 通过检测临床怀疑林奇综合征但未找到致病性基因突变的结直肠癌病例，确定临床怀疑林奇综合征病例中 *MLH1* 表观突变的频率；② 监测突变携带者的临床表型以获得更详细的临床资料；③ 通过检测表观突变阳性病例中的肿瘤分子谱来确定"二次打击"，并结合更详细的 TGCA 型分析来阐明肿瘤分子表型；④ 通过研究突变携带者的家族成员，确定与 *MLH1* 基因表观突变相关的遗传模式及其潜在机制。

2.6　结构性错配修复缺陷综合征（CMMRD）患者家庭成员的癌症风险

首席研究员：荷兰Leiden大学医学中心的Maartje Nielsen。

从父母双方都遗传了错配修复基因突变的患者，因存在结构性错配修复缺陷综合征(CMMRD)，他们患癌症的风险较高。然而，对于基因突变携带者（通常是 *PMS2* 基因）的家庭双方亲属的癌症风险知之甚少。了解这些风险对于CMMRD患者家属的临床管理非常重要。对这些亲属的研究，通常为杂合性错配修复基因突变携带者提供了一个无偏倚的癌症风险评估。大部分CMMRD家庭是因为先证者的独特表型而被确诊的，而不是根据癌症家族史。鉴于林奇综合征的检测方法越来越多，如对所有结直肠癌病例的免疫组织化学或微卫星不稳定性分析的标准化肿瘤检测和二代测序，对没有或仅有少量家族史的林奇综合征病例的检出率将会增加。对于这些患者，了解无偏倚的癌症风险对于提供合理的筛查方案很重要。为了弥补这一差距，研究人员正在：① 回顾性研究CMMRD患者家庭成员（至多三级亲属）的癌症风险；② 对具有确定的杂合性错配修复基因突变的家庭成员进行随访研究，以便前瞻性地评估患癌风险。

3　IMRC项目的详细描述：林奇综合征癌症风险的全球研究

首席研究员：Mark A. Jenkins；共同首席研究员：Aung K. Win；协调员：Jeanette C. Reece；数据管理：澳大利亚维多利亚Melbourne大学流行病学和生物统计学中心Grant Lee。

3.1　基本原理

3.1.1　癌症风险因性别、基因和突变类型而异

虽然有超过25项研究评估了林奇综合征的年龄特异性癌症风险（外显率），但许多研

究都存在重大缺陷，导致研究结果的实用性有限。

大量证据表明性别和基因突变导致癌症风险的差别很大。例如，男性携带者的结直肠癌风险高于女性携带者，*MLH1* 和 *MSH2* 突变携带者的结直肠癌风险高于 *MSH6* 和 *PMS2* 突变携带者[1-11]。当然，我们仍需要更大规模的研究来验证这些发现，尤其是研究较少的 *MSH6* 和 *PMS2* 突变。

错配修复基因测序成本的不断降低导致：① 检测到的基因变体越来越多，其中许多变体的外显率还未被分类；② 增加了未经家族史选择人群的病例检测，从而有可能发现外显率低于有临床家族史者的突变率。根据其临床意义对这些变异进行分类的几种方法正在研究中[12-14]。尽管来自定量功能分析的数据表明这可能存在变异，但是这些算法通常假设所有突变的外显率等同于截断突变率。不同的突变类型可能导致癌症风险存在差异。例如，与截断突变相比，特定的 *MSH2* 错义变异似乎发生胰腺癌的风险更高[15]，而在常见的 *MSH2* 外显子8缺失家族中，移行细胞癌尤为常见[16]。

3.1.2　外显率估计不精确，风险分布复杂

对于某些癌症，当前的外显率估计值是不精确甚至是未知的，从而限制了它们的临床应用。这种不精确性主要是由于大多数研究的样本量不足，仅分析了他们诊所可提供的林奇综合征家族谱系，甚至现有的大型合作研究也未能克服这一局限性。例如，在我们最近对来自结肠癌家族登记处的166个 *MLH1* 和224个 *MSH2* 家族的研究中，*MLH1* 携带者结直肠癌的95%置信区间为25%～50%，*MSH2* 携带者子宫内膜癌的95%置信区间为19%～45%[1]。对于不常见的林奇综合征癌症，风险评估的信息更少。例如，在同一项研究中，我们观察到每1 000例 *MLH1* 突变携带者中有2～170例在70岁时被诊断为胃癌。一个大型的法国协会也面临同样的挑战，尽管招募了248个 *MLH1* 和256个 *MSH2* 林奇综合征家族（单项研究中最多的家族），估计 *MLH1* 突变携带者的卵巢癌发病率在1%～65%[3]。欧洲一个协会对1942例林奇综合征患者的研究估计表明，*MLH1* 携带者上消化道癌的风险范围为7%～27%[11]。

这种缺乏精确性的部分原因还在于癌症风险的变异性，即使是在具有相同错配修复基因突变的相同性别携带者之间也是如此。我们估计，终生患癌症风险（从出生到70岁）呈U型分布（非正态分布），大多数携带者的患癌风险要么高要么低。每100个 *MLH1* 和 *MSH2* 突变携带者中，41个不太可能（低于20%的风险）被诊断为结直肠癌，17个非常可能（超过80%）被诊断为结直肠癌[1]。如果这种风险的变异能够得到证实，则表明按风险对携带者进行分层具有巨大的潜力。

3.1.3　外显率估计值可能因地域而异

评估外显率的主要差距是癌症风险是否取决于地域。对于大多数非携带者的普通人群来说，各国癌症发病率存在着显著差异（例如，国家之间结直肠癌的差异为10倍）[17]。这些差异表明，环境因素而非遗传因素是导致结直肠癌的风险因素，因为移民的癌症发病率在一两代人内就接近移民国的癌症发病率[18]。如果发现错配修复基因突变携带者的癌症风险因地域而异，这将：① 为可能改变携带者癌症风险的因素提供进一步线索，这对

癌症预防具有明显的相关性；② 确定突变携带者的地域特定癌症概率，这些突变携带者与遗传咨询更为相关。

但是，林奇综合征研究几乎只涉及来自大洋洲、欧洲和美国的白种人群携带者，因此，来自其他种族/民族或地域人群的携带者的癌症风险是未知的。有研究已证实这种异质性导致的变异，一项研究发现，与17个荷兰林奇综合征家族相比，韩国18个林奇综合征家族的突变携带者患胃癌的风险更高，但子宫内膜癌发生率更低[19]。虽然这可能是由于各国不同环境甚至基因因素造成的，但实际风险的不同本身就需要进行更大规模、更深入的研究。

3.1.4　外显率可能取决于突变的亲本起源

外显率因潜在的非孟德尔遗传风险而进一步复杂化，有三项研究报告称，携带者患结直肠癌的风险可能取决于该突变的父母[20,21]。在更大规模的研究中对此进行验证将具有重要的临床意义，建议根据该突变是来自父亲还是母亲进行筛查。

3.1.5　缩小知识差距具有重要的临床意义

准确的外显率估计是公共卫生指南（如筛查指南）以及高危患者/家庭的临床管理指南（如预防手术建议）的重要组成部分。了解这些估计值之间的差异对于为错配修复基因突变携带者提供适当的遗传咨询和风险管理建议是非常重要的。置信区间越大，对咨询的估计就越没有帮助，或者根本没有帮助。

大量证据表明，错配修复基因突变携带者患结直肠癌的风险明显降低，因此，了解癌症的风险对于促进推荐适合于该风险的预防措施是非常重要的。频繁接受结肠镜检查（以及随后的息肉切除术）的携带者其结直肠癌发病和死亡的风险降低了一半以上[22]。我们还发现，在结直肠癌确诊后进行了广泛结肠切除的突变携带者，在术后10年内没有发生异时性结直肠癌，而只进行了节段切除的突变携带者这一比例高达16%[23]。服用两年阿司匹林可使林奇综合征患者的结直肠癌风险降低60%[24]。其他的风险因素对于咨询可能也很重要[25-30]。

尽管如此，在预防结直肠癌方面仍有改进的空间。有初步证据表明女性结直肠癌的外显率可能低于男性，但目前的筛查指南建议无论性别如何均应进行相同的筛查，这可以通过已证实的证据来修改[31]。

除结直肠癌外，对其他癌的筛查和预防策略的使用在不同国家之间和国家内部各不相同，部分原因是对癌症风险的认识有限。患子宫内膜癌的风险对于携带者来说是很高的，但是由于没有临床试验数据支持，对于是否有必要通过阴道超声检查子宫内膜癌存在分歧。一些临床和国家指南建议在怀孕完成后进行预防性子宫切除术和卵巢切除术。如我们的研究[1]所建议的，如果子宫内膜癌携带者的风险存在高度异质性，那么这种预防性手术可能仅适用于高危女性。当然，我们需要从大型研究中对风险作出更准确的估计，为这一差异提供信息。准确的外显率估计也需要告知有效的筛查手段和预防性手术。尽管林奇综合征携带者一生中罹患胃癌的风险高达15%～20%，但内镜筛查胃癌的指南仍然不够明确。对于胃镜检查率高的地区如日本和韩国，内镜医师具有有效的上消化道筛查经验，这一点尤其重要。对于卵巢癌风险较高的突变携带者，尽管尚不清楚这种干预的最佳时机，但仍可通过预防性卵巢切除术来进行干预。有研究初步表明突变携带者患前列腺癌的风险增加[32-35]，如果这种风险的定义足够准确，则可以证明在突变携带者中进行PSA检测是合理的。最后，我们和其他学者已经提出携带者罹患乳腺癌的风险可能会增加[36-39]，但这一结论是有争议的，在增加乳腺癌筛查之前，需要对这一风险进行确认，并提供更准确的信息，例如使用MRI来避免筛查人群受到射线辐射。

3.2 数据收集

邀请所有IMRC成员提供匿名的谱系数据用于外显率分析。

3.2.1 纳入标准

家庭成员需要包括至少一种已确定的致病性突变基因携带者，这些致病性突变基因包括DNA错配修复基因 *MLH1*、*MSH2*、*MSH6* 和 *PMS2* 或 *EPCAM* 缺失。致病性突变的定义为以下任何变异体：① 引起蛋白质截断，大片段缺失或插入，或是预期改变剪接的公认剪接位点中的突变；② 是一种罕见的核苷酸变化，它引起错义替换或小的读码框内的插入或缺失，或位于先前已归类为致病性突变的公认剪接位点附近（但不在其内）的序列变化。使用In SiGHT变异体解释委员会的分类（http://www.insight-database.org/classifications）复核所有提交的变体的致病性。

由于目的是评估突变携带者的癌症风险，因此本分析的对象是已知携带者和可能的携带者（未经检测）。先证者被定义为家族中第一个错配修复基因突变检测呈阳性的患者。基于人群的家庭定义是那些从以人群为基础的或以医院为基础的病例中确定先证者的家庭，这些家庭不考虑癌症家族史或使用一些家族史抽样调查。基于临床的家庭被定义为由于有癌症家族史而转到诊所/医院就诊的家庭，所有确定的亲属都将包括在内。在可能的情况下，通过单独的项目招募但发现有共同成员的家庭被合并在一起。

3.2.2 数据收集

要求提供以下信息：

• 对于每个家族：一个ID号，该家族中突变的基因以及每个突变的DNA序列改变的描述；确定家庭的方法（通过基于人群的资源，例如来自癌症登记处，家庭癌症诊所，医院系列的结直肠癌病例）；家庭确诊的日期；这个家庭中首先发现该突变的人（先证者）和他们的检测日期。

• 对于每个家庭成员：身份证号，包括父母的身份证号（需要确定所有家庭成员之间的遗传关系），年龄，性别，突变状态（携带者/未携带者/未检测）；癌症诊断（解剖部位，诊断年龄和诊断年份）；息肉切除术和肠手术的年龄和年份；以及子宫切除术和卵巢切除术的年龄、年份和详细信息；和最后一次随访或死亡的年龄。

3.2.3 数据存储

墨尔本大学流行病学和生物统计学中心的小组负责收集来自IMRC成员的数据，检查数据质量，并进行数据整理以便最大限度地提高数据质量。使用数据管理系统检查数据质量，如果发现任何不完整或不正确的数据，则向IMRC成员提出查询。该数据库托管在专用服务器上，以确保项目的最大可用性，并集成在现有计算机和网络基础设施中，以确保最佳的数据安全性（备份、防火墙、权限访问）。

3.2.4 风险计算

使用改良的分离分析法[40]来估算特定年龄的风险比（HR）是我们先前成功使用的方法[1,4,5]，如特定年龄携带者与普通人群的癌症发生率之比[40]。通过统计软件包MENDEL3.2[41]进行最大似然拟合模型，并对模型的确定性进行调整（下面将详细介绍）。与关联研究和生存分析不同，这种分析方法不受人口分层的限制，可根据确定情况进行调整，并使用所有研究参与者的数据，与基因型无关，从而使统计效力最大化。

分别为每种癌症类型、性别、基因、突变类型和地域（以及这些突变的各种组合）估算HR。对于每个解剖部位，将癌症诊断的年龄建模为随机变量，其风险是相关人群发生率乘以特定部位的HR。母源效应是使用我们开发的模型[20]估算，该模型已独立验证[42]。

为了便于调查，每个谱系都以先证者的基因型、癌症状况和发病年龄（对于基于人群确定的家庭）为条件，或者先证者的基因型，以及发现先证者为错配修复基因突变携带者时所有家属的受累状态和发病年龄（基于临床确定的家庭）为条件[43]。

为了建立癌症风险的剩余家族聚集模型，我们使用了一个基因混合模型，该模型除了错配修复基因外，还包含一个未测量的多基因因子[44]。将所有家族聚集归因于正在研究的主要基因的模型可能会产生偏差[45]。该模型的多基因部分对大量基因（单独对癌症易感性影响很小）所致癌症易感性进行了粗略估计[46]。

年龄、性别、基因、突变类型和地域的累积风险估计值根据HR估计值计算为 $1-e^{[-\int \lambda(t)dt]}$，其中λ（t）是HR乘以相关人群发病率。相应的置信区间（CIs）是使用参数引导程序计算的[1]。

3.2.5 数据收集现状

截至2017年10月，已收到5 965个家庭（表30.1）。在本文中，家庭被定义为具有至少两名具有已知遗传关系的个体，其中至少一名携带DNA错配修复基因的致病性突变。大多数数据来自欧洲和北美，但也包括来自大洋洲、亚洲和南美的家庭（图30.1a～c）。家庭规模从1名成员（304个家庭）到333名成员（1个家庭），并且已确认的突变携带者数量从1名成员（3 011个家庭）到41名成员（1个家庭）（图30.2）。应该注意的是，虽然家族中被证实的突变携带者越多，外显率的估计就越精确，但至少有一个突变携带者的家族都可以进行外显率分析，因为改良的分离分析模型考虑到每个未经检测的亲属与已知携带者的遗传关系和疾病状况，并将其作为突变携带者进行概率建模，然后根据这个概率来衡量他们对外显率分析的贡献。

表30.1 截至2017年10月国际错配修复联盟纳入的林奇综合征家庭的统计表

国家/地区	MLH1	MSH2	MSH6	PMS2	EPCAM	合 计
南美洲	42	27	5	2	0	76
阿根廷	1	2	0	0	0	3
巴西	9	10	3	0	0	22
智利	19	8	0	2	0	29
乌拉圭	13	7	2	0	0	22
大洋洲	119	134	51	24	2	330
澳大利亚	109	125	46	22	1	303
新西兰	10	9	5	2	1	27
北美	687	865	378	290	22	2 242
加拿大	78	95	21	10	2	206
美国	609	770	357	280	20	2 036
亚洲[a]	63	83	14	1	1	162
中国香港	35	61	4	0	1	101
日本	24	17	7	1	0	49
新加坡	4	5	3	0	0	12
欧洲[a]	1 171	1 371	454	144	15	3 155
丹麦	92	150	95	18	1	356
法国	247	256	32	0	0	535
德国	443	529	102	46	0	1 120
意大利	4	12	3	0	0	19
荷兰	33	43	86	27	3	192
挪威	16	48	0	15	1	80
西班牙	150	102	58	18	6	334
瑞士	5	3	1	0	0	9
英国	181	228	77	20	4	510
合计[a]	2 082	2 480	902	461	40	5 965

注：[a] 来自瑞典（157个家庭）、马来西亚（15个家庭）、印度（24个家庭）和土耳其（27个家庭）的站点也提交了数据，但仅单例（不是家庭数据）。

a

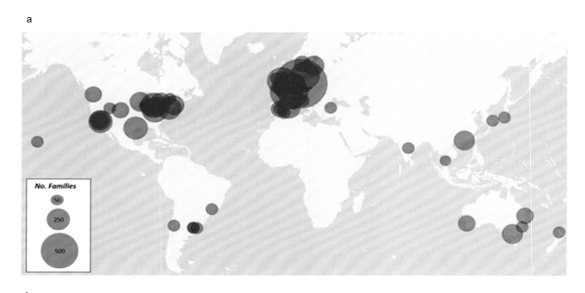

b

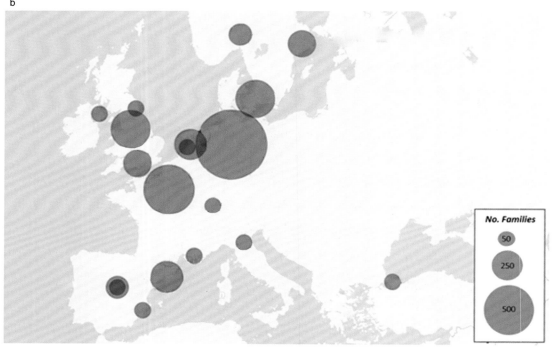

图30.1 截至2017年10月，向IMRC提交关于林奇综合征谱系（至少有一个家族成员携带错配修复基因的致病性突变）的来源和数量。a. 世界范围内；b. 欧洲

c

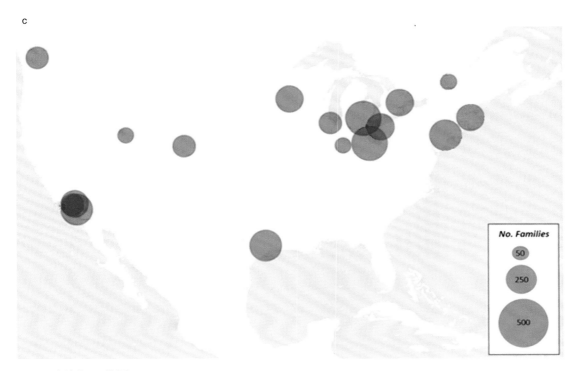

图30.1（续） c. 美国

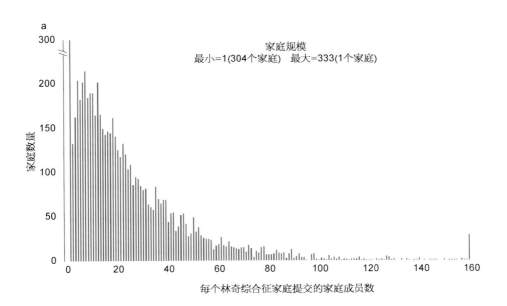

图30.2 截至2017年10月，每个林奇综合征家庭的已提交家庭成员数量（a）和每个林奇综合征家庭（b）的已确认突变携带者数量（不包括先证者）

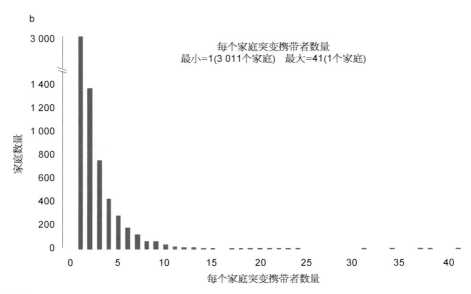

图30.2（续）

4　数据共享

自成立以来，IMRC一直秉承着为所有研究者提供研究结直肠癌病因、风险和预后资料的原则。但是，未经数据提供者的明确许可，任何项目提交的数据均不得用于其他任何项目。向IMRC提交数据不会影响提交者分析自己的数据的权利，也并不意味着他们不会分析自己的数据。可以在https://sphinx.org.au/imrc网站上找到更多有关IMRC的信息。

致谢

澳大利亚国家卫生和医学研究委员会通过项目赠款和研究奖学金来支持这项研究。我们感谢参与本中心的所有研究人员、临床医生和遗传咨询师提供时间、资源和林奇综合征家族。